Sodbrennen und Reflux lindern für Dummies – Schummelseite

Gewürze mit hohem Reflux-Risiko

- Chilipulver
- Currypulver
- Gewürznelken
- Knoblauch, frisch
- Minze
- Muskat
- Pfeffer – schwarz, rot (scharf) oder weiß
- Senfsamen

Speisen und Getränke, die Sodbrennen auslösen

- Alkoholische Getränke
- Fettreiches Essen
- Kaffee (mit und ohne Koffein)
- Kohlensäurehaltige Getränke
- Schokolade
- Zitrusfrüchte

Wichtige Begriffe zu Sodbrennen und Reflux

- **GERD:** Gastroösophageale Refluxkrankheit
- **Reflux:** Mageninhalt, der aus dem Magen durch den UÖS in die Speiseröhre zurückschwappt
- **UÖS:** Unterer ösophagealer Sphinkter; die »Falltür« zwischen Speiseröhre und Magen
- **Sodbrennen:** Schmerz, der durch Reflux verursacht wird
- **Gastroenterologe:** Arzt, der auf Krankheiten des Verdauungssystems spezialisiert ist
- **Antazidum:** Medikament, das die Magensäure neutralisiert
- **H2-Blocker:** Histamin-(H2)-Blocker; eine Gruppe von Medikamenten, die die Herstellung von Magensäure verlangsamt
- **PPI:** Protonenpumpeninhibitor; eine Gruppe von Medikamenten, die die Herstellung von Magensäure reduziert und allem Anschein nach Reflux-Schädigungen der Speiseröhre abheilen lässt

Sieben häufige Symptome für GERD (Gastroösophageale Refluxkrankheit)

- Chronischer Husten
- Chronische Kehlkopfentzündung
- Häufige Heiserkeit
- Häufig pfeifende Atmung
- Häufiges Räuspern
- Mundgeruch
- Schlechter Geschmack im Mund

Sodbrennen und Reflux lindern für Dummies – Schummelseite

Die Bedeutung des Körpergewichts bei Sodbrennen

Übergewicht kann das Sodbrennen-Risiko erhöhen. Was ist Übergewicht? Ein BMI (Body Mass Index) über 24,9. Der BMI ist ein geschlechtsunabhängiges Maß und gibt das Verhältnis zwischen Gewicht und Körpergröße an. So rechnen Sie Ihren BMI aus:

$BMI = (G/K^2)$

Übersetzung:

Ihr Gewicht geteilt durch Ihre Körpergröße zum Quadrat

Risikofaktoren für Reflux

Die Risikofaktoren für Sodbrennen und Reflux passen im Allgemeinen in eine der folgenden drei Hauptkategorien:

Unveränderliche Risikofaktoren

- ✔ Geschlecht
- ✔ Figur
- ✔ Familiengeschichte

Risikofaktoren, deren Auswirkungen Sie vermindern können

- ✔ Krankheiten, die Reflux verursachen können (wie Asthma)
- ✔ Medikamente, die Ihren Magen angreifen

Risikofaktoren, die Sie beseitigen können

- ✔ Im Bett essen
- ✔ Stress
- ✔ Übergewicht
- ✔ Aggressive Speisen und Getränke
- ✔ Zu wenig (gemäßigte) körperliche Bewegung
- ✔ Rauchen
- ✔ Üppige Mahlzeiten

Sodbrennen und Reflux lindern für Dummies

Carol Ann Rinzler und Kent DeVault

Sodbrennen und Reflux lindern für Dummies

Sonderausgabe

Übersetzung aus dem Amerikanischen
von Sandra Lautenschläger

Fachkorrektur von
Torsten Schröder, Internist

WILEY

WILEY-VCH Verlag GmbH & Co. KGaA

Bibliografische Information Der Deutschen Bibliothek
Die Deutsche Bibliothek verzeichnet diese Publikation
in der Deutschen Nationalbibliografie;
detaillierte bibliografische Daten sind im Internet über
http://dnb.ddb.de abrufbar.

1. Auflage 2014
2. Nachdruck 2017

© 2014 WILEY-VCH Verlag GmbH & Co. KGaA, Weinheim

Original English language edition Copyright © 2004 by Wiley Publishing, Inc.,
Indianapolis, Indiana. All rights reserved including the right of reproduction in whole or in part in any form.
This translation is published by arrangement with John Wiley and Sons, Inc.

Copyright der englischsprachigen Originalausgabe © 2004 by Wiley Publishing, Inc.
Alle Rechte vorbehalten inklusive des Rechtes auf Reproduktion im Ganzen oder in Teilen und in jeglicher
Form. Diese Übersetzung wird mit Genehmigung von John Wiley and Sons, Inc. publiziert.

Wiley, the Wiley logo, Für Dummies, the Dummies Man logo, and related trademarks and trade dress are
trademarks or registered trademarks of John Wiley & Sons, Inc. and/or its affiliates, in the United States and
other countries. Used by permission.

Wiley, die Bezeichnung »Für Dummies«, das Dummies-Mann-Logo und darauf bezogene Gestaltungen sind
Marken oder eingetragene Marken von John Wiley & Sons, Inc., USA, Deutschland und in anderen Ländern.

Das vorliegende Werk wurde sorgfältig erarbeitet. Dennoch übernehmen Autoren und Verlag für die Richtig-
keit von Angaben, Hinweisen und Ratschlägen sowie eventuelle Druckfehler keine Haftung.

Printed in Germany
Gedruckt auf säurefreiem Papier

Print ISBN: 978-3-527-71043-0

Coverfoto: © Fotolia / psdesign1
Korrektur: Frauke Wilkens, München

Satz: inmedialo, Plankstadt
Druck und Bindung: CPI books GmbH, Leck

Über die Autorin

Carol Ann Rinzler, eine Kapazität im Bereich Gesundheit und Ernährung, machte den Abschluss Master of Arts an der Columbia University. Sie verfasst eine wöchentliche Kolumne über Ernährung für die *New York Daily News* und ist Autorin von mehr als 20 Büchern zum Thema Gesundheit, zu denen auch *Ernährung für Dummies* gehört (das ebenfalls im Verlag Wiley-VCH erschienen ist). Carol Ann Rinzler lebt mit ihrem Mann, dem Autor Perry Luntz, und ihrer Katze Kat, in New York.

Der medizinische Berater

Ken DeVault, Doktor der Medizin, ist Hochschullehrer und war über 20 Jahre im Forschungs- und Bildungsbereich auf dem Fachgebiet der Gastroösophagealen Refluxkrankheit (GERD) tätig. Dr. DeVault leitet Forschungen zu Themenbereichen, die die akute und chronische Behandlung der gastroösophagealen Refluxkrankheit, des Barrett-Ösophagus und Motilitätsstörungen der Speiseröhre umfassen. Sein besonderes Interesse gilt den Speiseröhrenerkrankungen bei älteren Menschen. Dr. DeVault hat seit den späten 1980er Jahren zahlreiche Publikationen herausgegeben. Er ist Co-Autor der GERD-Richtlinien des American College of Gastroenterology, die bereits in der dritten Ausgabe vorliegen.

Dr. DeVault studierte an der University of Tennessee und an der Bowman Gray School of Medicine der Wake Forest University, wo er sein Medizinstudium abschloss. Er absolvierte seine Facharztausbildung in Innerer Medizin an der Vanderbilt University und beendete ein mit dem klinischen Bereich kombiniertes Forschungsprogramm am Jefferson Medical College in Philadelphia, Pennsylvania. Er ist Kurator und Mitglied des American College of Gastroenterology und betreut die Komitees des American College of Gastroenterology, der American Gastroenterological Association und der American Society of Gastrointestinal Endoscopy.

Cartoons im Überblick
von Rich Tennant

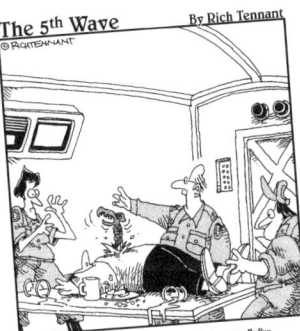

Seite 27

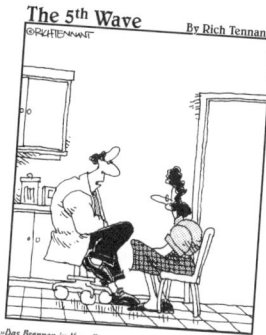

Seite 71

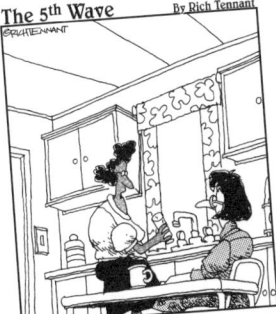

Seite 127

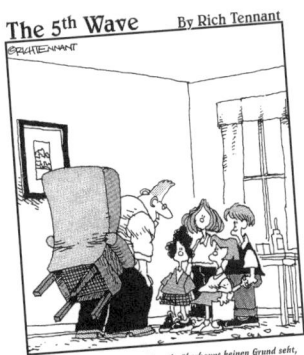

Seite 201

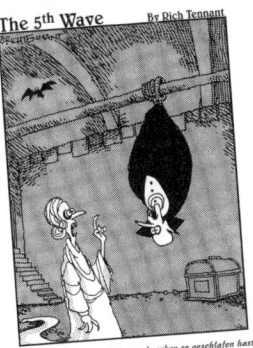

Seite 257

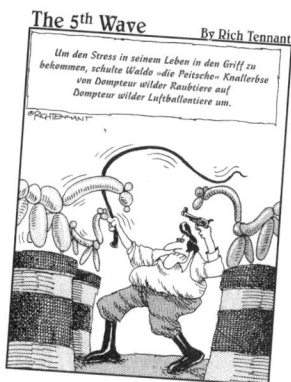

Seite 297

Fax: 001-978-546-7747
Internet: www.the5thwave.com
E-Mail: richtennant@the5thwave.com

Wissenshungrig?

Wollen Sie mehr über die Reihe **... für Dummies** erfahren?

Registrieren Sie sich auf www.fuer-dummies.de für unseren Newsletter und lassen Sie sich regelmäßig informieren. Wir langweilen Sie nicht mit Fach-Chinesisch, sondern bieten Ihnen eine humorvolle und verständliche Vermittlung von Wissenswertem.

Jetzt will ich's wissen!

Abonnieren Sie den kostenlosen ... *für Dummies*-Newsletter:

www.fuer-dummies.de

Entdecken Sie die Themenvielfalt der ... *für Dummies*-Welt:

- **Computer & Internet**
- **Business & Management**
- **Hobby & Sport**
- **Kunst, Kultur & Sprachen**
- **Naturwissenschaften & Gesundheit**

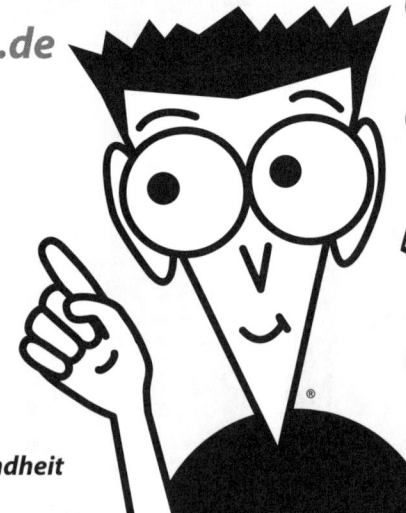

Inhaltsverzeichnis

Über die Autorin 7
Der medizinische Berater 7

Einführung 21

Über dieses Buch 21
Konventionen in diesem Buch 22
Was Sie nicht lesen müssen 22
Törichte Annahmen über den Leser 23
Wie dieses Buch aufgebaut ist 23
    Teil I: Den Schmerz beim Namen nennen 23
    Teil II: Schmerzen durch Ernährungsumstellung lindern 23
    Teil III: Es geht um Ihre Mitte 24
    Teil IV: Einen Lebensstil mit Wohlfühlfaktor schaffen 24
    Teil V: Die ganz speziellen Fälle 24
    Teil VI: Der Top-Ten-Teil 24
Symbole, die in diesem Buch verwendet werden 24
Wie es weitergeht 25

Teil I
Den Schmerz beim Namen nennen 27

Kapitel 1
Sich ein Bild von Sodbrennen und Reflux machen 29

Eine Verabredung mit dem Sodbrennen 29
    Sagen Sie Ihren Leidensgenossen »Hallo«! 30
    Ihre Beschwerden in Zahlen ausgedrückt 30
Noch mehr über Sodbrennen 30
    Begriffe und Erkrankungen 31
Hilfe an der richtigen Stelle finden 32
    Die Ernährung ändern 32
    Auf eine gesunde Lebensführung achten 33
    Abhilfe schaffen 33
    Die Medikamente überblicken 33
    Wenn der Chirurg gefragt ist 34

Kapitel 2
Ihren Verdauungstrakt entdecken — 35

    Was ist Verdauung überhaupt? — 35
        Sehen und Riechen — 38
        Schmecken und Kauen — 38
        Schlucken — 39
        Mischen und Matschen — 39
        Die Guten ins Töpfchen, die Schlechten ins Kröpfchen — 41
        Kompost erzeugen — 41
    Die Schutzvorrichtungen durchchecken — 42
    Den UÖS inspizieren — 42
        Ein Blick auf das Leben und Wirken des UÖS — 44
        Verbotene Dinge — 44
        Wenn der liebe Muskel streikt — 45

Kapitel 3
Symptome und Risiken bei Sodbrennen, Reflux und GERD — 49

    Den Symptomen nachgehen — 49
        Im Mund geht's rund — 50
        Die Atemwege erkunden — 51
        Die Speiseröhre ist an der Reihe — 52
        Eine Checkliste Ihrer Symptome — 53
    Langfristige Folgen — 54
        Reizende Geschichten — 55
        Schluckbeschwerden — 55
        Zellveränderungen: Gefahr der Barrett-Speiseröhre — 56
        Den Tatsachen über Speiseröhrenkrebs ins Auge sehen — 57

Kapitel 4
Das eigene Reflux-Risiko einschätzen — 59

    Der typische Sodbrennen-Kandidat — 59
        Bedingungen klären — 59
        Eine Einstufung der Risikofaktoren für Reflux — 60
    Die Familie nicht außen vor lassen — 61
    Sind Frauen benachteiligt? — 62
        Ärger zu erwarten — 62
        Zusammenhang zwischen Östrogen und Sodbrennen — 63
    Gesundheitsrisiken — 63
        Asthma und andere Atemwegserkrankungen — 64
        Diabetes — 64
        Zwerchfellbruch (Hiatushernie) — 64
        Sklerodermie — 65

Inhaltsverzeichnis

Zollinger-Ellison-Syndrom	65
Die Gewichtung des Gewichts bei Reflux	66
Extrakilos zählen	66
Der Zusammenhang zwischen Körpergewicht und Reflux	67
Widersprüchliche Beweise	67
Problemesser aufzeigen	68
Fatalistische Esser	68
Schnelle Esser	69
Gute Esser	69
Immeresser	69
Das eigene Reflux-Risiko abschätzen	69

Teil II
Schmerzen durch Ernährungsumstellung lindern   71

Kapitel 5
Ihren Nahrungsbedarf kennen lernen   73

Gesunde Ernährung in Zahlen	73
Mit den großen Kerlen beginnen	75
Wer weiß was über Eiweiß	75
Den fettigen Tatsachen ins Auge schauen	76
Kohlenhydrate durchkauen	77
Die Vitamine anvisieren	78
Fettlösliche Vitamine	79
Wasserlösliche Vitamine	80
Mineralstoffe	83
Ein Gruß an die Großen	83
Den Spurenelementen auf der Spur	85
Die Kleindarsteller ins Rampenlicht zerren	88
Zusatzinfos über Zusatzpräparate	89
Die Zahlen kommen zum Zug	90
Grenzen setzen	94

Kapitel 6
Ihre Ernährungsweise (f)einstellen   97

Die Lust am Essen	97
Wie Lebensmittel Sodbrennen verursachen	98
Schwächung des UÖS	98
Noch mehr Säure herstellen	100
Die Speiseröhre wird geärgert	101
Die Schuldigen nennen	101
Das Gesetz der Straße	101

Das Gewürzregal aufmischen	104
Ihre persönlichen Übeltäter in die Enge treiben	105
Sichere Mahlzeiten	109
Einen schonenden Zeitplan aufstellen	109
Das Tempo drosseln	110
Essen und Zubereitung ändern	110
Die schonendsten Zubereitungsarten	111

Kapitel 7
Hausmittel, alternative Ansätze und pflanzliche Heilmittel — 113

Omis bewährte Hausmittel	113
Das Brennen neutralisieren	114
Erleichterung erkauen	116
Den Schmerz wegstreicheln	117
Nach Alternativen suchen	117
Was ist konventionelle Medizin?	117
Ein ganzheitlicher Ansatz	118
Eine Bewertung der Pflanzenheilkunde	119
Pflanzliche Heilmittel im Auge des Gesetzes	119
Auf der Suche nach fachlichem Rat	120
Eine Übersicht der magenfreundlichen Heilpflanzen	122
Clever einkaufen	124
Andere alternative Ansätze	125

Teil III
Es geht um Ihre Mitte — 127

Kapitel 8
Den richtigen Arzt finden — 129

Wann man zum Arzt gehen sollte	129
Spezialisten für Sodbrennen durchchecken	130
Einen Arzt suchen	131
Wichtige Referenzen	132
Berufsverbände	133
Landesärztekammern	133
Landesgesundheitsämter	134
Nicht ohne Krankengeschichte zum Arzt	135

Kapitel 9
Die Speiseröhre und den Magen durchchecken lassen — 139

Potenzielle Patienten herauspicken — 139
Wie sauer sind Sie? — 140
    Bernstein-Test (Säureperfusionstest) — 141
    Ambulante 24-Stunden-pH-Metrie — 141
Ihre Muskelkraft messen — 143
    Vorbereitung auf die Untersuchung — 144
    Ablauf der Untersuchung — 144
    Auswertung der Ergebnisse — 144
Den Magen untersuchen — 144
    Vorbereitung auf die Untersuchung — 145
    Ablauf der Untersuchung — 145
    Auswertung der Ergebnisse — 145
Die Speiseröhre inspizieren — 145
    Bariumbreischluck — 146
    MDP — 147
    Gastroskopie — 148

Kapitel 10
Schmerzlinderung verschreiben — 151

Eine Bemerkung zu den Kosten von Sodbrennen — 151
Antazida sorgen für Neutralität — 152
    Die Wirkung von Antazida — 152
    Die säureneutralisierenden Wirkstoffe von Antazida — 153
    Andere Inhaltsstoffe von Antazida — 155
Das Brennen abblocken — 157
    Rezeptfreie und verschreibungspflichtige H2-Blocker — 158
    Mögliche Nebenwirkungen — 159
Die Pumpe drosseln — 162
    Was sind PPIs? — 163
    PPIs vergleichen — 164
    Mögliche Probleme — 165
    Interessante Interaktionen — 166

Kapitel 11
Problempillen meiden — 171

Potenzielle Probleme aufzeigen — 171
Medikamente, die den UÖS schwächen — 172
    Asthmamedikamente — 172
    Anticholinergika — 173
    Antidepressiva — 173

Blutdrucksenkende Mittel	173
Medikamente gegen Parkinson	174
Weibliche Hormone	174
Betäubungsmittel	176
Nitrate	176
Beruhigungsmittel und Tranquilizer	177
Verkehrsbehinderungen ins Visier nehmen	177
Reizende Pillen und Nahrungsergänzungsmittel	178
Analgetika (Schmerzmittel)	178
Antibiotika	179
Medikamente zur Knochenstärkung	179
Andere Angreifer auf die Speiseröhre	180
Nahrungsergänzungsmittel	180
Erkrankungen, bei denen Medikamente häufiger stecken bleiben	181
Unentbehrliche Medikamente und Sodbrennen	181
Die Pillen nicht zerbeißen	181
Die Tablette nicht im Liegen einnehmen	182
Das Wasser nicht vergessen	183
Etwas dazu essen	183

Kapitel 12
Chirurgische Möglichkeiten ausloten   *185*

Kandidaten für die Antirefluxchirurgie nominieren	185
Wenn die medikamentöse Behandlung nicht anschlägt	186
Die Schäden an der Speiseröhre begutachten	187
Weitere Faktoren in Betracht ziehen	188
Die chirurgische Alternative vom Tisch fegen	189
Einen chirurgischen Ablaufplan aufstellen	189
Einen Chirurgen aussuchen	189
Sich auf den Eingriff vorbereiten	190
Ausschneiden und Einfügen: Fundoplicatio	191
Eröffnungszüge	193
Die Bauch-Baustelle besuchen	194
Der Morgen danach	195
Ins wirkliche Leben zurückfinden	195
Wieder essen	196
Endlich daheim	197
Schweres Schlucken	197
Reflux kehrt wieder	197
Bei blähender Gesundheit?	198
Nutzen und Gefahren abwägen	198
In die Reflux-Kristallkugel schauen	199
Zukunftsaussicht Nr. 1	199
Zukunftsaussicht Nr. 2	199

Teil IV
Einen Lebensstil mit Wohlfühlfaktor schaffen — 201

Kapitel 13
Auf den Körper achten — 203

Die Frage Nummer eins: Wann ist man überhaupt übergewichtig? — 203
   Den BMI berechnen — 205
   In welcher Gewichtsklasse kämpfen Sie? — 205
   Eine gesunde Diät auswählen — 206
      Kalorien zählen — 206
      Die Pfunde mit Kohlenhydraten purzeln lassen — 207
      Fett mit Eiweißen bekämpfen — 209
      All die anderen Kampf-den-Kilos-Diäten begutachten — 213
      Eine vernünftige Schlankheitskur aussuchen — 214
Den Reflux wegtrainieren — 214
   Clever essen für ein Training mit Wohlfühlfaktor — 216
   Das Sportprogramm auf Ihr Sodbrennen zuschneiden — 218
   Erkennen, wann Sport dem Reflux nichts ausmacht — 219
   Einige vernünftige Trainingsstandards setzen — 219

Kapitel 14
Gesunde Lebensgewohnheiten gegen Sodbrennen — 223

Sodbrennen auslöschen — 223
   Wie Sodbrennen mit Tabak zusammenhängt — 224
   Eine Sucht loswerden — 225
   Ein Wort an die Willigen — 228
Auf ein beschwerdefreies Leben anstoßen — 228
   Warum Alkohol Ihr Reflux-Risiko in die Höhe treibt — 229
   Wie viel ist ein Gläschen? — 230
Nachts richtig erholsam schlafen — 231
   Eine bequeme Stellung finden — 232
   Die Essgewohnheiten ändern — 234
   Nächtlichen Reflux mit Medikamenten angehen — 234

Kapitel 15
Stressigen Stress abbauen — 237

Die Bedeutung von Stress — 237
Die Nebennieren aktivieren — 238
   Die Rinde inspizieren — 238
   Bis ins Mark schauen — 238
   Für »Kampf oder Flucht« in die Startlöcher gehen — 239
Was Stress mit Sodbrennen zu tun hat — 240

Den Verdauungstrakt mit Hormonen traktieren 241
Wenn der Körper nicht brav ist 242
Den Magen vom Stress befreien 242
Methoden zur Stress- und Reflux-Bewältigung unter der Lupe 243
Der Bericht der AHRQ 243
Eine Lösung finden 244

Kapitel 16
Das Leben aufmöbeln (und aufmodeln) 247

Den BH verbrennen und den Gürtel weiter schnallen 247
Gut aussehen und sich wohl fühlen 249
Anrüchige Duftstoffe 250
Die Begriffe auf den Kosmetiketiketten in Frage stellen 251
Fakten über Inhaltsstoffe und Begriffe finden 252
Reaktionen auf Kosmetika reduzieren 252
Die richtigen Möbel bei Sodbrennen finden 253
Einen geeigneten Stuhl finden 253
Das Bett für eine gute Nacht herrichten 254

Teil V
Die ganz speziellen Fälle 257

Kapitel 17
Sodbrennen in der Schwangerschaft 259

Gehören Schwangere zur Risikogruppe für Reflux? 259
Ihr Innenleben wird neu arrangiert 260
Hormone in Aufruhr 261
Unnötige Untersuchungen unterlassen 263
Unbedenkliche Mittel ermitteln 264
Das Einmaleins der Medikamente in der Schwangerschaft lernen 264
Reflux-Medikamente bewerten 266
Was Sie sonst noch wissen sollten 269
Hausmittel unter die Lupe nehmen 269
Ihren Lebensstil von Reflux »entbinden« 269
Lecker und gesund essen 269
Fest schlafen 270
Vorsicht walten lassen 271
Eine modische Alternative 271

Kapitel 18
Sodbrennen bei Babys und Kindern — 273

- Die Ursachen für das Weinen Ihres Kindes beim Namen nennen — 273
  - Gefährdete Kinder — 274
  - Auf Anzeichen für Reflux bei Babys achten — 275
  - Reflux bei Kleinkindern orten — 276
- Reflux bei Kindern diagnostizieren — 277
- Kinder mit Reflux behandeln — 278
  - Gut füttern, sich besser fühlen — 278
  - Eine perfekte Stellung einnehmen — 280
  - Mit Medikamenten gegen Reflux bei Kindern vorgehen — 282

Kapitel 19
Sodbrennen bei Senioren — 285

- In Sodbrennen hineinaltern — 285
  - Steigendes Risiko — 286
  - Zunehmende Komplikationen — 286
- Risikofaktoren bei älteren Leuten — 287
  - Schwindende Muskelkraft — 287
  - Nachlassende Drüsen — 288
  - Medikamente multiplizieren — 290
  - Bettlägerigkeit — 290
- Sodbrennen bei älteren Menschen feststellen — 291
- Sodbrennen bei Senioren behandeln — 292
  - Den Lebensstil ändern — 292
  - Linderung verschreiben — 293
  - Chirurgische Alternativen — 295

Teil VI
Der Top-Ten-Teil — 297

Kapitel 20
Zehn (oder so) Gerüchte über Reflux und Sodbrennen — 299

- Fast jeder hat Sodbrennen, also wird es schon nicht so schlimm sein — 300
- Von Sodbrennen und Reflux bekommt man zwangsläufig Krebs — 300
- Nur Übergewichtige, Trinker und Chili-Esser bekommen Sodbrennen und Reflux — 300
- Eine Zigarette nach dem Essen verhindert Sodbrennen — 301
- Sodbrennen gehört zum Altern einfach dazu — 301
- Rezeptfreie Antazida sind keine »echte« Medizin — 301
- Rezeptpflichtige Medikamente gegen Reflux und Sodbrennen behindern die Verdauungstätigkeit — 302

Wer nächtliches Sodbrennen hat, muss im Sitzen schlafen 302
Ohne Kaffee geht's nicht? Sie haben Sodbrennen?
Trinken Sie koffeinfreien Kaffee! 303
Um Sodbrennen nach dem Essen zu vermeiden, sollte man sich erst
einmal ausruhen 303
Wenn man in der Schwangerschaft Sodbrennen hatte, bekommt man
ein haariges Baby 303
Sodbrennen hat etwas mit dem Herzen zu tun 304

Kapitel 21
Zehn Web-Adressen zum Thema Sodbrennen 305

Nationale Kontakt- und Informationsstelle zur Anregung und
Unterstützung von Selbsthilfegruppen (NAKOS) 306
Sodbrennen-Welt 306
Sodbrennen.net 306
netdoktor.de 307
Deutsche Gesellschaft zur Bekämpfung der Krankheiten von Magen, Darm
und Leber sowie von Störungen des Stoffwechsels und der Ernährung e.V. 307
Deutsche Gesellschaft für Verdauungs- und Stoffwechselkrankheiten 308
Ärzte Zeitung Verlagsgesellschaft mbH 308
Magen & Darm und Magen Spezial 308
Bundesverband Gastroenterologie Deutschland e.V. 309
Gesellschaft für Pädiatrische Gastroenterologie und Ernährung e.V. 309
Deutsche Gesellschaft für Ernährung e.V. 310

Kapitel 22
Zehn oft nervige, aber fast nie verhängnisvolle
Erkrankungen des Verdauungssystems 311

Blinddarmentzündung (Appendizitis) 311
Bezoar 312
Durchfall und Verstopfung 313
Blähungen (Flatulenz) 313
Kloßgefühl im Hals (Globus pharyngis) 314
Hämorrhoiden 314
Schluckauf 314
Reizdarmsyndrom (RDS) 315
Chronisch entzündliche Darmerkrankungen (CED) 316

Anhang
Glossar 317

Stichwortverzeichnis 323

Einführung

Sodbrennen ist schmerzhaft. Sodbrennen kann Ihnen dazwischenfunken, wenn Sie gerade Ihr Lieblingsessen genießen, unter Hochdruck arbeiten oder einfach Spaß mit Familie oder Freunden haben. So weit die schlechten Nachrichten.

Aber man kann etwas gegen Sodbrennen tun. Sie haben jede Menge Möglichkeiten. Sie können Ihre Ernährung umstellen, kleinere Mahlzeiten zu sich nehmen oder abnehmen. Ihr Arzt kann Ihnen wirkungsvolle Medikamente verschreiben. Damit Sie wieder Ihr Lieblingsessen genießen, unter Hochdruck arbeiten oder einfach nur Spaß mit Familie oder Freunden haben können. Das sind die guten Nachrichten.

Die tollen Nachrichten sind die, dass *Sodbrennen und Reflux für Dummies* Ihnen ganz genau erklärt, wie Sie das alles hinkriegen können!

Über dieses Buch

Sodbrennen und Reflux für Dummies ist kein medizinisches Fachbuch. Sie müssen kein Medizinstudent oder naturwissenschaftliches Genie sein, um den Inhalt zu verstehen. Stattdessen soll Ihnen dieses Buch auf leicht verdauliche Art das nötige Wissen vermitteln, damit Sie vernünftig entscheiden können, wie Sie am besten diese ärgerlichen Beschwerden in den Griff bekommen.

Etwa 20 Millionen Deutsche leiden regelmäßig unter Sodbrennen, das heißt aber noch lange nicht, dass sie alle Experten auf diesem Gebiet sind. In diesem Buch findet der völlig ahnungslose Leser, der nichts über Sodbrennen weiß (außer, dass es schmerzt), grundlegende Begriffe und Erläuterungen. Diejenigen von Ihnen, die bereits mehr als nur ein bisschen über Sodbrennen wissen, finden in diesem Buch einen kleinen Auffrischungskurs und die neuesten Insiderinformationen zu Reflux. Zur Erbauung aller Leser habe ich kleine Leckerbissen eingestreut, wie die Lebensgeschichte des Mannes, der als Erster Sodbrennen chirurgisch behandelt hat, oder ein Baby-Filmquiz (im Kapitel über Sodbrennen bei Kindern).

Ich möchte mit diesem Buch erreichen, dass Sie herausfinden, an welcher Art von Sodbrennen Sie leiden und was Sie dagegen tun können. Sodbrennen kann nämlich von einfach nur ärgerlich, über unangenehm schmerzvoll bis hin zu einer Gefahr für Ihren gesamten Gesundheitszustand sein. Die beste Methode, Ihnen das Wissen zu vermitteln, wie Sie Ihre Beschwerden erleichtern und weitere Komplikationen vermeiden können, ist, das Fachwissen zwischendurch aufzulockern (wie mit besagtem Filmquiz). So können Sie zwischendurch ein wenig verschnaufen und erfrischt weiteres Fachwissen pauken, zum Beispiel, wie Sie ein glückliches, gesundes Leben führen können, auch wenn Mutter Natur so gemein war, Ihnen Sodbrennen mit auf den Weg zu geben.

Dieses Buch wird Ihnen dabei helfen, Sodbrennen, Reflux und die gastroösophageale Refluxkrankheit (Gastro Esophageal Reflux Disease, GERD) besser zu verstehen und in den Griff zu bekommen. Aber das sollte Ihnen nicht genug sein. In diesem Buch finden Sie noch eine ganze Reihe weiterer Informationsquellen, die Sie telefonisch, übers Internet oder per Post abrufen können.

Dieses Buch dient ausschließlich Ihrer Information. Wenn Sie ärztlichen Rat suchen, ist der beste Ansprechpartner immer noch Ihr Hausarzt. Er kennt Ihren Gesundheitszustand und Ihre medizinischen Bedürfnisse am besten.

Konventionen in diesem Buch

Damit Sie mit dem Text besser zurechtkommen, wurde Folgendes festgelegt:

- ✔ Neue Begriffe oder Fachausdrücke sind *kursiv* gedruckt.
- ✔ Schlüsselbegriffe in Gliederungspunkten oder Teile eines Ablaufplans, bei denen Ihre Mitwirkung erforderlich ist, sind **fett** gedruckt.
- ✔ Internetadressen sind in Schreibmaschinenschrift gedruckt.

Und noch etwas: In diesem Buch finden Sie unzählige Internetadressen, über die Sie an *noch mehr* Infos zu diesem Thema herankommen können. Heutzutage scheint es aber so zu sein, dass Internetadressen sich wie frisch gebackenes Brot nicht ewig halten. Auch sind sie an einem Tag toll, am anderen absolut fade. Falls Sie also auf eine Internetadresse stoßen, die geändert wurde, gehen Sie am besten zur Hauptseite (Homepage), das ist die Seite, deren Adresse beispielsweise auf .de oder .net endet. Anschließend klicken Sie sich ein bisschen durch die angebotenen Links beziehungsweise die Seite, bis Sie die gewünschte Information gefunden haben.

Was Sie nicht lesen müssen

Ja, Sie haben richtig gelesen. Sie müssen nicht jedes Wort lesen, das in diesem Buch steht. Bestimmte kleine Abschnitte in diesem Buch sind zwar aufschlussreich, aber nicht unbedingt unerlässlich, um Sodbrennen zu verstehen.

- ✔ **Text in einem grauen Kasten** erscheint immer mal wieder in diesem Buch. Mir gefallen diese Kästen (beziehungsweise deren Inhalte), und Ihnen werden sie wahrscheinlich auch gefallen, aber Ihr Wissen über Sodbrennen wird nicht wesentlich geschmälert, wenn Sie die in solchen Kästen erwähnten Dinge überblättern.
- ✔ **Alles, was neben einem Symbol für »Technischen Kram« steht:** Solche Informationen sind gut (richtig gut), aber nicht entscheidend dafür, dass Sie Ihr Sodbrennen in den Griff bekommen.
- ✔ **Der Strichcode auf der Rückseite dieses Buches:** Ich weiß zwar nicht, wer dieses Ding da hinten platziert hat, aber ich weiß, dass ich es nicht war. Sie haben meine ausdrückliche Erlaubnis, ihn nicht lesen zu müssen.

Einführung

Törichte Annahmen über den Leser

Jedes Buch ist an einen ganz bestimmten Lesertyp gerichtet. Dieses Buch ist keine Ausnahme. Beim Schreiben habe ich einfach ins Blaue hinein vermutet, wer Sie sind und warum Sie Ihr sauer verdientes Geld für ein über 300 Seiten dickes Buch über Sodbrennen ausgeben.

- ✔ Sie haben keinen Arzttitel, aber Sie haben sich gedacht, dass es nicht dumm wäre, etwas mehr über Ihre Beschwerden in Erfahrung zu bringen.
- ✔ Sie haben Ihre Ernährung umgestellt und alle möglichen rezeptfreien Medikamente gegen Sodbrennen ausprobiert – und nun halten Sie den Zeitpunkt für gekommen, sich ernsthaft um Hilfe zu kümmern.
- ✔ Sie wollen grundlegende Informationen erhalten über Sodbrennen, die Leute, die Sodbrennen behandeln, und die Medikamente, die gegen Sodbrennen helfen.
- ✔ Ihr Arzt hat kürzlich bei Ihnen Sodbrennen beziehungsweise eine Refluxkrankheit festgestellt, oder Sie glauben, dass Sie darunter leiden.

Wie dieses Buch aufgebaut ist

Um Ihnen eine schnelle Vorauswahl der Informationen, die Sie zuerst lesen wollen, zu erleichtern, habe ich hier alle Teile von *Sodbrennen und Reflux für Dummies* kurz zusammengefasst.

Teil I: Den Schmerz beim Namen nennen

In Kapitel 1 werden Sie mit praktisch allem, was Sie über Sodbrennen wissen müssen, versorgt. Dazu gehören auch Statistiken darüber, wie viele Leute mit Ihnen in einem Boot sitzen. Kapitel 2 enthält eine sehr anschauliche Übersicht aller Verdauungsorgane, einschließlich derer, die bei Sodbrennen schmerzen. In Kapitel 3 finden Sie eine Aufstellung aller Symptome von Sodbrennen und der möglichen Folgen. In Kapitel 4 werden Risikogruppen genannt: Sie erfahren, wer gefährdet ist und warum.

Teil II: Schmerzen durch Ernährungsumstellung lindern

In diesem Teil dreht sich alles um die Ernährung. In Kapitel 5 lernen Sie die Nährstoffe kennen, die Ihren Körper in einen Topzustand versetzen können. In Kapitel 6 erhalten Sie Tipps für eine Ernährung, mit der Sie das Sodbrennen in den Griff bekommen, Ihren Körper dabei dennoch mit allen wichtigen Nährstoffen versorgen. Kapitel 7 enthält eine wirklich sehr interessante Liste von Hausmitteln (einschließlich einiger Nahrungsmittel) gegen Sodbrennen. (Spaßeshalber habe ich noch einige Kuriositäten in die Liste aufgenommen, zum Beispiel ein altertümliches pflanzliches Mittel gegen Sodbrennen, das so widerlich ist, dass es Sie bereits beim Lesen schütteln wird.)

Teil III: Es geht um Ihre Mitte

Kapitel 8 hilft Ihnen dabei, die richtigen Fachärzte zu finden und mit ihnen zusammenzuarbeiten. In Kapitel 9 werden die Untersuchungsmethoden vorgestellt, die Ihr Arzt vermutlich anwenden wird, um die Ursachen für Ihre Magen-Malaisen herauszufinden. Kapitel 10 enthält eine Aufstellung von Medikamenten gegen Sodbrennen und Kapitel 11 eine Aufstellung von Medikamenten, die Sodbrennen verursachen können. In Kapitel 12 geht es um chirurgische Maßnahmen gegen Sodbrennen.

Teil IV: Einen Lebensstil mit Wohlfühlfaktor schaffen

Kapitel 13 zeigt Ihnen, wie Sie Ihren Körper stark und geschmeidig machen können, was doch, im Vergleich zu Ihrem bevorstehenden Kampf gegen Sodbrennen, wirklich nett klingt. In Kapitel 14 geht es um so schlechte Angewohnheiten wie das Rauchen. Kapitel 15 versorgt Sie mit Strategien, Stress zu vermeiden, und Kapitel 16 zeigt Ihnen, wie Sie Ihr Zuhause einrichten und Ihren Körper kleiden können, ohne Sodbrennen zu verursachen.

Teil V: Die ganz speziellen Fälle

Sodbrennen ist kein Pullover in Einheitsgröße. Menschen in besonderen Lebenssituationen haben ganz eigene Probleme, die ganz eigene Lösungen erfordern. Kapitel 17 gibt eine Übersicht über spezielle Heilmittel bei Sodbrennen in der Schwangerschaft. Kapitel 18 gilt den kleinsten Sodbrennen-Patienten, Säuglingen und Kleinkindern, und Kapitel 19 ist Senioren gewidmet.

Teil VI: Der Top-Ten-Teil

In diesem Teil finden Sie in echter ... *für Dummies*-Manier meine Top-Ten-Listen. In Kapitel 20 werden vermeintliche Fakten über Sodbrennen, die Sie vielleicht bislang auch geglaubt haben, als Märchen entlarvt. In Kapitel 21 versorge ich Sie mit einer Auswahl wirklich zuverlässiger Internetadressen zum Thema Verdauungsstörungen. Kapitel 22 enthält eine Liste allgemeiner Verdauungsprobleme, die Sie wahrscheinlich gar nicht haben – über die Sie aber Bescheid wissen sollten. Nur für den Fall, dass diese Probleme irgendwann einmal in Ihrem zukünftigen Leben auftauchen sollten – oder im Leben einer Ihrer Lieben.

Symbole, die in diesem Buch verwendet werden

Symbole sind eine nützliche ... *für Dummies*-Methode, um Ihre Aufmerksamkeit zu fesseln und bestimmte Informationen zu kennzeichnen. Es gibt sie in vielfältigen Formen und Gestalten.

Dieses Symbol steht meist neben einem Abschnitt, der nützliche Informationen enthält, die Sie direkt in die Tat umsetzen können.

Dieses Meisterwerk zeitgenössischer Kunst flankiert Informationen, die Sie unbedingt behalten sollten.

Dieses Symbol warnt Sie vor Sachverhalten oder Vorfällen, die Ihrer Gesundheit schaden oder Sie im Kampf gegen Sodbrennen zurückwerfen können.

Obwohl der Text neben diesem Symbol für technischen Kram faszinierend ist, ist er nicht unbedingt entscheidend für unser Thema. Also blättern Sie ruhig weiter.

Grundsätzlich sollten Sie mit allem, was mit Ihrer Gesundheit oder mit Sodbrennen zu tun hat, zu einem Arzt gehen. Dieses Symbol soll Sie, wenn es besonders schlecht aussieht und ärztlicher Rat ganz besonders gefragt ist, daran erinnern, den Arzt aufzusuchen.

Wie es weitergeht

Ein großer Vorteil der ... *für Dummies*-Bücher ist, dass die Kapitel eine in sich geschlossene Einheit bilden. Sie müssen also nicht bei Kapitel 1 anfangen und sich dann der Reihe nach durch das Buch knabbern. Und Sie müssen es auch nicht von vorn bis hinten lesen, um einen Nutzen aus dem Informationsmaterial ziehen zu können. Sie können an jeder beliebigen Stelle einsteigen und dabei sicher sein, dass Sie alles, was Sie zu einem bestimmten Thema wissen möchten, auch finden.

Teil I

Den Schmerz beim Namen nennen

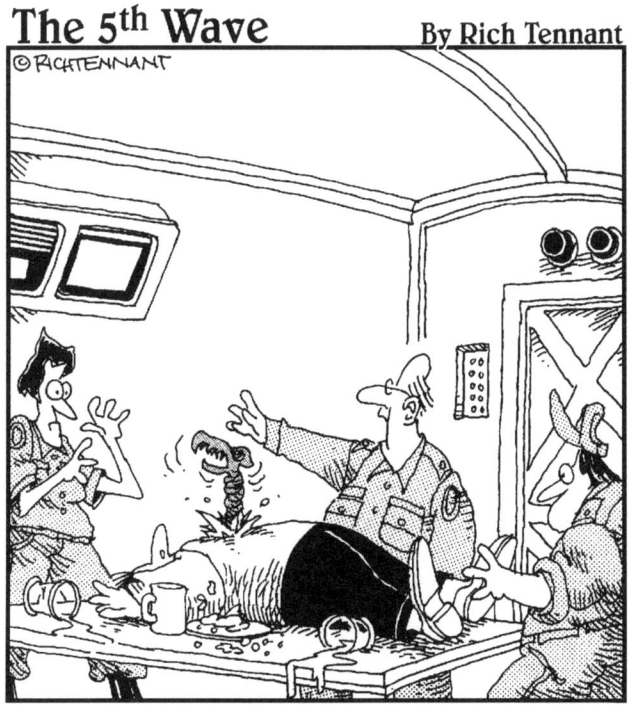

»Ganz ruhig! Es ist kein Sodbrennen, kein saurer Reflux, nur eine Alien-Implantation!«

In diesem Teil ...

Um mit der Behandlung von Sodbrennen beginnen zu können, finden Sie hier das Grundwissen über Sodbrennen, Reflux und die gastroösophageale Refluxkrankheit (GERD). In diesem Teil wird erklärt, was Sodbrennen ist und wie Ihr Verdauungstrakt funktioniert. Außerdem werden typische Symptome erläutert und Risikogruppen genannt.

Sich ein Bild von Sodbrennen und Reflux machen

In diesem Kapitel

▸ Sodbrennen, Reflux und GERD
▸ Wie das *Brennen* bei Sodbrennen entsteht
▸ Die Behandlungsmöglichkeiten

Dieses Kapitel steht aus gutem Grund an erster Stelle: Hier lernen Sie Sodbrennen, Reflux und GERD kennen. Zur Erinnerung: GERD ist die Abkürzung für Gastro Esophageal Reflux Disease (gastroösophageale Refluxkrankheit).

Wenn Sie bereits wissen, dass Sodbrennen, Reflux und GERD ziemlich häufig vorkommen und schmerzhaft, aber heilbar sind, dann blättern Sie einfach weiter zu Kapitel 2. Dort wird das komplette Verdauungssystem von Anfang bis Ende durchgekaut. Natürlich finden dabei alle bei Sodbrennen, Reflux und GERD mitwirkenden Körperteile besondere Beachtung.

Sind Sie sich aber noch nicht ganz sicher, ob Sie genau wissen, was das alles ist, wie es dazu kommt und was die moderne Medizin in ihrer Schatztruhe versteckt hält, um Ihnen zu helfen, dann bleiben Sie doch noch ein Weilchen hier.

In diesem Kapitel können Sie zum Beispiel einiges darüber erfahren, was Sodbrennen mit Ihrem Leben anstellt, und ein paar neue Begriffe aufschnappen, mit denen Sie exakt und präzise darlegen können, was Sie mit »gastroösophagealer Refluxkrankheit« meinen. Außerdem finden Sie hier noch eine Übersicht darüber, welche Hilfe Sie wo finden können und wie Sie an diese Hilfe herankommen.

Eine Verabredung mit dem Sodbrennen

Kommt Ihnen Folgendes bekannt vor?

✔ Das Essen war köstlich. Aber jetzt, eine Stunde später, lodert dieser brennende Schmerz hinter Ihrem Brustbein auf – gleichzeitig macht sich ein unangenehmer Geschmack in Ihrem Mund breit.

✔ Sie sind mal kurz raus zum Joggen, biegen gerade um die nächste Ecke, und plötzlich ist dieser brennende Schmerz wieder da.

✔ Sie haben sich schlafen gelegt, sind gerade eingenickt, als wieder dieser Schmerz aus dem Nichts auftaucht und Sie aus Ihren Träumen reißt.

Hätten Sie dabei nicht solche Schmerzen, würden Sie dieses Epos wahrscheinlich furchtbar langatmig und vorhersehbar finden: Egal, was Sie tun, egal, wo Sie sind, dieser plötzliche

Schmerz kann Ihnen allen Wind aus den Segeln nehmen, Ihnen den Atem rauben, Sie umhauen ... schon gut, ich bin ja schon fertig!

Dass Sie sich dieses Buch gekauft haben und gerade Kapitel 1 durchblättern, sagt mir, dass Sie bereits mit diesem Schmerz namens Sodbrennen Bekanntschaft gemacht haben. Nun ist es an der Zeit, etwas mehr darüber zu erfahren.

Sagen Sie Ihren Leidensgenossen »Hallo«!

Wenn man Schmerzen hat, ist es ganz natürlich zu meinen, man sei allein mit seinen Beschwerden. Deswegen ist es wichtig zu wissen, dass Sodbrennen so alltäglich ist wie eine normale Erkältung.

Der Deutschen Gesellschaft für Verdauungs- und Stoffwechselkrankheiten (DGVS) zufolge berichten etwa 10 Prozent der Bevölkerung in den westlichen Industrienationen, dass sie mehrmals pro Woche oder täglich unter Sodbrennen leiden. Die Häufigkeit von GERD liegt in den westlichen Industrienationen bei 10 bis 20 Prozent.

Ihre Beschwerden in Zahlen ausgedrückt

Bei einer Umfrage berichteten

- ✔ über 80 Prozent der Betroffenen, dass sie das Essen nicht mehr genießen können.
- ✔ über 60 Prozent der Betroffenen, dass sie nicht mehr gut schlafen können.
- ✔ über 40 Prozent der Betroffenen, dass sie sich nicht mehr auf ihre Arbeit konzentrieren können.
- ✔ über 30 Prozent der Betroffenen, dass sie ihre Freizeit nicht mehr richtig genießen können.

Sodbrennen zu haben, ist alles andere als lustig. Und es ist nichts, was man einfach mit »Ich lege mich mal ein bisschen hin« kurieren kann, im Gegenteil, gerade nach dem Essen ruft Hinlegen Sodbrennen geradezu auf den Plan. Die Statistik zeigt, dass Sodbrennen tatsächlich Ihre Lebensqualität mindern kann. Aber Sie müssen nicht resignieren und meinen, dass es nun mal eben so ist, wie es ist; Ihr Arzt kann Ihre Beschwerden lindern (ein Thema, das im Abschnitt »Hilfe an der richtigen Stelle finden« weiter hinten in diesem Kapitel behandelt wird).

Noch mehr über Sodbrennen

Wein, Bratwurst, Schokolade, Orangensaft, Chili ... wozu noch weiter schwelgen? Aller Wahrscheinlichkeit nach sind diese Köstlichkeiten für Sie ein rotes Tuch, hübsch bestickt mit den Worten »Sodbrennen in Sicht!«. Dasselbe gilt für rauchen, Sport treiben und gestresst sein. Das ist so weit nicht überraschend.

Überraschend ist jedoch, dass Sodbrennen keine Lifestyle-Krankheit ist. Obwohl Sie Ihre Symptome wesentlich lindern können, wenn Sie bestimmte Speisen meiden, kleinere Mahlzeiten zu sich nehmen, aufhören zu rauchen oder Alkohol zu trinken, den Sport dosieren oder Stresssituationen aus dem Weg gehen – kurz: Ihren Lebensstil ändern.

Es muss noch einmal wiederholt werden: *Sodbrennen ist keine Lifestyle-Krankheit*! Der Schmerz hinter Ihrem Brustbein ist das häufigste Symptom einer anerkannten Krankheit namens GERD.

Begriffe und Erkrankungen

Wie fast alle Krankheiten nennt GERD einen ganzen Wortschatz sein Eigen. Um sich über Sodbrennen unterhalten zu können, sollten Sie einige grundlegende Begriffe kennen.

- ✔ **Ösophagus:** Dieser Begriff leitet sich von den griechischen Worten für *tragen* und *essen* ab. Der Ösophagus, oder die Speiseröhre, ist ein etwa 25 Zentimeter langer Schlauch, der den Rachen (Pharynx) mit dem Magen verbindet.

- ✔ **Unterer ösophagealer Sphinkter (UÖS):** Der UÖS ist ein Schließmuskel, der am Übergang zwischen Speiseröhre und Magen liegt. Beim Schlucken öffnet sich dieser Schließmuskel, um die Nahrung in den Magen hineinzulassen. Anschließend sollte er eigentlich wieder so dicht schließen, dass kein saurer Mageninhalt in die Speiseröhre zurückfließen kann.

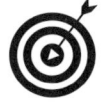
Da Sie wissen sollten, wie der UÖS funktioniert (beziehungsweise eben nicht funktioniert), um Sodbrennen und Reflux zu verstehen, und da die ... *für Dummies*-Bücher so aufgebaut sind, dass Sie an jeder beliebigen Stelle einsteigen können, wird der Begriff UÖS in diesem Buch mehr als einmal neu erklärt. Überspringen Sie diese Erklärungen ruhig, wenn Sie den Begriff verinnerlicht haben.

- ✔ **Reflux:** Reflux bezeichnet die saure Flüssigkeit, die aus dem Magen in Ihre Speiseröhre zurückschwappt. Gleichzeitig bedeutet Reflux auch das Zurückfließen dieser Flüssigkeit. Man könnte also sagen: »Sein UÖS öffnete sich unwillkürlich, wodurch es zu einem Reflux des Refluxes kam.«

Häufiger Reflux: Jeder ist mindestens einmal im Leben von Reflux betroffen, einige werden jedoch weitaus häufiger davon heimgesucht. Tritt Reflux häufiger als zwei- oder dreimal pro Woche auf, wird dies von den Ärzten »häufiger Reflux« genannt.

- ✔ **Sodbrennen:** Bezeichnung für den brennenden Schmerz, den Sie spüren, sobald der Reflux durch den UÖS fließt und auf die Speiseröhre trifft.

Auch wenn Sodbrennen sich so anfühlt, als hätten Sie Schmerzen in der Herzgegend, hat diese Erkrankung nichts mit Ihrem Herzen zu tun. Der Schmerz fühlt sich auch nicht wie eine echte Verbrennung an (als ob Sie ein noch brennendes Streichholz mit den Fingern ausdrücken). Doch der schneidende Schmerz hinter Ihrem Brustbein kann sich wie eine innere Verbrennung anfühlen oder manchmal wie der sengende Schmerz eines Herzinfarkts. Tatsächlich können die Symptome eines Herzinfarkts denen von Sodbrennen so sehr ähneln, dass der Arzt zunächst spezielle Untersuchungen durchführen muss, um beide Erkrankungen voneinander zu unterscheiden (dazu kommen wir noch in Kapitel 3).

- ✔ **GERD:** GERD ist die Abkürzung für **G**astro **E**sophageal **R**eflux **D**isease – gastroösophageale Refluxkrankheit –, eine sehr treffende Bezeichnung für eine Erkrankung, die durch häufigen Reflux gekennzeichnet ist. Sie werden in diesem Buch weniger oft auf GERD treffen als auf die Begriffe Sodbrennen und Reflux, da nur relativ wenige wirklich unter *GERD* leiden. Die meisten schlagen sich mit gelegentlichem *Reflux* oder *Sodbrennen* herum.

Die Schmerzen sind nicht das einzige Symptom von Reflux. Sie können auch schlechten Atem haben, trockenen Husten oder andere Symptome, die in Kapitel 3 beschrieben werden. Falls Sie darauf brennen, zu erfahren, ob Ihr Sodbrennen in die Schablone passt, markieren Sie sich diese Seite und blättern eben zu der Symptom-Checkliste in Kapitel 3 vor. Danach kommen Sie zurück, um zu erfahren, welche Möglichkeiten Ihr Arzt hat, Ihnen zu helfen, das Feuer zu löschen.

Hilfe an der richtigen Stelle finden

Früher oder später, wenn Ihr Sodbrennen sich weiter eine Schneise durch Ihr Leben gebrannt hat, werden Sie zu folgender Entscheidung kommen: Ich brauche Hilfe! Schaffen Sie es, dies laut auszusprechen (oder überhaupt zu denken), sind Sie ein schlauer Fuchs. Schaffen Sie es sogar, diese Worte in die Tat umsetzen, sind Sie der König der schlauen Füchse!

Eine Studie besagt, dass

- ✔ über die Hälfte aller von Sodbrennen Betroffenen berichten, dass sie ihr Leben wegen dieser Beschwerden nicht richtig genießen können.
- ✔ 90 Prozent der Menschen, die über häufiges Sodbrennen klagen, mit rezeptfreien Medikamenten versucht haben, gegen ihre Schmerzen anzugehen.
- ✔ nur 20 Prozent der von Sodbrennen Betroffenen das Problem angegangen sind und ernsthaften ärztlichen Rat eingeholt haben.

Was um alles in der Welt hält die restlichen 80 Prozent davon ab?

Der Medikamentenschrank moderner Medizin quillt regelrecht über mit Mitteln gegen Sodbrennen, so dass Ihr Arzt wirklich aus dem Vollen schöpfen kann, um Ihre Schmerzen erträglicher zu machen. (Mehr zu den Fachärzten, die Sodbrennen behandeln, finden Sie in den Kapiteln 8 und 9.)

Die Ernährung ändern

Was Sie essen, wann Sie es essen und wie viel Sie essen ist nicht die Hauptursache für Ihr reflux-bedingtes Sodbrennen. Aber diese Faktoren können Ihre Symptome erheblich verschlimmern. Wenn Sie Nahrungsmittel, die auf Ihrer persönlichen Sodbrennen-Liste stehen, vermeiden, kleinere Portionen zu sich nehmen und niemals kurz vor dem Schlafengehen essen, werden Sie sich gleich viel, viel besser fühlen (siehe Kapitel 6).

 Wenn Sie Ihre Ernährung umstellen, einige Nahrungsmittel streichen und andere bevorzugen, achten Sie bitte darauf, dass Sie trotzdem mit allen nötigen Vitaminen, Mineral- und Nährstoffen versorgt sind. In Kapitel 5 erfahren Sie, wie Sie das schaffen.

Auf eine gesunde Lebensführung achten

Ebenso wenig wie durch die Ernährung wird Sodbrennen durch eine ungesunde Lebensführung verursacht. Eine vernünftige Lebensweise kann Ihr Befinden aber gleich um ein Vielfaches verbessern. Wie Sie Ihr Leben umstellen können, verrate ich Ihnen in den Kapiteln 13 bis 16 – puh, das ist ja der ganze Teil IV! Schlaue Modefans wissen zum Beispiel, dass für GERD auch die Kleidung eine Rolle spielt. Enge Klamotten, bei denen Sie den Reißverschluss kaum hochziehen können, sind absolut tabu! Ein enger Bund um Ihre Mitte drückt nämlich auf Ihren Magen, der wiederum gegen den UÖS gepresst wird ... glauben Sie mir, das ist bei Sodbrennen nicht unbedingt angesagt. Dies gilt auch für Rauchen, Alkoholmissbrauch und den »falschen« Sport.

Abhilfe schaffen

Haben Sie nur dann und wann Sodbrennen? Einige von Großmutters Hausmittelchen kann auch Großmutters Enkel, der Doktor, nur empfehlen. Ein Beispiel ist Natriumbikarbonat oder Natron, das gute alte Backsoda. Lesen Sie alles über Hausmittelchen (auch solche, die Sie meiden sollten) in Kapitel 7.

Die Medikamente überblicken

 Ein ganzer Schrank voller Medikamente gegen Sodbrennen steht den Patienten zur Verfügung, von rezeptfreien Antazida (säureneutralisierende Mittel) bis hin zu verschreibungspflichtigen Produkten, die den Magen dazu bringen, die normale, tägliche Säureproduktion zu drosseln. Angesichts der unübersichtlichen Menge an Medikamenten sind Sie gut damit beraten, einen Arzt aufzusuchen, der Sie an die Hand nimmt und durch das Dickicht führt. Bevor Sie nun loslaufen, sollten Sie aber noch schnell das Kapitel 10 durchblättern, um sich mit dem grundlegenden Wissen über Medikamente gegen Sodbrennen zu versorgen. Kapitel 11 enthält eine Aufstellung von Medikamenten *für* Sodbrennen (oder korrekter: Medikamente, die Sodbrennen verschlimmern).

Wenn der Chirurg gefragt ist

Bei relativ wenigen Sodbrennen-Patienten empfehlen einige Ärzte einen chirurgischen Eingriff, wenn keine andere Behandlung angeschlagen hat. Bei diesem Eingriff wird die Funktion des UÖS wiederhergestellt. Mehr dazu erfahren Sie in Kapitel 12. Sie erfahren aber auch, dass einige Experten der Meinung sind, dass dieser chirurgische Eingriff so gut wie nie berechtigt ist.

Ihren Verdauungstrakt entdecken

In diesem Kapitel
▶ Essen und Nährstoffaufnahme
▶ Eine Aufstellung der Verdauungsorgane
▶ Erkennen schadhafter Schutzmechanismen

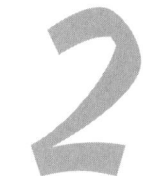

*V*erdauung ist ein Arbeitsablauf in vielen einzelnen Schritten, der sich rund um eine hübsch gestaltete Röhre abspielt, die – mal eng, mal weit – in Ihrem Mund ihren Anfang nimmt und sich über den Rachen bis zum Magen zieht, sich schließlich zu Dünn- und Dickdarm aufwickelt, bis sie an Enddarm und After ein Ende findet.

An diesem Demontageband wird mit tatkräftiger Unterstützung von Leber, Bauchspeicheldrüse und Gallenblase jedes verwertbare Teil an Nahrung und Getränken in einfache Bausteine zerlegt, die der Körper zum Energiegewinn verbrennen oder zur Bildung neuen Gewebes verwenden kann. Danach klumpt das Verdauungssystem – ebenso effektiv – den unverdaulichen Rückstand zusammen, um ihn letztlich als Abfallprodukt auszuscheiden.

Dieses Kapitel beginnt mit einer Tour durch den Verdauungstrakt und geht dann der Frage nach, warum einige Bestandteile des Nahrungsverarbeitungssystems plötzlich nicht mehr richtig funktionieren können und wodurch *Reflux* (saures Aufstoßen), der zu Sodbrennen führt, ausgelöst werden kann.

Also, auf die Plätze, fertig ... los!

Was ist Verdauung überhaupt?

Verdauung ist ein teils mechanischer, teils chemischer Vorgang, der dazu dient, die Nahrung in so kleine Teile zu zerlegen, dass sie der Körper aufnehmen kann. Das entstehende Rohmaterial wird dann für Ausbesserungsarbeiten und den Aufbau neuen Gewebes verwendet.

✔ Die *mechanische Verdauung* beginnt im Mund. Dort wird das Essen von den Zähnen so zerkleinert, dass man beim Schlucken nicht gleich daran erstickt. Die muskulösen Wände der Speiseröhre, des Magens und des Darms fahren dann mit der mechanischen Verdauung fort, indem sie die Nahrung weiterbefördern und zu noch kleineren Stücken zerquetschen.

✔ Die *chemische Verdauung* findet überall im Verdauungssystem statt, sie beginnt sogar bereits dann, wenn Sie das Essen nur sehen oder riechen! Diese Sinnesreize lösen Nervenimpulse in den Augen und der Nase aus, die ihrerseits die Freisetzung von *Enzymen* und anderen Stoffen im Verdauungstrakt bewirken. Diese spalten in der Folge die Nahrung weiter auf und setzen die Nährstoffe frei, die dann vom Verdauungstrakt aufgenommen werden können. Der Körper verwendet die Nährstoffe dann für die Energiegewinnung oder um neues Gewebe oder andere Strukturen aufzubauen.

Beinahe jedes Organ des Verdauungssystems spielt bei beiden Verdauungstypen eine wichtige Rolle. Deswegen kann es, bevor wir richtig zur Sache kommen, nur von Vorteil sein, das eingerostete Wissen anhand von Tabelle 2.1 aufzufrischen. Dort sind alle Organe, die an der Verdauung teilnehmen, aufgestellt. (Und nehmen Sie sich am besten auch gleich Abbildung 2.1 vor, wo der Standort aller Teilnehmer am Verdauungsvorgang verzeichnet ist.) In den folgenden Abschnitten habe ich den Verdauungsvorgang von Anfang bis Ende für Sie zusammengefasst.

Organ(e)	Mechanische Verdauung	Chemische Verdauung
Augen, Nase, Gehirn	Keine	Senden Signale an den Verdauungstrakt
Mund	Die Zähne zerkleinern die Nahrung. Die Zunge schiebt die Nahrung nach hinten und in die Speiseröhre.	Der Speichel befeuchtet und verdichtet die Nahrung. Speichelenzyme beginnen mit der Verdauung von Kohlenhydraten.
Speiseröhre	Die Muskeln der Speiseröhre transportieren Nahrung in den Magen. Der Speichel hält den Hals feucht. Der untere Speiseröhrenschließmuskel (UÖS), eine Falltür zwischen Speiseröhre und Magen, öffnet sich, um die Nahrung in den Magen zu lassen, und schließt sich, um einen Rückfluss zu verhindern.	Keine
Magen	Die Magenmuskeln ziehen sich zusammen, um die Nahrung durchzukneten und zu zerkleinern. Die entstehende Masse wird *Chymus* genannt.	Die Magendrüsen produzieren Magensaft, der Salzsäure und spezielle Enzyme zur Eiweiß- und Fettverdauung enthält.
Dünndarm	Die Darmmuskeln schieben die Nahrung durch den Dünndarm.	Die Verdauungsenzyme der Bauchspeicheldrüse und die Galle aus der Gallenblase setzen den Zerlegungsprozess fort, freigesetzte Nährstoffe werden über die Darmwand aufgenommen und mit dem Blutstrom zur Leber transportiert.
Dickdarm	Der Rückstand wird von der Darmmuskulatur zu Kot zusammengepresst.	Die Darmflora spaltet Eiweiße in Aminosäuren auf. Wasser wird dem Kot entzogen (eindicken).
Mastdarm/After	Die Darmmuskulatur scheidet den Rückstand über den After aus.	Keine

Tabelle 2.1: Mechanische und chemische Verdauung

2 ➤ Ihren Verdauungstrakt entdecken

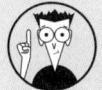

Stoffwechsel entzaubern

Die Aufspaltung von Nahrung in Nährstoffe und deren Verwendung zur Energiegewinnung oder als Baumaterial für Gewebe und chemische Substanzen (zum Beispiel Enzyme) wird *Stoffwechsel* oder *Metabolismus* (von *metabole*, dem griechischen Wort für Wandel) genannt.

Der Stoffwechselvorgang, bei dem aus Nahrungsmolekülen Energie gewonnen wird, nennt sich *Katabolismus* (von *katabole*, dem griechischen Wort für Niederlegung, Kräfteverfall).

Der Stoffwechselprozess, bei dem Nahrungsmoleküle als Bausteine für neues Gewebe verwendet werden, wird als *Anabolismus* (von *anabole*, dem griechischen Wort für Vertagung, Aufschiebung) bezeichnet.

Puh, das war schon fast zu viel Fachgriechisch!

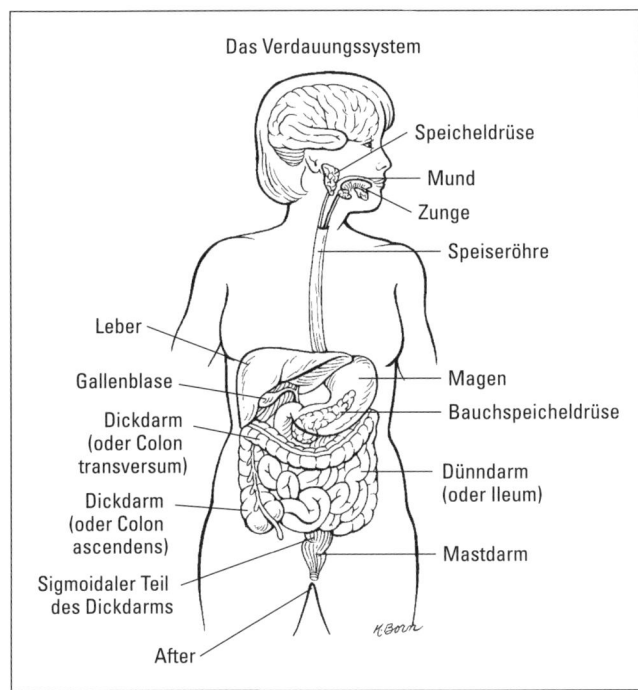

Abbildung 2.1: Hier ist das Verdauungssystem abgebildet.

Sehen und Riechen

Auf den ersten Blick erscheint eine Verbindung zwischen Augen, Nase und Magen ein wenig verrückt. Aber überlegen Sie mal: Wie oft hat schon allein der Anblick oder der Geruch von etwas so Köstlichem wie einem brodelnden Eintopf oder von frisch gebackenem Brot ein gut hörbares Magenknurren bei Ihnen ausgelöst? (Und Sie damit vielleicht sogar in eine peinliche Situation gebracht.)

Beim Anblick oder beim Duft (Geruchsmoleküle, die sich auf der Nasenschleimhaut tummeln) eines appetitlichen Essens werden in etwa folgende Signale an das Gehirn gesendet: »Jetzt kommt etwas Tolles auf den Tisch!« Dann feuert das Gehirn – die Hauptnachrichtenzentrale – Impulse ab, die

- ✔ Ihnen den Mund wässrig machen.
- ✔ Ihren Magen zusammenziehen (Magenknurren).
- ✔ Verdauungsdrüsen dazu anregen, Verdauungssubstanzen zu produzieren.

Und das alles nur, weil Sie einen kleinen Blick riskiert und einmal kurz geschnuppert haben! Stellen Sie sich vor, was alles passiert, wenn Sie einen Happen *essen*!

Schmecken und Kauen

Erinnern Sie sich noch an die kleine Tüte Kartoffelchips, die Sie ganz hinten in Ihrer Schreibtischschublade versteckt haben? Gut, graben Sie die jetzt aus und nehmen Sie sich einen Chip.

Sie haben meine ausdrückliche Erlaubnis, eine Minute lang jede Diät, die gerade in Ihrem Kopf herumgeistert, zu vergessen und diesen Chip ohne Umwege in Ihren Mund zu verfrachten, schließlich heißt dieses Buch *Sodbrennen und Reflux für Dummies* und nicht *Diät für Dummies*. (Falls Sie nach einem Chip oder zehn oder hundert immer noch nicht aufhören konnten, sollten Sie sich vielleicht **doch** eine Ausgabe von *Diät für Dummies* von Jane Kirby zulegen (das Buch ist ebenfalls beim Verlag Wiley-VCH erschienen).) Also, beißen Sie endlich in diesen Chip!

Sobald der Chip Ihre Zunge berührt hat, geht es in Ihrem Körper richtig ab!

- ✔ Ihre Zähne beißen und brechen den Chip in viele kleine handliche Stückchen.
- ✔ Ihre Speicheldrüsen produzieren eine wässrige Substanz (Speichel), die den Chip zu einem breiigen Klumpen (auch *Bolus* genannt) verdichtet, der mit dem Speichelstrom die Kehle hinunterrutscht.
- ✔ Im Speichel vorhandene Enzyme (die Sie sich in diesem Fall als Verdauungsbeschleuniger vorstellen können) beginnen bereits jetzt mit der Verdauung der Kohlenhydrate aus dem Chip.
- ✔ Die Zunge hebt sich und befördert den Bolus weiter nach hinten in den Rachen (*Pharynx*), den Durchgang vom Mund in die Speiseröhre, und danach durch eine Muskelklappe, den

oberen ösophagealen Sphinkter (OÖS), der sich beflissen öffnet, um die Nahrung durchzulassen. Anders formuliert: Sie sind gerade dabei zu schlucken.

Schlucken

Ich nenne es *Ösophagus*, Sie nennen es Speiseröhre. Rotkohl, Blaukraut ... so oder so, wenn ich vom Schlucken rede, meine ich den Transport von Nahrung durch die ungefähr 25 Zentimeter lange Röhre, die Ihren Mund mit dem Magen verbindet.

Sobald die Nahrung in der Speiseröhre eintrifft, produzieren die Speicheldrüsen einen richtiggehenden Speichelstrom, mit dem die Nahrung leichter hinuntergespült werden kann. Dann tritt die Speiseröhrenmuskulatur in Aktion.

Die Speiseröhre ist, wie auch der Rest des Verdauungstrakts, mit Muskeln ausgekleidet, die durch Zusammenziehen rhythmische Bewegungen erzeugen, auch *Peristaltik* oder *peristaltische Kontraktionen* genannt, um den Nahrungsbrei in den Magen zu transportieren.

Am unteren Ende der Speiseröhre öffnet sich eine Muskelklappe, auch *UÖS* genannt, um die Nahrung durchzulassen. Danach schließt sich der UÖS wieder, um einen *Reflux*, ein Rückfließen von Mageninhalt in die Speiseröhre, zu verhindern. Ein defekter UÖS ist der absolute Bösewicht in der Welt der Reflux-Opfer!

Wenn Sie bereits mit den Vorgängen in Ihrem Verdauungstrakt vertraut sind und mehr über den UÖS erfahren möchten, genau jetzt, sofort, noch in dieser Minute ... was soll's! Seien Sie nachsichtig mit sich! Schwänzen Sie den Rest dieses Kapitels bis zum Abschnitt »Den UÖS inspizieren«.

Mischen und Matschen

Ihr Magen, eine Ausstülpung des Verdauungskanals, befindet sich auf der linken Seite Ihres Körpers, oberhalb der Taille und hinter den Rippen. Die Magenwand ist, wie die Wand der Speiseröhre, stark und muskulös. Sie zieht sich so kräftig zusammen, dass die Nahrung in noch kleinere Teile zerlegt werden kann. Gleichzeitig produzieren Drüsen in der Magenwand *Magensaft* – ein überaus technischer Begriff für einen überaus sauren Mix von Enzymen, Salzsäure (HCl) und Schleim. Der Magensaft zerlegt Eiweiße und Fette in ihre entsprechenden Grundbausteine, Aminosäuren und Fettsäuren.

Was einmal als Nahrungsmittel seinen Anfang nahm, Apfel, Birne, Kartoffelchip, Wiener Schnitzel, Kuchen, was auch immer, ist jetzt – von der Magenwand durchgewalkt, vom Magensaft abgebaut – nur mehr eine breiige Masse namens *Chymus* (abgeleitet von *chymos*, dem griechischen Wort für Saft). Durch die rhythmischen Bewegungen des Magens wird dieser chaotische, bereits angedaute Mischmasch in den Dünndarm geschoben, wo der Körper anfängt, sich die Nährstoffe herauszupicken, die er benötigt.

Abfallentsorgung im Laufe der Jahrhunderte

Zur Verdauung gehören auch die Abfallprodukte. Die Produktion von Abfall ist eine Sache. Diesen Abfall wieder loszuwerden, eine ganz andere. Mit diesem Problem hat die Menschheit sich jahrhundertelang herumgeschlagen. Historiker wissen, dass einige frühe Kulturen, wie auch die der alten Römer, bereits Systeme entwickelt haben, um Wasser in die Städte zu leiten und Abfall fortzuschwemmen. Charles Panati, Autor von *Universalgeschichte der ganz gewöhnlichen Dinge* (Eichborn Verlag), berichtet, dass Mitglieder des Minoischen Königshauses sich bereits vor über 4000 Jahren der allerersten Toilette mit Wasserspülung erfreuten.

Den Chinesen sagt man ebenfalls nach, dass sie Toiletten mit Spülung besaßen, aber in den meisten Teilen der Welt war das Objekt der Wahl über mehrere tausend Jahre hinweg der Nachttopf, ein Behälter, der unter einem Bett oder in einem Schrank verwahrt wurde, wobei der Inhalt bei Bedarf einfach aus dem Fenster gekippt wurde – nicht selten auf die Köpfe der Passanten.

Die erste moderne westliche Toilette mit Spülung war das »Wasserklosett«, auch bekannt als WC, das John Harrington 1596 für seine Patentante, die englische Königin Elizabeth I., baute. Der Junge hatte etwas gutzumachen, da er bei der Königin in Ungnade gefallen war, weil er »gewagte italienische Dichtung« verteilt hatte. Die Königin mochte ihr Klo, doch Harrington schaffte es erneut, den königlichen Zorn auf sich zu ziehen, als er ein Buch über seine Erfindung herausbrachte.

Der nächste Fortschritt in puncto Spülklosett trat 1775 ein. Harringtons Toilette spülte die Fäkalien nur in einen Behälter, wo das Zeugs vor sich hin stank. Das britische Mathematikgenie Alexander Cumming machte einen großen Schritt in die richtige Richtung, indem er das Abflussrohr seiner Toilette nach hinten drehte und eine Falltür zwischen Behälter und Schüssel anbrachte. Nur hundert Jahre später war Cummings geruchsfreie Toilette Standardausrüstung jedes britischen Badezimmers (Königin Victoria besaß eine Toilette, die mit Gold verziert war, und sie hatte auch die erste Keramik-Toilette) und auch jedes amerikanischen Badezimmers. So war der Boden für den nächsten Fortschritt im Bereich der Toilettenprodukte bereitet: Toilettenpapier.

Die Briten schlugen die Amerikaner mit ihrem Spülklosett, doch die Amerikaner gewannen den Krieg mit dem Toilettenpapier. Nach dem amerikanischen Autor Joseph Nathan Kane (*Famous First Facts*, nicht auf Deutsch erschienen) war das erste Toilettenpapier das »ungebleichte, perlfarbene Papier aus reiner Manilafaser«, das von dem New Yorker Joseph C. Gayetty zu 5 Cents für 500 Blatt vertrieben wurde. 22 Jahre später wickelten die Brüder Edward und Clarence Scott aus Philadelphia das Papier auf Rollen und sicherten so ihr Vermögen und die Zukunft der modernen Abfallentsorgung.

Die Guten ins Töpfchen, die Schlechten ins Kröpfchen

Falls Sie nicht gewusst hätten, wo genau Ihr Magen sitzt: Quälen Sie sich nicht! In der folgenden ganz einfachen Anatomielektion können Sie wieder ein paar Pluspunkte einheimsen.

Spreizen Sie die Hand und legen Sie sie ein kleines Stück unterhalb Ihres Nabels flach auf den Bauch. Der Daumen zeigt nach oben, der kleine Finger nach unten. Die Hand bedeckt nun einen guten Teil der relativ kleinen Fläche, auf der Ihr ungefähr sieben Meter langer Dünndarm ordentlich aufgerollt liegt.

Auch der Dünndarm ist, wie die Speiseröhre und der Magen, von einer sich zusammenziehenden Muskelschicht umgeben, die die Nahrung vorantreibt.

Aber der Dünndarm macht die beiden nicht einfach nur nach: Dieser Teil des Verdauungssystems besitzt seine eigene Ausrüstung an Verdauungssäften, und zwar

- ✔ eine alkalische Pampe, die aus der Bauchspeicheldrüse stammt und bestimmte Enzyme, die Amylasen genannt werden, dazu bringt, Kohlenhydrate zu verdauen.
- ✔ Galle, die aus der Leber und Gallenblase stammt und als Emulgator wirkt. Dies ist eine Substanz, die das Mischen von Fetten und Wasser ermöglicht.
- ✔ Bauchspeicheldrüsen- und Darmenzyme, die die Aufspaltung von Eiweißen in Aminosäuren abschließen.

Durch weitere Kontraktionen wird der Chymus tiefer in den Darm gepresst, wobei sich spezialisierte Zellen der Darmwand Zucker, Aminosäuren, Fettsäuren, Vitamine und Mineralien schnappen, die dann als Energieerzeuger oder Bausteine für neues Gewebe im Körper verteilt werden.

Nachdem nun der Dünndarm auch den letzten Tropfen an nützlichem Material (außer Wasser) aus der Nahrung gequetscht hat, wird der unverdauliche Rest (denken Sie an Ballaststoffe) seinem unvermeidlichen Schicksal am Ende des Darms entgegengetrieben.

Kompost erzeugen

Der Dickdarm wird auch Colon genannt. Stellen Sie sich diesen Bereich als riesigen Schwamm und kräftige Presse vor, deren einzige Aufgabe es ist, das Wasser aus der angelieferten Masse aufzusaugen und dann den trockenen Rest in handliche Abfallklumpen zu drücken. Diese kennen Sie wahrscheinlich unter dem Namen Kot und Ihr zweijähriger Neffe, Sohn oder Enkel sagt Kaka dazu.

Nun kümmern sich noch freundliche Bakterien, die den Enddarm besiedeln, um die Verdauung der restlichen Aminosäuren aus den Überbleibseln. Dabei produzieren sie übel riechenden Stickstoff, einen Prozess, den Wissenschaftler »Wind lassen« nennen. Jetzt wird der Kot nur noch durch Kontraktionen des Mastdarms aus dem Körper gedrückt, und – der Verdauungsprozess ist abgeschlossen!

Die Schutzvorrichtungen durchchecken

Das Verdauungssystem verfügt über drei Schutzvorrichtungen. Diese wurden speziell dafür entwickelt, Sie vor dem großen Brennen zu schützen (Sodbrennen), das dann entsteht, wenn der saure Mageninhalt versehentlich wieder zurück in die Speiseröhre schwappt. Dies wird als *Reflux* bezeichnet. Das Zurückfließen von *Speisebrei* aus dem Magen in die Speiseröhre bezeichnet man als *Regurgitation*. Und wenn der »regurgitierte« Speisebrei es den ganzen Weg zurück bis in den Mund und schließlich noch weiter schafft, spricht man von *Erbrechen*.

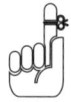

Die drei Schutzvorrichtungen bestehen aus

- ✔ **der Speiseröhrenmuskulatur:** Wenn Mageninhalt wieder zurück in die Speiseröhre fließt, zieht sich die Muskelschicht der Speiseröhre unwillkürlich zusammen, so dass eine wellenförmige Bewegung entsteht, die die Nahrung dahin zurückbefördert, wo sie hingehört: in den Magen.
- ✔ **dem UÖS:** Der berühmt-berüchtigte UÖS ist die erste und wichtigste Verteidigungslinie mit dem Auftrag, Magensäure und Speisebrei dorthin zurückzupfeifen, wo sie hingehören: in den Magen.
- ✔ **den Speicheldrüsen:** Sie wissen bereits, dass die Speicheldrüsen Speichel produzieren, mit dem die Nahrung leichter in und durch die Speiseröhre rutscht. Diese hilfreichen Drüsen setzen zusätzlichen Speichel frei, mit dem kleine Mengen an Magensäure, die versehentlich in die Speiseröhre gelangen, neutralisiert werden. Sie können sich die Speicheldrüsen auch als letzte Verteidigungslinie gegen sauren Reflux vorstellen. Siehe da! Problem gelöst.

Die Speicheldrüsen und die Speiseröhrenmuskulatur spielen eine wichtige Rolle beim Schutz vor Reflux und Regurgitation. In Kapitel 3 geht es um mögliche Fehlfunktionen, die diese Schutzwirkung beeinträchtigen können. Und es werden die benannt, die wegen solcher Fehlfunktionen gefährdet sind, an Sodbrennen zu erkranken.

Der Rest dieses Kapitels dreht sich nur noch um den unbestrittenen Star des Reflux-Dramas – den UÖS. Es ist wichtig zu wissen, wie der UÖS richtig funktioniert, um Sodbrennen und Reflux zu verstehen, und was passieren kann, wenn die Dinge schief laufen.

Den UÖS inspizieren

Der Körper enthält viele ringförmige Strukturen, wie zum Beispiel die Pupillen, und zahlreiche röhrenförmige Teile, wie beispielsweise

- ✔ die Blutgefäße,
- ✔ Bestandteile des Atmungssystems, wie die Luftröhre (Trachea),
- ✔ Kanäle, die Sekrete aus den Drüsen (wie der Bauchspeicheldrüse) zu den Organen leiten,

2 ➤ Ihren Verdauungstrakt entdecken

✔ Teile des Harnapparats, wie die Urethern (die Röhren, durch die der Urin von den Nieren zur Harnblase fließt) und die Harnröhre (die Röhre, durch die der Urin aus der Blase nach draußen fließt),

✔ Abschnitte des Fortpflanzungssystems, wie die Eileiter (durch die die Eizellen von den Eierstöcken zur Gebärmutter wandern) und die Vagina bei den Frauen und die Nebenhoden (die Röhren, die Sperma transportieren) bei den Männern,

✔ Abschnitte des Verdauungstrakts, wie die Speiseröhre und der Darm.

Ohne jedwede Vorrichtung zum Verschließen dieser Röhren würde das Material völlig unkontrolliert hinein- und hinausfließen. Deswegen erfand Mutter Natur den so genannten Sphinkter (Schließmuskel). In der Medizinersprache ist ein *Sphinkter* ein Muskelring, der die Öffnung einer Röhre oder eines röhrenförmigen Organs (wie die oben genannten) umgibt.

Der Schließmuskel, der in diesem Buch die Hauptrolle spielt, ist natürlich der UÖS, der Muskelring, den man an der Anschlussstelle zwischen Magen und Speiseröhre antrifft (siehe auch Abbildung 2.2).

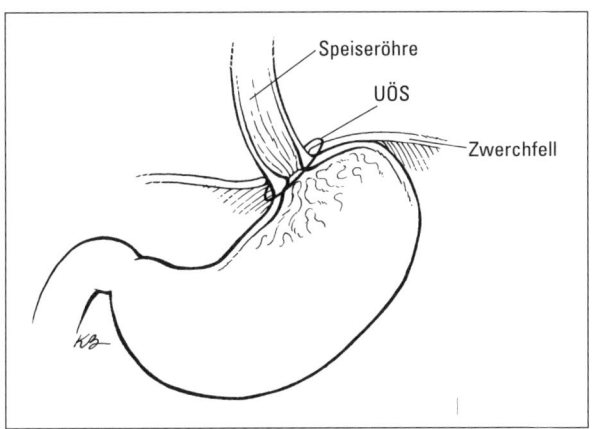

Abbildung 2.2: Hier finden Sie den UÖS.

Schließmuskel	Wo er sich befindet
Boyden-Sphinkter	zwischen der Gallenblase und dem Dünndarm
Äußerer Schließmuskel	an der äußeren Öffnung des Afters
Magenpförtner (Pylorus)	an der Öffnung zwischen Magen und Zwölffingerdünndarm
Pupillenverenger (Spincter Pupillae)	um die Pupille herum
Harnröhrensphinkter (Spincter Urethrae)	an der Harnröhrenöffnung
Scheidenschließmuskel (Spincter Vaginae)	an der äußeren Öffnung der Scheide

Tabelle 2.2: Diverse Schließmuskeln

Auch wenn der UÖS noch so wichtig für Ihr verdauungstechnisches Wohlergehen ist, ist er nicht der einzige wichtige Schließmuskel in Ihrem Körper. In Tabelle 2.2 finden Sie eine Auswahl weiterer Schließmuskeln. Nachdem Sie die Liste überflogen haben, geht es munter mit dem UÖS weiter.

Ein Blick auf das Leben und Wirken des UÖS

Die meiste Zeit ist der UÖS fest verschlossen und dichtet auf diese Weise die Verbindung zwischen Magen und Speiseröhre ab. Doch was bringt den UÖS dazu, die ganze Zeit verschlossen zu sein? Gute Frage. Der UÖS besteht aus einer ganz bestimmten Art von Muskeln. Die meisten Muskeltypen sind entspannt, wenn sie einfach nur so herumhängen und nichts tun, sie sind nicht *kontrahiert*. Der UÖS-Muskel (und die Muskeln vieler anderer Schließmuskeln auch) ist da anders. Wenn er gerade nichts zu tun hat, ist er trotzdem angespannt (zumindest ein gesunder UÖS). Er erschlafft nur beim Schluckvorgang.

Beim Schluckvorgang kommt Bewegung in die Sache. Wenn die Nahrung vom Mund in die Speiseröhre transportiert wird,

1. öffnet sich der OÖS hinten im Rachen.
2. erschlafft der UÖS und gibt so den Zugang zum Magen frei, um die Ankunft der Nahrung vorzubereiten.
3. zieht sich die Muskulatur der Speiseröhre zusammen und schiebt den Speisebrei zum UÖS hin und durch diesen hindurch.
4. Nachdem der Happen durch den UÖS geschlüpft ist, schließt er sich wieder, damit die Nahrung nicht wieder in die Speiseröhre zurückrutschen kann.

Verbotene Dinge

In der Regel nimmt das Essen, das Sie in den Mund stecken, seinen Weg durch die Speiseröhre und dann – gulp! (wie Goofy sagen würde) – durch den UÖS hindurch und hinein in den Magen. Sie müssen sich dies nicht einmal bewusst vornehmen, der UÖS öffnet sich automatisch, sobald Sie das Essen geschluckt haben, und schließt sich danach wieder, damit die Nahrung nicht zurückrutscht.

Es gibt aber ein paar Menschen, die ihren UÖS willentlich öffnen können. Erinnern Sie sich daran, als sie acht oder neun Jahre alt waren und fleißig das Rülpsen geübt haben? Na ja, ich weiß, Sie hätten so etwas Ungezogenes nie getan, aber wahrscheinlich kannten Sie andere, die so etwas taten. Der Trick, den Sie (jaja, ich weiß, die anderen ungezogenen Kinder) herausfanden, war der, Luft zu schlucken und den UÖS zu entspannen, so dass das Magengas in einem herrlichen Rülpser hervorbrechen konnte.

Der UÖS kann sich jedoch auch spontan öffnen, wenn Sie gerade nicht schlucken oder versuchen zu rülpsen. Diese spontane UÖS-Erschlaffung, die auch *transiente UÖS-Relaxation* genannt wird, tritt am häufigsten auf, wenn

✔ der Magen nach dem Essen voll ist.

✔ Sie Luft geschluckt haben. Dies kann passieren, wenn Sie schnell atmen, nervös oder aufgeregt sind oder nachdem Sie einen großen Schluck eines blubbernden, kohlensäurehaltigen Getränks runtergekippt haben.

Eine spontane UÖS-Erschlaffung kann sich als nützlich erweisen. Mit einem Bäuerchen kann überschüssiges Gas aus Ihrem Magen entweichen, wodurch das Gefühl, aufgebläht zu sein, gemindert wird. Der Nachteil der spontanen UÖS-Erschlaffung ist, dass mit dem Bäuerchen manchmal auch der Speisebrei oder der saure Magensaft wieder in die Speiseröhre gelangen kann.

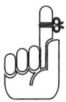 Wenn es bei einer spontanen UÖS-Erschlaffung zu Reflux kommt, wird das Reflux-Material durch die unwillkürlichen Kontraktionen der Speiseröhre, die ich im Abschnitt »Die Schutzvorrichtungen durchchecken« weiter vorn in diesem Kapitel erwähnt habe, wieder in den Magen zurückbefördert. Gleichzeitig produzieren die Speicheldrüsen einen zusätzlichen Speichelstrom, der die Säure in der Speiseröhre neutralisiert.

In einem normalen und gesunden Verdauungssystem spielt Reflux, der durch eine spontane UÖS-Erschlaffung verursacht wird, keine große Rolle. Die normalen Schutzmechanismen können diesen bestens in den Griff bekommen, so dass Sodbrennen gar nicht erst entstehen kann.

War das ein Rülpser? Oder ein Bäuerchen?

Keins von beiden. Nach dem medizinischen Standardwerk *Pschyrembel* ist der korrekte Ausdruck »*Aufstoßen* (Eructation), bei dem in den Magen gelangte Luft entweicht«.

✔ Eructation leitet sich von *eructare* ab, dem lateinischen Ausdruck für *rülpsen*.

✔ Laut *Duden* ist rülpsen »ein seit dem 17. Jahrhundert bezeugter Ausdruck und lautnachahmenden Ursprungs (wie auch glucksen oder plumpsen)«.

✔ Zum Bäuerchen sagt der *Duden*: »Der familiäre Ausdruck für Rülpsen ist eine Verkleinerungsbildung zu Bauer und bedeutet eigentlich kleiner Bauer.« (!!!) »Er geht von der Anschauung aus, dass sich Bauern unfein benehmen und aufstoßen.« (Kein Kommentar.)

Wenn der liebe Muskel streikt

Spontane UÖS-Erschlaffung kommt bei jedem vor, GERD-Patienten leiden jedoch weitaus häufiger unter diesem Problem als andere. Dazu kommt noch, dass bei Menschen mit GERD unter

Umständen ein ständiger natürlicher Druck auf dem UÖS lastet, wodurch der Schließmuskel träge wird und irgendwann einfach nicht mehr mitmacht.

Bei einem unwilligen UÖS kommt es nicht nur nach dem Essen oder Aufstoßen zu Reflux, sondern auch beim

✔ Bücken,

✔ Hinlegen,

✔ Schlafen,

✔ Tragen enger Kleidung.

Bei unzureichender Funktion des UÖS entsteht ein ständiger Rückfluss des sauren Mageninhalts in die Speiseröhre. Hier tritt der brennende Schmerz namens Sodbrennen auf den Plan, der das Risiko weiterer Erkrankungen, die mit einer Schädigung der Speiseröhrenschleimhaut einhergehen, erhöht. (Mehr zu den Symptomen und Folgen von GERD erfahren Sie in Kapitel 3.)

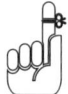

Das ganze Gerede von Säuren, die aus dem Magen in die Speiseröhre zurückfließen, wirft eine Reihe von Fragen auf. Warum wird derselbe saure Magensaft, der so unerlässlich für die Magenverdauung ist, zum Problem, wenn er mit der Speiseröhre in Berührung kommt? Ganz allgemein gesprochen: Mutter Natur hat dafür gesorgt, die Magenschleimhaut extrem widerstandsfähig gegen Säure zu machen, die Speiseröhrenschleimhaut nicht.

Das Innere des Magens wird von großen Zellen, den so genannten *Zylinderepithelzellen*, ausgekleidet. Diese Zellen sind, wie der Name schon sagt, zylinderförmig, also höher als breit. Sie sind miteinander verbunden und bilden eine säureresistente innere Magenschicht, das *Zylinderepithel*. Die Schleimhaut der Speiseröhre wiederum besteht aus flachen Zellen, die *Plattenepithel* genannt werden. Diese Schleimhaut reagiert viel empfindlicher auf Magensäure als das Zylinderepithel.

Auch ein nur kurzer Kontakt mit Magensäure kann das Plattenepithel, das die Speiseröhre auskleidet, schädigen, während das Zylinderepithel, das die innere Magenschicht bildet, sich bei seinen täglichen Säurebädern fröhlich den Rücken scheuert. Dieses Epithel produziert nämlich einen Schleim (*Mucus*), der die Säure neutralisiert, bevor sie Schaden anrichten kann. Magengeschwüre sind zwar nicht Thema dieses Buches, aber ich streue diesen kleinen Happen einfach mal mit ein: Wenn diese Schleimschicht zum Beispiel durch Bakterien oder Medikamente geschädigt wird, kann das gute alte Zylinderepithel einreißen und es kommt zu Magengeschwüren.

Der Säure-Test

Frage: Was bedeutet pH?

Antwort: In meinem Chemie-Buch aus der Schulzeit steht:»Der pH-Wert ist der negative Wert des dekadischen Logarithmus der gemessenen Aktivität der Hydroniumionen in einer Lösung.«

F: Wie bitte?

A: Tschuldigung. Im Klartext: Der pH-Wert ist ein Maß für den Säuregehalt einer wässrigen Lösung wie Salmiakgeist, schwarzer Kaffee – oder sogar Magensaft.

F: Wer hat den pH erfunden?

A: Søren Peter Lauritz Sørensen, ein dänischer Biochemiker am Carlsberg Laboratorium in Kopenhagen, hat das pH-System 1909 entwickelt.

F: Wofür stehen die Buchstaben pH?

A: Sørensens System setzt den Säuregehalt mit der Anwesenheit von Wasserstoffteilchen, die Hydroniumionen (früher: Wasserstoffionen) genannt werden, gleich. Also hat er den Begriff pH für *pondus hydrogenii* (Lateinisch für *Gewicht/Wirksamkeit des Wasserstoffs*) als seine Maßeinheit gewählt. Je höher die Konzentration der Hydroniumionen, desto höher der Säuregehalt der Lösung. Je niedriger die Konzentration der Hydroniumionen, desto niedriger der Säuregehalt der Lösung. Sowohl sehr starke Säuren, wie Salzsäure (HCl), als auch sehr starke Basen, wie Lauge, haben eins gemeinsam: Beide sind extrem ätzend.

F: Was ist sauer und was nicht?

A: Die pH-Skala reicht von 0 bis 14 (einige Lösungen liegen sogar darüber oder darunter). Die Säuren decken den unteren Bereich der Skala ab. Eine Salzsäurelösung hat beispielsweise den pH-Wert 1, was bedeutet, dass sie eine sehr starke Säure ist. (Salzsäure ist übrigens die Säure, die der Magen produziert, um die Nahrung zu zersetzen.) Zitronensaft hat den pH-Wert 2. Die Cola im Glas neben Ihrem Computer hat den pH-Wert 3.

F: Was ist das Gegenteil einer Säure?

A: Eine Base, früher als Alkali bekannt. Basische (alkalische) Lösungen bewegen sich um den oberen Bereich der Skala. Ofenreiniger hat beispielsweise den pH-Wert 14.

F: Welche Rolle spielt der pH für meinen Körper?

A: Ich dachte schon, Sie würden nie danach fragen! Ihr Körper reagiert sehr empfindlich auf pH-Änderungen im Blut: Bereits eine ganz leichte Veränderung kann einen normalen chemischen Vorgang, wie den Austausch von Impulsen zwischen den Nervenzellen oder die Herstellung von Verbindungen, wie zum Beispiel Enzymen, stören.

Wenn der pH-Wert von Flüssigkeiten in bestimmten Bereichen steigt oder fällt, hastet Ihr Körper herbei, neutralisiert den Angreifer und stellt das richtige Gleichgewicht wieder her. Ein wichtiges Beispiel hierfür sind die Speicheldrüsen. Diese stellen Speichel her, der Magensäure, die in die Speiseröhre zurückfließt, neutralisieren soll. Wenn Ihr eigener Körper nicht mehr dazu in der Lage ist, müssen Sie sich Unterstützung holen. Diese können Sie zum Beispiel bei den Antazida (Medikamente zur Verminderung der Magensäure) finden.

Im Folgenden die pH-Werte einiger gängiger Lösungen:

1 Salzsäure (sehr sauer)

2 Magensaft

3 Bier, alkoholfreie Getränke

4 Tomatensaft

5 Schwarzer Kaffee

6 Urin

7 Wasser, menschliches Blut

8 bis 9 Meerwasser

10 Magnesiamilch

11 Haushaltsbleiche

13 bis 14 Abflussfrei (sehr basisch)

Symptome und Risiken bei Sodbrennen, Reflux und GERD

In diesem Kapitel
▶ Symptome der gastroösophagealen Refluxkrankheit (GERD)
▶ Komplikationen und Folgen von GERD

Ihre Kehle fühlt sich wie zugeschnürt an, Sie haben Husten. Handelt es sich um eine Erkältung – oder sind es Anzeichen von GERD? Ihre Atmung geht pfeifend und von der Nase läuft Schleim in den Rachen hinab. Ist es eine Allergie – oder GERD? Sie spüren einen Schmerz genau in der Mitte Ihres Brustkorbs. Könnte es sich um einen Herzinfarkt handeln – oder ist es GERD?

GERD ist einer der besten Schauspieler von Mutter Natur. Die Symptome ähneln so sehr den Symptomen anderer weit verbreiteter Wehwehchen, dass es unmöglich ist, die Akteure ohne Darstellerliste zu erkennen. Bedeutet das etwa, dass Sie nie wirklich sicher sein werden, dass das, was Sie haben, tatsächlich GERD ist? Nein und nochmals nein. Mit diesem Kapitel können Sie nämlich Ihre Symptome einzeln durchgehen, um dem großen Heuchler die Maske vom Gesicht zu reißen. Und dann, um mit den Worten des großen Sherlock Holmes zu sprechen: »Wenn man das Unmögliche ausgeschlossen hat und das Unwahrscheinliche übrig bleibt, muss das Unwahrscheinliche die Wahrheit sein.« Oder um es anders auszudrücken: »Es läuft wie GERD, es spricht wie GERD, dann erzähl mir nichts vom Pferd: Es ist und bleibt GERD!«

In diesem Kapitel erzähle ich etwas zu den Hauptsymptomen von GERD, Sodbrennen und Reflux, um Ihnen die Suche nach der Ursache Ihrer Schmerzen zu erleichtern. Weiter geht's dann mit möglichen Komplikationen bei ständigem Reflux. Nachdem Sie diesen Teil gelesen haben, werden Sie verstehen, warum es so wichtig ist, Ihre Symptome mit dem Arzt zu besprechen.

Den Symptomen nachgehen

Wie Sie in praktisch jedem Kapitel dieses Buches nachlesen können, ist der Hauptdarsteller im großen Sodbrennen-Reflux-GERD-Drama der untere ösophageale Sphinkter, häufig nur als UÖS bekannt. Der UÖS ist ein Ventil zwischen Speiseröhre und Magen. Beim Schlucken öffnet sich dieses Ventil, um die Nahrung in den Magen hineinzulassen. Anschließend sollte sich dieses Ventil wieder dicht zuziehen, um zu vermeiden, dass *Reflux* – oder saurer Mageninhalt – wieder in die Speiseröhre zurückfließt (diesen Vorgang nennt man ebenfalls *Reflux*).

Ein defekter UÖS kann sich ungewollt öffnen. Der darauf folgende Reflux zieht möglicherweise einen ganzen Katalog an unerfreulichen Folgen nach sich, jede davon ein anerkanntes Symptom von GERD. In den folgenden Abschnitten gehe ich ausführlich auf jedes einzelne Symptom ein. Fangen wir ganz oben an, beim Mund.

Im Mund geht's rund

Wenn saurer Mageninhalt zurück in die Speiseröhre fließt, reagieren die Speicheldrüsen instinktiv mit der Produktion von Speichel, einem natürlichen Antazidum, um die Säure in der Speiseröhre und dem Magen zu neutralisieren. Mögliche Folgen von Reflux in diesem Körperbereich sind:

- ✔ **Schlechter Atem:** Reflux hinterlässt in Ihrem Mund nicht nur einen schlechten Geschmack. Er sorgt auch für einen wirklich unangenehmen Geruch nach hochgewürgtem (*regurgitiertem*) Mageninhalt.

- ✔ **Hypersalivation:** Dieser Begriff beschreibt einen Schwall überschüssigen Speichels und saurer Flüssigkeit, die aus der Speiseröhre in den Mund fließen. Einige Experten vergleichen das Aussehen dieser Flüssigkeit mit geschlagenem Eiweiß, aber der nette Anblick wird durch seinen Geschmack Lügen gestraft: scheußlich und bitter.

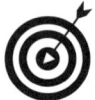

Mit einfachen, rezeptfreien Medikamenten gegen Sodbrennen, wie zum Beispiel den in Kapitel 10 vorgestellten Antazida, können Sie vorübergehend den bitteren Geschmack und üblen Geruch von Reflux bekämpfen. Vielen, die nur ab und an unter Reflux leiden, reicht manchmal schon ein einfaches Pfefferminzbonbon oder Kaugummi, um gegen den unangenehmen Geschmack und Geruch anzugehen.

Wie bei allen Symptomen von Reflux müssen Sie auch hier andere mögliche Ursachen ausschließen. In diesem Fall sollten Sie sicherstellen, dass nicht Zahnprobleme (wie ein Infekt) der Grund für den schlechten Geschmack und den Mundgeruch sind, bevor Sie diese GERD zuschreiben.

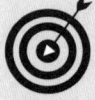

Baby-Blues

Babys und Kleinkinder, die unter den in diesem Kapitel aufgelisteten Symptomen leiden, können Ihnen noch nicht mit Worten mitteilen, was ihnen fehlt. Hier ist Ihre scharfe Beobachtungsgabe gefragt. Achten Sie auf ein Baby, das

- ✔ aufgehört hat, an Gewicht zuzulegen.
- ✔ häufig Schluckauf hat.
- ✔ heiser ist oder ständig hustet.
- ✔ ohne ersichtlichen Grund gereizt ist.
- ✔ sich öfters verschluckt.
- ✔ hungrig zu sein scheint, aber das Essen ablehnt.

Teilen Sie diese Symptome Ihrem Kinderarzt mit. Falls Ihr kleiner Spatz unter GERD leidet, wird der Arzt ihm helfen können. Mehr über die ganz besondere Herausforderung, die Reflux bei Babys und Kindern darstellt, erfahren Sie in Kapitel 18.

Die Atemwege erkunden

Eine kleine Auszeit für eine kurze Anatomiestunde. Wenn Sie schlucken oder einatmen, schlagen Essen und Atemluft zunächst denselben Weg ein. Dann allerdings gabelt sich die Strecke im hinteren Rachen (Pharynx) in

- ✔ die **Speiseröhre (Ösophagus)**, die Nahrung zum Magen transportiert.
- ✔ die **Luftröhre (Trachea)**, die Atemluft zur Lunge transportiert.

So weit klingt das alles gut und schön. Doch der Eingang zur Speiseröhre und der Eingang zur Luftröhre liegen sehr nah beieinander. Ein Bissen vom Essen oder ein Schluck einer Flüssigkeit, eigentlich für die Speiseröhre bestimmt, kann so versehentlich in die Luftröhre rutschen, eine sehr unangenehme Situation, die sehr treffend als »etwas in den falschen Hals bekommen« bezeichnet wird. Und nun stellen Sie sich das Ganze rückwärts vor!

Wenn saure Flüssigkeit aus dem Magen durch den UÖS zurück in die Speiseröhre schwappt, kann sie unter Umständen bis in den Rachen gelangen und so in die Luftröhre geraten. Wenn dieses Missgeschick nur ab und an vorkommt, ist das nicht weiter tragisch. Häufig übertretender Reflux kann jedoch zu den wohlbekannten Warnsignalen von GERD führen:

- ✔ Chronischer Husten
- ✔ Häufiges Räuspern
- ✔ Halsschmerzen

Und das war noch nicht alles. Läuft der Reflux den Rachen hinab in die Kehle, auch bekannt als »Stimmapparat«, führt dies manchmal zu

- ✔ chronischer Kehlkopfentzündung (Laryngitis),
- ✔ Heiserkeit,
- ✔ pfeifenden Atemgeräuschen.

Diese drei Anzeichen von GERD werden meistens durch nächtlichen Reflux verursacht. Warum wirkt die Schlafenszeit so anziehend auf Reflux? Ganz einfach: Wenn Sie relativ flach liegen, liegt Ihr Magen höher als die Speiseröhre (mehr dazu in Kapitel 16). Das erleichtert es dem sauren Mageninhalt, bei einem relativ trägen UÖS in die Speiseröhre und von dort in den Rachen zu gelangen, wo dann der Weg des geringsten Widerstands, nämlich die Luftröhre, gewählt wird.

Deshalb ist eine Möglichkeit, die Gefahr für nächtlichen Reflux zu mindern, eine Änderung Ihrer Schlafposition. Eine weitere Möglichkeit besteht darin, sich nicht mit vollem Magen hinzulegen, da dieser gegen Ihren UÖS drücken könnte. Und gewöhnen Sie sich die mitternächtliche Kühlschrankplünderung ab (mein Rat in Kapitel 6), auch wenn die Beute nur aus Milch und Keksen besteht. Sie können das immer noch auf morgen verschieben.

Die Speiseröhre ist an der Reihe

Die Speiseröhre ist der beliebteste Sammelpunkt von GERD, Schauplatz des klassischen Symptoms: Sodbrennen. Sodbrennen ist ein schneidender Schmerz direkt hinter Ihrem Brustbein, der dann entsteht, wenn der saure Mageninhalt auf das empfindliche Gewebe der Speiseröhre trifft.

Durch Reflux verursachtes Sodbrennen kommt so häufig vor, dass man annehmen könnte, dass jeder mit Reflux-Beschwerden gleichzeitig Sodbrennen hat. Das Gegenteil ist der Fall.

✔ Alle GERD-Patienten leiden unter Reflux.

✔ Nicht jeder mit Reflux-Beschwerden hat Sodbrennen.

✔ Aber alle, bei denen Sodbrennen häufiger als zweimal pro Woche vorkommt, sollten sich auf GERD untersuchen lassen.

Das Brennen von Sodbrennen beschreiben

Sodbrennen ist eine wirklich schmerzhafte Angelegenheit. Der Schmerz liegt in der Mitte der Brust, hinter dem Brustbein, kann aber auch in den Hals und die Schultern ausstrahlen. Es kann vorkommen, dass die Schmerzen so stark sind, dass sie mit einer Herzerkrankung verwechselt werden können, der Angina pectoris oder dem *Myokardinfarkt*, dem medizinischen Fachausdruck für »Herzanfall«.

✔ **Angina pectoris:** Meist ein Schmerz beziehungsweise ein Engegefühl über der Brustmitte, bei dem der Herzmuskel vorübergehend nicht ausreichend mit sauerstoffreichem Blut versorgt wird.

✔ **Herzanfall:** Typisch sind Schmerzen, die in der Mitte der Brust beginnen und in Hals, Schultern und den linken Arm ausstrahlen können, wobei gerade bei Frauen diese Symptome fehlen oder in veränderter Form auftreten können (beispielsweise als Oberbauchschmerzen). Der Schmerz wird durch die Verstopfung einer Arterie verursacht, wodurch kein sauerstoffreiches Blut zum Herzen fließen kann.

Sodbrennen von einer Herzerkrankung unterscheiden

Die Schmerzen bei starkem Sodbrennen können manchmal denen eines Herzanfalls so stark ähneln, dass der Arzt wirklich kompliziertes Gerät auffahren muss, wie zum Beispiel ein EKG (Elektrokardiogramm), um die Herzstromlinien und den Herzrhythmus zu untersuchen. Veränderungen dieser Stromlinien und/oder ein unregelmäßiger Herzrhythmus können auf eine Erkrankung des Herzens hinweisen. Außerdem kann der Arzt das Blut auf Enzyme untersuchen, die auf eine Herzschädigung hinweisen. Möglicherweise führt er ein Belastungs-EKG oder eine Koronarangiographie durch (hierbei wird ein Kontrastmittel in ein Herzgefäß gespritzt und das Herz anschließend geröntgt), bevor er mit Sicherheit sagen kann, dass das Herz nicht das Problem ist.

3 ➤ Symptome und Risiken bei Sodbrennen, Reflux und GERD

Häufiger wertet der Arzt jedoch die Symptome aus, um eine Differenzialdiagnose (Prozess zur Entscheidung, auf welche Erkrankung eine Reihe an Symptomen am ehesten zutrifft) zu erstellen. In Tabelle 3.1 finden Sie einige der Faktoren, die Ärzte heranziehen, um Schmerzen bei Sodbrennen von den Schmerzen einer Herzerkrankung zu unterscheiden.

Erkrankung	Schmerzeigenschaften
Angina pectoris	Häufig durch körperliche Betätigung ausgelöst
	Häufig durch Erholung gelindert
Herzanfall	Heftig und anhaltend, kann nicht durch Hausmittel wie Antazida gelindert werden
	Strahlt in Kiefer und Hals aus
	Strahlt in die Oberarme aus (besonders in den linken Arm)
	Strahlt in den Oberbauch aus (besonders bei Frauen)
	Begleitet von einem Engegefühl in der Brust mit Benommenheit, Übelkeit oder starkem Schwitzen, Kurzatmigkeit oder all diese Symptome auf einmal
Sodbrennen	Üblicherweise nach einer Mahlzeit
	Kann mit der Körperstellung zusammenhängen (zum Beispiel Bücken oder Liegen)
	Schneidend, kann jedoch meistens rasch mit Antazida gelindert werden

Tabelle 3.1: Ist es Sodbrennen? Oder ist es …?

Eine Checkliste Ihrer Symptome

Der Moment der Wahrheit ist da. Sie haben diesen Schmerz hinter Ihrem Brustbein. Schon wieder. Ist es GERD? Nur Ihr Arzt kann Ihnen mit Sicherheit sagen, ob dem so ist. Wenn Sie in der Checkliste (Tabelle 3.2) mehr als einmal »Ja« ankreuzen, sollten Sie das von Ihrem Arzt abklären lassen. Sie haben nichts zu verlieren, außer diesem Brennen in Ihrer Brust.

Anzeichen	Ja	Nein
Ich habe häufig übel schmeckenden Schaum im Mund.	❏	❏
Ich habe häufig schlechten Atem (obwohl ich keine Zahnprobleme habe).	❏	❏
Ich muss mich mehrmals am Tag räuspern.	❏	❏
Ich huste viel.	❏	❏
Ich bin häufig heiser.	❏	❏
Ich habe oft eine Kehlkopfentzündung.	❏	❏
Meine Atmung geht pfeifend (obwohl ich kein Asthma habe).	❏	❏
Ich habe mehr als zweimal pro Woche Sodbrennen.	❏	❏

Tabelle 3.2: Habe ich GERD?

Achtung Herzanfall!

Manchmal ist der Schmerz in der Brust wirklich ein *Herzanfall*. Je länger Herz und Hirn von der Sauerstoffversorgung über das Blut abgeschnitten sind, desto größer die zu erwartenden Schäden. Genauer ausgedrückt: Je schneller ein Herzinfarkt-Opfer ärztlich versorgt wird, desto höher sind seine Chancen, mit den geringst möglichen Schäden zu überleben.

Sobald Sie auch nur den Verdacht haben, dass jemand (vielleicht Sie) einen Herzanfall hat, empfiehlt die American Heart Association (AHA), ein 325-Milligramm-Aspirin zu geben (oder zu nehmen). Aspirin wirkt blutverdünnend; die AHA behauptet, dass die Einnahme bei Einsetzen der Symptome das Sterberisiko um 23 Prozent verringert.

Zunächst einmal sollten Sie nicht in Panik geraten, aber Sie sollten schnell handeln. Rufen Sie die 112 oder die 19222 an. Fahren Sie nicht mit dem eigenen Wagen ins Krankenhaus, sondern rufen Sie unter den genannten Telefonnummern Hilfe und schildern Sie die Symptome und Ihre Verdachtsdiagnose möglichst genau!

Wenn Sie wissen, wie man eine HLW durchführt – die Abkürzung für *Herz-Lungen-Wiederbelebung*, eine Technik, durch die man ein Herzanfallopfer im Falle eines Herzkreislaufstillstandes mit dem lebenswichtigen Sauerstoff versorgen kann –, ist es an der Zeit, Ihre Fähigkeit unter Beweis zu stellen. Wenn nicht, legen Sie dieses Buch sofort zur Seite und melden Sie sich beim Deutschen Roten Kreuz (oder dem Malteser Hilfsdienst, dem Arbeiter-Samariter-Bund oder einer anderen Vereinigung) zu einem Erste-Hilfe-Kurs an oder schauen Sie im Internet unter http://www.herzstiftung.de/herz-lungen-wiederbelebung.html nach. Ich muss es noch mal unterstreichen: Lernen Sie Herz-Lungen-Wiederbelebung und Sie retten vielleicht einmal ein Menschenleben.

Langfristige Folgen

Die wirklich gute Nachricht ist, dass die meisten von Sodbrennen oder Reflux Betroffenen ein normales, glückliches Leben führen können, nachdem GERD folgendermaßen unter Kontrolle gebracht worden ist:

- ✔ Darauf achten, was – und wann – man isst.
- ✔ Die Lebensgewohnheiten ändern und Auslöser von Sodbrennen, wie zum Beispiel Zigaretten, meiden (siehe Kapitel 14).
- ✔ Wirksame Medikamente nehmen.

Die weniger guten Nachrichten sind die, dass einige Leute einfach die Augen vor ihrem Sodbrennen verschließen. Das ist jedoch ein ganz schwerer Fehler, da der stetig weiter in die Speiseröhre strömende saure Mageninhalt eine ganze Kette von Komplikationen auslösen kann, wie die hier genannten:

- ✔ **Entzündung der Speiseröhre** kann führen zu
- ✔ **Speiseröhrengeschwüren und -blutungen** können führen zu

3 ➤ Symptome und Risiken bei Sodbrennen, Reflux und GERD

✔ **Vernarbung der Speiseröhre** kann führen zu

✔ **Verengung der Speiseröhre (Striktur)** oder **Beschädigung des Muskels** kann führen zu

✔ **Schluckbeschwerden** oder zu

✔ **präkanzerösen Veränderungen** (Veränderungen eines Gewebes, die abnormal sind, aber noch nicht bösartig) **der Speiseröhrenschleimhaut** kann führen zu

✔ **Speiseröhrenkrebs.**

Keine schöne Vorstellung. Aber, um zu den guten Nachrichten zurückzukehren: Mit ärztlicher Hilfe können Sie ein Fortschreiten der Krankheit stoppen und Ihre empfindliche Speiseröhrenschleimhaut vor Sodbrennen schützen.

Reizende Geschichten

Erinnern Sie sich noch daran, als sie klein waren? Wie Sie sich das Knie aufgeschürft haben und Ihre Mutter ein Antiseptikum aufgetragen hat? Erinnern Sie sich an das Brennen, die Rötung und überhaupt das ganze Elend? Saurer Reflux hat ganz genau dieselbe Auswirkung auf Ihre Speiseröhrenschleimhaut wie das Pflaster und das Antiseptikum auf Ihre Knie.

Wenn Reflux zuschlägt, rötet und entzündet sich die Speiseröhrenschleimhaut und schmerzt höllisch. Danach kann es durch wiederholte Entzündungen zu einem Abbau der Speiseröhrenschleimhaut kommen, was zu einer Erosion der Speiseröhre führt (Speiseröhrengeschwüre). Wenn die Geschwüre mit weiterem Reflux in Berührung kommen, können Blutungen ausgelöst werden.

Achtung! Speiseröhrenblutungen sind wie eine Monopoly-Karte:»Gehe sofort in die Notaufnahme! Gehe nicht über Los!«

Einige Menschen haben Reflux-Symptome ohne gleichzeitige Anzeichen einer Schleimhautschädigung. Dies wird in der Fachsprache *nichterosive Refluxkrankheit (Nonerosive Esophageal Reflux Disease*, NERD) genannt. NERD-Beschwerden können sich, auch ohne Entzündung der Speiseröhre, wie die Schmerzen von Sodbrennen anfühlen. Dies kann unter Umständen an einer Verletzung der Nerven direkt unter der Oberfläche der Speiseröhrenschleimhaut liegen.

Schluckbeschwerden

In der Zwischenzeit schlägt die verletzte Speiseröhrenschleimhaut zurück und produziert neue Zellen, die Narbengewebe bilden. Wiederholte Narbenbildung führt zu einer Schleimhautverdickung, wodurch es zu einer Speiseröhrenverengung kommt. Diese Verengung kann zur Folge haben, dass die geschluckte Nahrung nur noch schwer in den Magen rutschen kann.

Die durch Reflux geschädigte Muskulatur kann das Schlucken ebenfalls erschweren. Wie in Kapitel 2 ausführlich erklärt wird, ist der Verdauungstrakt im Prinzip ein langes Rohr, das mit Muskeln ausgekleidet ist. Diese Muskulatur zieht sich rhythmisch zusammen, so dass es zu einer Art wellenförmiger Bewegung kommt, die *Peristaltik* genannt wird. Diese sorgt dafür, dass der Speisebrei vom Mund zum After transportiert wird. Geschädigte Muskeln können sich jedoch nicht so wirkungsvoll zusammenziehen. Diese Unterbrechung der peristaltischen Bewegung bewirkt, dass die Nahrung, egal, wo sie sich gerade befindet, einfach stecken bleibt. Geschieht dies in der Speiseröhre, kommt es zu dem Gefühl, am Essen zu ersticken.

Zellveränderungen: Gefahr der Barrett-Speiseröhre

Durch Reflux verletztes Gewebe repariert sich selbst, indem es Zellen produziert, mit denen Narben gebildet werden. Wenn jedoch gesunde Zellen immer und immer wieder verletzt werden, geben sie irgendwann auf und verändern sich zu anderen, nicht für dieses Organ spezifische Zellen. Dies wird *Metaplasie* genannt. *Plattenepithelzellen* (der für die Speiseröhre charakteristische Zelltyp) werden durch *Zylinderepithelzellen* (der für den Magen und Darm charakteristische Zelltyp) ersetzt. Je nachdem, welcher Statistik Sie glauben wollen, kommt es bei 9 bis 15 Prozent der Menschen mit lang andauerndem Reflux zu einer solchen Zellveränderung. Das Ergebnis ist eine Erkrankung namens *Barrett-Ösophagus* (Barrett-Speiseröhre).

Merkwürdigerweise leiden Menschen mit einer Barrett-Speiseröhre kaum noch unter refluxbedingten Schmerzen. Das liegt daran, dass das neue metaplastische Gewebe weniger empfindlich als die normale Schleimhaut ist. Der Haken dabei: Schmerz ist ein Warnsignal des Körpers. Menschen, die keinen Schmerz spüren, tun auch nichts dagegen. Die reflux-bedingte Schädigung der Speiseröhre kann unvermindert voranschreiten, bis die metaplastischen Zellen in ein Vorkrebsstadium übergehen, das *Dysplasie* genannt wird. Mittelgradige und schwere Dysplasien bezeichnet man als Präkanzerosen (Krebsvorstufen).

 Doch völliger Stillstand bedeutet nicht völlige Sicherheit. Prof. Rudolf Arnold von der Philipps-Universität Marburg berichtet in der Fachzeitschrift »Der Internist«, dass sich für Menschen mit einer Barrett-Speiseröhre das Risiko, Speiseröhrenkrebs zu entwickeln, um das Vierzigfache erhöht. So kommen wir zur schlimmsten Folge der unbehandelten gastroösophagealen Refluxkrankheit: Speiseröhrenkrebs, vor dem man wirklich den allergrößten Respekt haben sollte.

 Bevor ich dieses Thema angehe, können Sie weitere Informationen zur Barrett-Speiseröhre auf der folgenden Webseite finden:

http://www.barrett.konsortium.de/klinik/barrett-oesophagus/

Den Tatsachen über Speiseröhrenkrebs ins Auge sehen

Sodbrennen ist alltäglich, Speiseröhrenkrebs nicht. Nach der amerikanischen Krebsgesellschaft (American Cancer Society) erkrankt weniger als 1 Prozent (0,4 bis 0,5 Prozent) der Menschen mit Barrett-Speiseröhre innerhalb eines Jahres an Speiseröhrenkrebs. Das Lebenszeitrisiko hängt davon ab, wie viele Jahre man mit der Erkrankung gelebt hat; die meisten Experten sind jedoch der Meinung, dass das Risiko eines Barrett-Patienten, im Verlauf seines Lebens an Krebs zu erkranken, bei unter 5 Prozent liegt.

Man unterscheidet zwei Arten von Speiseröhrenkrebs: Einer ist eine Komplikation eines langfristigen sauren Reflux (*Adenokarzinom*), der andere hat wahrscheinlich nichts mit Reflux zu tun, aber er hängt mit überhöhtem Alkohol- und Tabakkonsum zusammen (*Plattenepithelkarzinom*). In Deutschland machen die Plattenepithelkarzinome etwa 80 Prozent der Speiseröhrenkarzinome aus, etwa 10 bis 15 Prozent entstehen auf der Grundlage von zylindrischem Barrett-Epithel. Im Gegensatz zum Plattenepithelkarzinom (beispielsweise in Nord-China, Indien und Südafrika häufiger) ist das Adenokarzinom eine Erkrankung der westlichen Welt. Auffällig ist auch, dass das Adenokarzinom der Speiseröhre in den letzten Jahrzehnten an Häufigkeit zunimmt.

Menschen mit erhöhtem Risiko

✔ **Männer:** Jedes Jahr erkranken in Deutschland nach Schätzungen der Deutschen Krebsgesellschaft ca. 8.000 Männer und etwa 3.100 Frauen an Speiseröhrenkrebs (Quelle: www.krebsgesellschaft.de/pat_ka_speiseroehrenkrebs_definition, 108.111.html, 11.10.2013).

✔ **Senioren:** Das Durchschnittsalter liegt bei 66 Jahren bei Männern und 70 Jahren bei Frauen.

✔ **Raucher und Menschen, die regelmäßig Alkohol konsumieren:** Sowohl Alkohol als auch Tabakrauch reizen die Speiseröhre, aber keiner der beiden Faktoren allein ist ein so potenter Risikofaktor wie diese beiden zusammen. Warum? Eine wissenschaftliche Theorie besagt, dass Alkohol krebserregende Stoffe aus dem Zigarettenrauch löst und diese dann in die Schleimhaut der Speiseröhre verfrachtet. Dies tritt wahrscheinlich eher bei Plattenepithelkarzinomen auf, gilt jedoch für beide Krebsarten.

✔ **Menschen, die sehr heiß essen:** Sehr heiße Getränke und Speisen reizen die Speiseröhre. Theoretisch könnte es zu wiederholten Verletzungen der Speiseröhrenschleimhaut kommen, die wiederum zu einer Veränderung der Zellen führen, woraus Plattenepithelkarzinome entstehen können.

Wie das Ganze ausgeht und die Schlussfolgerung

Speiseröhrenkrebs ist kein Spaziergang. Vor zehn Jahren überlebten weniger als 10 Prozent der Deutschen mit dieser Diagnose die folgenden fünf Jahre. Obwohl die Fünf-Jahres-Überlebensrate heutzutage laut Deutschem Ärzteblatt auf über 20 Prozent gestiegen ist und viele Patienten sogar sehr viel länger leben, ist dieser Krebs immer noch sehr tödlich.

Nachdem nun alles gesagt ist, möchte ich ein paar praktische Schlussfolgerungen ziehen. Erstens: Verschließen Sie nicht die Augen vor Ihren Symptomen. Zweitens: Verschließen Sie nicht die Augen vor Ihren Symptomen. Drittens: Verschließen Sie nicht die Augen vor Ihren Symptomen. Es ist einfacher, die Symptome von GERD erfolgreich zu behandeln als die Symptome einer Barrett-Speiseröhre, was immer noch einfacher ist als die Behandlung von Speiseröhrenkrebs. War das deutlich genug? Gut!

Das eigene Reflux-Risiko einschätzen

In diesem Kapitel
- Sich ein Bild über Sodbrennen machen
- Sodbrennen als Familienkrankheit
- Der kleine Unterschied macht's
- Gesundheitsrisiken
- Das Gewicht des Gewichts
- Die eigene Gefährdung bestimmen

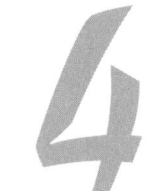

*W*er bekommt Sodbrennen? Sind Sie gefährdet? Dieses Kapitel beantwortet Ihnen offen und ehrlich beide Fragen. Aber Moment, da ist noch mehr: Hier finden Sie eine Liste der verschiedenen Risikofaktoren, es wird erklärt, was gefährlich ist, und Sie finden Tipps, wie Sie einigen Gefahren die Schärfe (und das Brennen) nehmen können. Dazu gibt es noch einen Fragenkatalog, mit dem Sie einschätzen können, ob Sie sich früher oder später vor dem Medikamentenschränkchen mit Säureblockern (Antazida) oder im Behandlungszimmer Ihres Arztes wiederfinden.

Der typische Sodbrennen-Kandidat

Wer ist der typische Kandidat für Sodbrennen? Männer? Frauen? Alte Menschen? Junge Menschen? Städter? Bauern? Gesunde? Kranke? Große Leute, kleine Leute, dünne Leute, übergewichtige Leute? Alle Leute?

Bedingungen klären

Ein einfacher Weg herauszufinden, ob man gefährdet ist, irgendwann einmal an Reflux zu erkranken, besteht darin, seine Risikofaktoren zusammenzuzählen. Dies sind einzelne Merkmale oder Vorfälle, die statistisch mit einer erhöhten Gefahr von – hmmm, allem, hauptsächlich wohl Krankheit und Tod – zusammenhängen. Ein Risikofaktor für Reflux ist beispielsweise eine sehr fettreiche Ernährung. Rauchen ebenfalls. Also, rauchen Sie nicht, essen Sie nicht zu fettig – und schon ist die Gefahr, an Reflux zu erkranken, gebannt, stimmt's? Die letzte, absolut endgültige Antwort auf diese Frage lautet: vielleicht.

 Die Wahrheit ist: Zwischen den Risikofaktoren und dem Risiko selbst besteht nur ein rein statistischer Zusammenhang. Die Forscher, die die Befragung der NHBA durchgeführt haben, haben beispielsweise festgestellt, dass bei Rauchern und »Essern«, die sich fettreich ernähren, Sodbrennen häufiger auftritt. Der Haken dabei ist, dass nicht jeder Raucher oder jeder, der sich sehr fettreich ernährt, tatsächlich an Reflux erkrankt. Anders ausgedrückt sind eine fettreiche Ernährung und Rauchen Risikofaktoren, die die Wahrscheinlichkeit erhöhen, an Reflux zu erkranken, aber kein Garant dafür.

Eine Einstufung der Risikofaktoren für Reflux

Die Risikofaktoren für Sodbrennen und Reflux passen in der Regel nahtlos in eine der folgenden drei Hauptkategorien.

✔ **Unveränderliche Risikofaktoren:** Reflux scheint erblich zu sein, und gegen die Auswirkungen der damit verbundenen Risikofaktoren können Sie rein gar nichts tun.

✔ **Risikofaktoren, deren Auswirkungen Sie vermindern, aber nicht beseitigen können:** In Ihrer Krankengeschichte finden sich womöglich Risikofaktoren (wie zum Beispiel Diabetes), deren Gefahrenpotenzial Sie durch gute ärztliche Beratung und Behandlung zwar verringern, aber nicht völlig beseitigen können.

✔ **Risikofaktoren, die Sie beseitigen können:** Hierzu zählen vor allem Ihre Lebensgewohnheiten. Diese haben Sie selbst in der Hand: Sie können Ihre Ernährung umstellen, mehr (oder weniger) aktiv sein, die Zigaretten in die Mülltonne werfen und so weiter.

Was? Sie rauchen immer noch? Sie haben Kapitel 14 noch nicht gelesen? Worauf warten Sie noch?

In Tabelle 4.1 finden Sie eine Einteilung der Risikofaktoren für Sodbrennen in die drei Hauptkategorien. Wenn Sie dieses Kapitel zu Ende gelesen haben, werden Sie Ihre Risikofaktoren erheblich verringern können.

Risikofaktoren, auf die Sie keinen Einfluss haben
Geschlecht
Gewicht (Figur/Größe)
Familiengeschichte
Risikofaktoren, die Sie verringern können
Bestimmte Krankheiten und Beschwerden
Nahrungsmittelallergien/-unverträglichkeiten
Bestimmte notwendige Medikamente
Risikofaktoren, die Sie beseitigen können
Gewebereizende Speisen und Getränke
Essenszeiten/Größe der Mahlzeiten
(Über-)Gewicht
Lebensgewohnheiten (Sport, Rauchen, Lebensbedingungen, emotionaler Stress)

Tabelle 4.1: Risikofaktoren für Reflux

Sie haben richtig gesehen, das Körpergewicht wird in zwei Kategorien gleichzeitig aufgeführt. Warum dem so ist? Sie haben Körpergröße und Figur zwar hauptsächlich Ihren Genen zu verdanken, was Sie essen kann jedoch offenkundig auch dazu beitragen, dass Sie *zu viel* auf die Waage bringen. Das heißt also, dass das Gewicht wirklich in die Waagschale fällt, in zwei Waagschalen gleichzeitig!

Die Familie nicht außen vor lassen

Hat Ihre Mutter Sodbrennen? Ist Ihr Vater ein Refluxer? Greifen sechs Ihrer Cousins und Ihre Großtante Roswitha nach dem Essen zu den Säureblockern? Wenn Sie in einen Sodbrennen-Klan hineingeboren worden sind, ist Ihr Risiko, diese Beschwerden auch zu bekommen, wahrscheinlich höher als normal. Sie Glückliche(r), wenn keiner Ihrer Verwandten an Reflux leidet. Ihre Familienbande – ebenso wie Ihr Geschlecht (siehe nächster Abschnitt) – sind Risikofaktoren, auf die Sie keinen Einfluss nehmen können. Die Gründe dafür liegen auf der Hand. Die Gene haben Einfluss auf:

- ✔ **Den Körpertyp:** Menschliche Wesen haben manchmal Ähnlichkeit mit Obst. Apfel-Typen sind rund um die Mitte herum rund. Birnen-Typen sind unten herum breiter. Zu einer Apfeltyp-Familie zu gehören (und selbst einen apfelförmigen Körper zu haben) ist ein Risikofaktor für Sodbrennen.

- ✔ **Die Struktur Ihrer Körperteile:** Der untere ösophageale Sphinkter (UÖS) ist eine Falltür zwischen der Speiseröhre und dem Magen. Normalerweise schließt sich der UÖS nach dem Schlucken wieder fest. Ein schlaffer UÖS kann sich auch ungewollt öffnen und so sauren Mageninhalt wieder zurück in die Speiseröhre fließen lassen. Das Ergebnis des Ganzen? Sodbrennen. Hier ist es wieder nicht erstaunlich, dass ein schlabberiger UÖS in Familien gehäuft auftreten kann. Damit wären wir schon bei zwei Risikopunkten.

- ✔ **Ihr Risiko für bestimmte chronische Erkrankungen:** Im gesamten Abschnitt »Gesundheitsrisiken« weiter hinten in diesem Kapitel werden Erkrankungen aufgeführt, die Ihr Reflux-Risiko erhöhen können. Für den Moment reicht es, wenn Sie im Hinterkopf behalten, dass einige dieser Erkrankungen, wie Asthma und Diabetes, ebenfalls dazu neigen, in Familien gehäuft aufzutreten. Das macht dann schon drei Punkte.

Bedeuten drei Punkte, dass Sie das Sodbrennenspiel bereits verloren haben? Um einen Ausdruck anzubringen, den Sie oft in Medizinbüchern und Gesundheitsratgebern finden: *nicht unbedingt*.

Ihre Familiengeschichte kann ein Risikofaktor sein, aber Sie müssen nicht einfach nur dasitzen und tatenlos dabei zusehen, wie Reflux auf Sie zustürmt. Jetzt, da Sie vorgewarnt sind – denken Sie an Papa, Mama, die Cousins, Großtante Roswitha –, können Sie sofort zum Arzt gehen, wenn sich die gleichen Symptome bei Ihnen bemerkbar machen. Also, worauf warten Sie noch?

Große Stadt, großes Brennen? Nicht unbedingt

Bei einer Studie der National Heartburn Alliance wurden über 5.000 Amerikaner befragt, um herauszufinden, in welcher Großstadt, Kleinstadt oder welchem Dorf Sodbrennen/Reflux am häufigsten vorkommt. Erstaunlicherweise sind diese Beschwerden nicht hauptsächlich in den hektischen Großstädten zu finden, es sieht ganz so aus, als seien die Kleinstädte die perfekten Brutstätten für Sodbrennen und Reflux.

Bis jetzt kann noch kein Mensch sagen, warum das so ist. Eine Möglichkeit wäre, dass der typische Großstädter bereits so gestresst ist, dass Sodbrennen als kleineres Übel abgetan wird, während sich der Kleinstädter furchtbar darüber aufregt, wenn ein Unding wie Sodbrennen sein sonst so heiteres und gemächliches Kleinstadtleben durcheinander bringt.

Sind Frauen benachteiligt?

Das Risiko, an Sodbrennen zu erkranken, ist für Frauen größer als für Männer. Warum das so ist? Schuld sind wieder einmal die Hormone. Tatsache ist, dass die Hormone während zweier bestimmter Lebensphasen den größten Einfluss auf das Leben einer Frau haben: während der Schwangerschaft und nach den Wechseljahren.

Ärger zu erwarten

Während der Schwangerschaft werden zusätzliche Mengen der zwei weiblichen Geschlechtshormone *Östrogen* und *Progesteron* ausgeschüttet. Beides sind natürliche Muskelrelaxantien (lockern die Muskeln) und ermöglichen es den Gebärmuttermuskeln, sich stärker zu dehnen, um dem ungeborenen Kind Platz zu schaffen. Das Problem hierbei ist, dass diese Hormone auf folgende Muskeln ebenfalls lockernd wirken:

✔ Die Muskelschicht rund um die Speiseröhre, so dass die Nahrung nicht mehr so wirksam in den Magen transportiert werden kann

✔ Den Schließmuskel UÖS, der nicht mehr so dicht schließt wie zuvor

✔ Die aus Muskeln bestehenden Magenwände, die die Nahrung nicht mehr so effizient in den Dünndarm schieben

Und das Ergebnis des Ganzen? Die Nahrung rutscht jetzt langsamer die Speiseröhre hinunter, der UÖS schlabbert und der volle Magen drückt gegen den UÖS. Anders ausgedrückt, die perfekte Voraussetzung für Sodbrennen. (Mehr über schwangerschaftsbedingte Reflux-Risiken finden Sie in Kapitel 17.)

Eine risikolose Überraschung

Nachdem Sie jetzt wissen, dass Ihre Familiengeschichte, Ihr Geschlecht sowie Ihre Körpergröße und Figur Risikofaktoren für Reflux sein können, könnten Sie zu dem Schluss kommen, dass das Alter dabei auch eine Rolle spielt. Die Antwort darauf lautet: Jein! Obwohl Sodbrennen bei älteren Menschen häufiger auftritt als bei jungen Menschen, kann Reflux vom zarten Kindesalter an (siehe Kapitel 18) bis ins hohe Alter hinein (siehe Kapitel 19) zuschlagen. Anders ausgedrückt: Alter kann ein Risikofaktor sein. Oder auch nicht. Was kann man dazu noch sagen? Das ganze Leben ist ein Spiel.

Zusammenhang zwischen Östrogen und Sodbrennen

Im Jahr 2002 gaben Wissenschaftler des Karolinska Instituts in Stockholm die Ergebnisse zweier Befragungen heraus, die das Institut mit über 60.000 Norwegern durchgeführt hatte. Dabei kamen Unmengen an Daten darüber zusammen, wer Reflux bekommt und warum.

Die Schweden fanden heraus, dass Sodbrennen vor den Wechseljahren wesentlich häufiger auftritt als danach, es sei denn, *eine reifere Frau nimmt Hormonpräparate ein*. Die norwegischen Daten der Schweden besagen:

✔ Frauen, die sich einer Hormonersatztherapie (HET, Östrogen und Gestagen) unterziehen, haben gegenüber Frauen, die keine zusätzlichen Hormone nehmen, ein leicht erhöhtes Risiko, an Reflux zu erkranken.

✔ Nimmt eine Frau nur Östrogen ein, verdoppelt sich das Risiko.

✔ Nimmt eine Frau nur Östrogen ein und ist sie zusätzlich fettleibig (Body Mass Index über 35; Kapitel 13 enthält weitere Informationen zum BMI), hat sie ein 33-mal höheres Reflux-Risiko als normalgewichtige Frauen, die keine Hormone einnehmen (mehr zum Körpergewicht als unabhängigen Risikofaktor finden Sie im Abschnitt »Die Gewichtung des Gewichts bei Reflux« weiter hinten in diesem Kapitel).

Die Erklärung hierfür? Sowohl die Hormone als auch Übergewicht lockern den UÖS.

Gesundheitsrisiken

Wie ich in Kapitel 2 erklärt habe, kommt es zu Reflux, wenn der UÖS, die Falltür zwischen Speiseröhre und Magen, sich ungewollt öffnet und saurer Mageninhalt in die Speiseröhre zurückfließen kann. Darüber hinaus können mehrere verbreitete Erkrankungen den UÖS schwächen und das Risiko für Reflux erhöhen. Wenn Sie an einer der unten aufgezählten Erkrankungen leiden, tut es mir Leid, sagen zu müssen, dass Sie eher gefährdet sind, Reflux zu bekommen.

Asthma und andere Atemwegserkrankungen

Bei häufigem Husten und angestrengtem Ausatmen, typisch für Asthmatiker, drücken die Magen- und Bauchmuskeln gegen den UÖS.

Jahreszeitlich auftretende Allergien oder eine einfache (Entschuldigung, elendige) Erkältung beziehungsweise Husten können dieselben Symptome auslösen und zu einer vorübergehenden Runde reflux-bedingten Sodbrennens führen.

Diabetes

Wahrscheinlich wussten Sie noch nicht, dass bei Diabetes die Nahrung langsamer vom Magen in Richtung Dünndarm rutscht. Warum das so wichtig ist? Je länger die Nahrung in Ihrem Magen herumlungert, desto größer ist die Wahrscheinlichkeit, dass Ihr voller Magen gegen den UÖS presst, ihn auf diese Weise aufdrückt und so die Reflux-Gefahr erhöht.

Falls Sie häufig Sodbrennen haben, kann Ihnen eine Umstellung auf kleinere Mahlzeiten helfen, das Reflux-Risiko zu senken – unabhängig davon, ob Sie Diabetes haben. (In Kapitel 6 finden Sie mehr zur Ernährungsberatung.)

Zwerchfellbruch (Hiatushernie)

Das *Zwerchfell* ist ein flächiger Muskel, der Brust- und Bauchhöhle (in der Magen und Darm zuhause sind) voneinander trennt. Die Stelle, an der die Speiseröhre durch das Zwerchfell tritt, wird *Hiatus* genannt. Manchmal kann Folgendes zusätzlichen Druck auf das Zwerchfell ausüben, wodurch es sich von der Speiseröhre zurückzieht:

✔ Husten

✔ Plötzliche körperliche Anstrengung

✔ Erbrechen

✔ Fettleibigkeit

✔ Schwangerschaft

Das Ergebnis ist ein Zwerchfellbruch (siehe Abbildung 4.1).

Kleine Zwerchfellbrüche sind, gerade bei älteren Menschen, nichts Ungewöhnliches. Interessant daran ist, dass die meisten Menschen mit einem Zwerchfellbruch dies nie erfahren. Anders ist das, wenn der Teil des Magens, der sich durch den Zwerchfellspalt quetscht, den UÖS aufdrückt, wodurch dann der saure Mageninhalt in die Speiseröhre zurückfließen kann. Doch selbst dann muss der Arzt diesen Zwerchfellbruch nicht unbedingt behandeln, da

✔ Antirefluxmedikamente Ihr Sodbrennen lindern können

✔ die einzige Behandlungsalternative ein chirurgischer Eingriff ist.

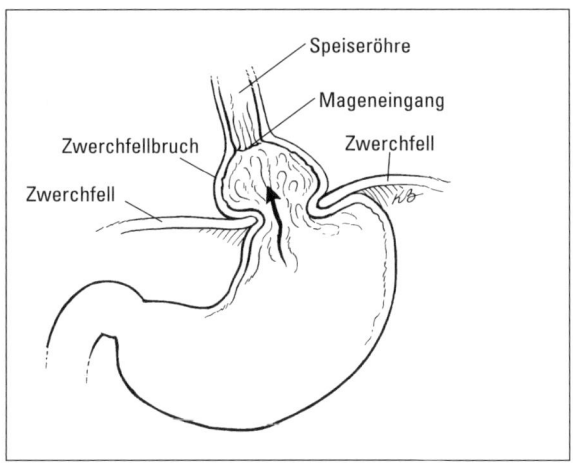

Abbildung 4.1: Ein Zwerchfellbruch

Sklerodermie

Die wörtliche Übersetzung für *Sklerodermie* – abgeleitet von den griechischen Worten *scleros-* (hart) und *derma* (Haut) – ist *Hautverhärtung*. Bei Sklerodermie-Patienten macht die Haut einen verhärteten Eindruck. Dies liegt an einer Überproduktion von *Kollagen*, einem Bestandteil des Bindegewebes, das unter der Haut liegt, und diese spannt und strafft.

Sklerodermie kann auch zu einer Verdickung des Muskelgewebes führen, wie zum Beispiel der Muskeln des Verdauungssystems, so dass der Transport der Nahrung von der Speiseröhre in den Magen und den Darm erschwert wird. Dies erhöht ebenfalls das Reflux-Risiko.

 Sklerodermie ist eine *Autoimmunerkrankung*, eine Krankheit, bei der körpereigenes Gewebe angegriffen wird, in diesem Fall das Bindegewebe. Bei anderen Autoimmunerkrankungen, wie Lupus erythematodes (auch bekannt als Lupus oder LE), oder Gelenkrheumatismus, kann die Speiseröhrenmuskulatur ebenfalls in Mitleidenschaft gezogen werden, jedoch selten so stark wie bei Sklerodermie.

Zollinger-Ellison-Syndrom

Zu dieser seltenen Erkrankung führt ein kleiner Tumor. Dieser produziert ein Hormon (Gastrin), das den Körper dazu anregt, zu viel Säure herzustellen. Wenn Sie Ihren Reflux kaum in den Griff bekommen oder dieser mit Magengeschwüren und sogar mit Durchfall einhergeht, wird Ihr Arzt wahrscheinlich Ihren Gastrinspiegel testen. Fällt dieser sehr hoch aus, wird Ihr Arzt wahrscheinlich weitere Untersuchungen anordnen, um das Zollinger-Ellison-Syndrom auszuschließen.

Die Gewichtung des Gewichts bei Reflux

Viele Jahre wissenschaftlicher Studien und Erhebungen zeigen, dass Übergewicht eine erhöhte *Morbidität* (der wissenschaftliche Begriff für Krankheitswahrscheinlichkeit) und *Mortalität* (der wissenschaftliche Begriff für Sie-wissen-schon-was) einhergeht. Sie wissen nicht was? Gut, dann buchstabiere ich es eben: T-O-D.

In Tabelle 4.2 finden Sie einige der durch starkes Übergewicht verursachten Probleme. Sie vermissen Reflux auf der Liste? Keine Sorge, in diesem Abschnitt wird der Begriff Fettleibigkeit und die Auswirkung auf das Reflux-Risiko noch ganz genau erklärt.

Erkrankung	Zusammenhang mit dem Körpergewicht
Gallensteine	Übergewicht und/oder rascher Gewichtsverlust führt zur Bildung von Gallensteinen
Gicht*	Das Blut fettleibiger Menschen weist oft eine erhöhte *Harnsäure*-Konzentration auf, ein schädliches Nebenprodukt der Eiweißverdauung, das mit den Gichtanfällen zusammenhängt
Inkontinenz	Überhöhtes Gewicht schwächt die Beckenbodenmuskulatur, wodurch es zu Blasenschwäche kommen kann
Osteoarthritis	Überhöhtes Gewicht belastet die Gelenke
Schlafapnoe	Überhöhtes Gewicht schwächt die Muskulatur des Nasen-Rachen-Raumes, die die Luftröhre offen hält. Dadurch kommt es zu sekundenlangem Atemstillstand – und anschließendem Erwachen – manchmal hundertmal pro Nacht.

Eine Form von Arthritis, von der hauptsächlich (neun zu eins) Männer betroffen sind.

Tabelle 4.2: Gewichtsbedingte Gesundheitsbeschwerden

Extrakilos zählen

Eine Methode, sein Gewicht einzuschätzen, ist der Body Mass Index (BMI). Der BMI ist eine geschlechtsunabhängige Einheit und gibt das Verhältnis zwischen Körpergewicht und Körpergröße an. Anhand des BMI können Sie Ihr Risiko abschätzen, an Krankheiten, die durch Übergewicht gefördert werden (Diabetes, Bluthochdruck, Herzkrankheiten, Schlaganfall, Gallenblasenerkrankungen), zu erkranken. Je höher dieser Wert ist, desto höher auch die Gefährdung.

Kommen wir zum Wesentlichen – so rechnen Sie Ihren BMI aus:

✔ Teilen Sie Ihr Körpergewicht (kg) durch Ihre Größe (m) im Quadrat.

Kapitel 13 enthält Unmengen an Beispielen und zusätzlichen Infos zu BMI und Gewichtskontrolle. Die WHO (Weltgesundheitsorganisation, 2000) gibt folgende Kategorien zum Body Mass Index (oder auch Körpermassenzahl) bei einem 20-jährigen Erwachsenen an:

✔ BMI unter 18,5 = Untergewicht

✔ BMI von 18,5 bis 24,9 = Normalgewicht

✔ BMI von 25 bis 29,9 = Übergewicht

- ✔ BMI ab 30 = adipös (fettsüchtig)
- ✔ BMI über 40 = extrem adipös

Der Zusammenhang zwischen Körpergewicht und Reflux

Das Problem ist Ihre Problemzone, besonders wenn Sie ein Apfel-Typ sind, dessen Problemzone um die Körpermitte herum liegt.

Wenn Sie zu viele Kilos um Ihre Mitte herum ansammeln, erhöht sich Ihr Sodbrennen-Risiko theoretisch, da

- ✔ das Bauchfett gegen den Magen drückt.
- ✔ Ihr Magen dann gegen den UÖS drückt.
- ✔ der UÖS sich öffnet und saurer Magenbrei in Ihre Speiseröhre fließen kann.

Die *Karolinska*-Studie, die Östrogen beziehungsweise die Hormonersatztherapie in Zusammenhang mit einem erhöhten Reflux-Risiko stellt (siehe den Abschnitt »Zusammenhang zwischen Östrogen und Sodbrennen« weiter vorn in diesem Kapitel), besagt, dass dies ebenfalls für einen hohen BMI gilt.

- ✔ Bei dieser Studie lag der durchschnittliche BMI von Reflux-Betroffenen bei 28,1.
- ✔ Männer mit einem BMI über 34 hatten ein 3,3fach höheres Risiko, an Reflux zu erkranken, als normalgewichtige Männer (BMI zwischen 18,5 und 24,9).
- ✔ Frauen mit einem BMI über 34 hatten ein 6,3fach höheres Risiko, an Reflux zu erkranken, als normalgewichtige Frauen (der BMI ist nicht geschlechtsspezifisch, daher liegt er bei Frauen ebenfalls zwischen 18,5 und 24,9).

Die *Karolinska*-Studie verdeutlicht also, dass eine Gewichtsabnahme maßgeblich Ihren Reflux in Schach halten kann, stimmt's? Ach, wenn dem doch nur so wäre ...

Widersprüchliche Beweise

Trotz eines augenscheinlich logischen Zusammenhangs zwischen Fettleibigkeit und Reflux, steht die ärgerliche Tatsache im Raum, dass einigen Studien zufolge viele Leute mit Sodbrennen auch nach einer Gewichtsabnahme weiterhin Sodbrennen haben. Manchmal sogar nach einer erheblichen Gewichtsabnahme.

Doch auch wenn Sie durch fleißiges Abnehmen Ihr Sodbrennen nicht vertreiben können, achten Sie unbedingt auf Ihr Gewicht! Sie werden sich viel wohler fühlen und nebenbei die Gefahr, an Herzkrankheit, Bluthochdruck und Diabetes zu erkranken, erheblich verringern.

Problemesser aufzeigen

Stopp! Bevor Sie hier weiterlesen, legen Sie dieses Buch erst einmal weg und holen sich einen Stift und einen Block. Kleben Sie eins dieser bunten Papierchen auf diese Seite, eine Büroklammer, vorzugsweise eine von diesen hübschen pastellfarbenen, tut's auch.

In diesem Abschnitt müssen Sie zu verschiedenen Kapiteln vor- und zurückblättern, was mit einem Finger zwischen den Seiten doch etwas umständlich werden könnte. Sie können den Block und den Stift dazu benutzen, die Seiten zu notieren, die Sie nachlesen müssen, und dies dann anschließend tun. Oder Sie können die Klebedinger hierhin, dorthin, überallhin kleben, um später nachzuschlagen. Oder Sie können die Büroklammern ... ach, ich sehe schon, Sie haben das Prinzip verstanden.

Um sich besser zu fühlen, können Menschen, deren Lebensstil Sodbrennen verursacht, ihre Gewohnheiten ändern. Hierfür braucht's nichts aus dem Laden für Bürobedarf – nur ein bisschen gesunden Menschenverstand und eine gute Dosis Willenskraft.

Fatalistische Esser

Diese Leute essen wirklich alles, was ihnen auf den Teller kommt, obwohl sie wissen, dass einige Speisen und Getränke, wie Alkohol, Kaffee, Tee, kohlensäurehaltige Getränke und Scharfes (denken Sie an Pfeffer und Chili), ihnen später Ärger machen werden. Sie glauben, dass sie von allem Sodbrennen bekommen, also warum dann etwas auslassen, was so gut schmeckt?

Ganz falsch!

✔ Einige Speisen verursachen bei manchen Leuten manchmal Sodbrennen.

✔ Einige Speisen verursachen bei manchen Leuten immer Sodbrennen.

✔ Aber keine Speise verursacht bei allen Leuten immer Sodbrennen.

Anders ausgedrückt: Ein cleverer Mensch wie Sie kann die schlimmsten Tunichtgute von ihrem Speiseplan streichen. Blättern Sie einfach mal zu Kapitel 6 vor. Dort finden Sie einige nette Tabellen, die praktisch jedes Nahrungsmittel enthalten, das Sie jemals probieren werden, mit dem dazugehörigen Sodbrennen-Potenzial. Dazu gibt es noch einige Vorschläge, wie Sie ein Sodbrennen-Tagebuch führen können, um herauszufinden, welche Nahrungsmittel Sie besser meiden sollten.

Schnelle Esser

Niemand weiß, wie viele Sekunden genau Obelix braucht, um sein Wildschwein zu verspachteln, allerdings ist allseits bekannt, dass er dies in einem Höllentempo tut. Und garantiert jede Menge Luft dabei schluckt.

Luft zu schlucken tut Ihnen nicht unbedingt gut. Die Luft treibt sich im Magen um den UÖS herum und wartet darauf, endlich rausgelassen zu werden. Wenn Sie aufstoßen, öffnet sich der UÖS, und ... raten Sie mal! Genau, Reflux!

Gute Esser

Jungen im Teenageralter verputzen manchmal unglaubliche Mengen an Essen, ohne dadurch irgendwelche Probleme zu bekommen. Das gilt aber leider nicht für jeden. Große Mahlzeiten dehnen den Magen, der auf den UÖS drückt und so Reflux verursacht. Dazu kommt noch, dass schwere Mahlzeiten Sie auch schwerer machen, ein weiterer Risikofaktor für Reflux. Versuchen Sie es einfach mal mit kleineren Mahlzeiten. Wenn Sie sich dann besser fühlen, wissen Sie warum.

Immeresser

Wie auch in Kapitel 13 beschrieben, ist das Essen vor dem Sport ein Erfolgsrezept für Reflux. Dasselbe gilt fürs Essen vor dem Schlafengehen (siehe Kapitel 14). Also lassen Sie's einfach.

Das eigene Reflux-Risiko abschätzen

Nun ist der Zeitpunkt gekommen, um Ihr eigenes ganz persönliches Reflux-Risiko abzuschätzen. Warum *abschätzen* und nicht *genau bestimmen*? Weil das Beste am Menschsein ist, dass Sie auf dieser großen, weiten Welt absolut einzigartig sind.

Wenn es um Risikofaktoren für Sodbrennen (und allem anderen auch) geht, kann Ihr Körper, ohne Rücksicht auf Statistiken und Studien, einfach anderer Ansicht sein. Beispielsweise ist Kaffee, besonders das starke, aromatische, dunkel geröstete Gebräu namens Espresso, ein allseits bekannter Auslöser für Sodbrennen. Sie könnten jedoch die einzige Person unter Tausenden, vielleicht sogar Millionen, sein, der Kaffee (einschließlich Espresso) absolut nichts anhaben kann.

Und dies führt mich zu den Fragen in Tabelle 4.3. Schauen Sie sich jede Frage an und antworten Sie entweder mit »Ja« oder mit »Nein«. Wenn Sie bereits unter Sodbrennen leiden, sind viele »Jas« ein dezenter Hinweis darauf, dass Sie langsam mal etwas ändern sollten. Wenn Sie einige Fragen mit »Ja« beantworten, aber noch kein Sodbrennen haben, wissen Sie nun, worauf Sie achten müssen. Folgen Sie dem Fingerzeig und führen Sie ein nettes kleines Gespräch mit Ihrem Arzt, um Ihre Gefährdung so gering wie möglich zu halten. Sie haben gar keine Frage mit »Ja« beantwortet? Irgendetwas müssen Sie richtig gemacht haben – Sie haben sich sogar die richtigen Eltern ausgesucht!

	Ja	Nein
Viele meiner Verwandten haben Reflux.	❏	❏
Ich bin eine Frau.	❏	❏
Ich bin schwanger.	❏	❏
Ich habe die Wechseljahre hinter mir.	❏	❏
Ich nehme Östrogen.	❏	❏
Ich habe eine apfel-ähnliche Figur.	❏	❏
Mein BMI ist höher als 29.	❏	❏
Ich habe Asthma.	❏	❏
Ich habe Allergien, deshalb muss ich häufig husten.	❏	❏
Ich habe Diabetes.	❏	❏
Ich habe einen Zwerchfellbruch.	❏	❏
Ich habe Antibiotika gegen ein Geschwür genommen.	❏	❏
Ich rauche.	❏	❏
Ich esse drei große Mahlzeiten am Tag.	❏	❏
Ich esse sehr schnell.	❏	❏

Tabelle 4.3: Das Reflux-Risiko ausrechnen

Teil II

Schmerzen durch Ernährungsumstellung lindern

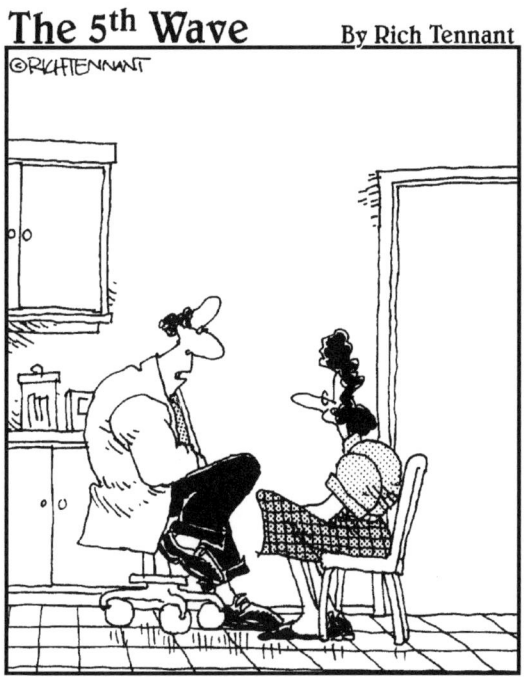

»Das Brennen in Ihrer Brust scheint mir ein Hinweis auf Reflux zu sein. Die Tatsache, dass dieses Symptom nur dann bei Ihnen auftritt, wenn der Gärtner gerade die Hecke schneidet, wirft allerdings ein paar Fragen auf.«

In diesem Teil ...

Wenn die Nahrung der Auslöser für Sodbrennen ist, sollten Sie mit fachlicher Unterstützung einen Ernährungsplan zusammenstellen, der gewährleistet, dass Sie mit allen wichtigen Nährstoffen versorgt sind. In diesem Teil erfahren Sie alles über diese wichtigen Nährstoffe. Außerdem stelle ich Ihnen ein leckeres, nahrhaftes und schmerzfreies Menü zusammen und versorge Sie mit allerlei Wissenswertem über pflanzliche Arzneien und Hausmittelchen – die guten und die schlechten.

Ihren Nahrungsbedarf kennen lernen

In diesem Kapitel
▶ Wie viel zu einer gesunden Ernährung gehört
▶ Eine Liste der lebensnotwendigen Nährstoffe
▶ Der Bedarf an Vitaminen und Mineralstoffen
▶ Wer welche Nährstoffe benötigt

*E*s kann vorkommen, dass Reflux-Patienten Nahrungsmittel meiden müssen, die eigentlich als Superstars unter den gesunden Nahrungsmitteln gelten. Ein gutes Beispiel dafür ist Orangensaft – eine tolle Vitamin-C-Quelle. Doch leider bekommen einige Refluxer durch Orangensaft Beschwerden, was bedeutet, dass sie sich andere Vitamin-C-Quellen suchen müssen. Da fallen einem schnell Erdbeeren ein – doch nur so lange, wie Erdbeeren keinen Reflux auslösen. Dasselbe Problem haben Leute, die von Kohl Blähungen bekommen (und so auf Folsäure verzichten müssen, gut fürs Herz) oder von Milch (Kalzium für die Knochen) oder … na ja, eine ganze Menge toller Nahrungsmittel.

Die Liste scheint endlos, doch das Prinzip ist klar: Sich einen reflux-tauglichen Speiseplan zusammenzuschustern erleichtert die Versorgung mit sämtlichen wichtigen Nährstoffen nicht gerade. Doch bevor Sie anfangen, sich darüber Gedanken zu machen, *wie* Sie an diese Nährstoffe herankommen, sollten Sie erst mal wissen, *welche* Nährstoffe Sie überhaupt brauchen. In diesem Kapitel, das sich ein wenig zieeeht, aber sehr wichtig ist, finden Sie eine Liste der Nährstoffe, die unentbehrlich für eine gesunde Ernährung sind.

Nachdem Sie sich diese Infos einverleibt haben, können Sie mit Kapitel 6 weitermachen, in dem sämtliche Vor- und Nachteile spezieller Gerichte für Reflux-Patienten diskutiert werden. Diese beiden Kapitel zusammen werden Ihnen helfen, gesunde Mahlzeiten zuzubereiten, über die sich auch Ihr Verdauungstrakt freuen wird.

Gesunde Ernährung in Zahlen

Bei einer gesunden Ernährungsweise sind Sie mit sämtlichen Nährstoffen, die Ihr Körper benötigt, versorgt. Die Frage ist nur, wie viel ist genug? Die Leute, die die Aufgabe haben, darauf eine Antwort zu finden, sind die Experten des amerikanischen Food and Nutrition Board der National Academy of Medicine, einer Abteilung der National Academy of Sciences. Dieses ausgewählte Grüppchen von Ernährungsgurus entscheidet alle paar Jahre aufs Neue, wer im Rahmen einer ausgewogenen Ernährung wie viel von welchem Nährstoff benötigt.

1995 wurde der Begriff der Ernährungsreferenzaufnahme (dietary reference intake, DRI) eingeführt, ein Oberbegriff für vier verschiedene Maße für Vitamine, Mineralstoffe und anderes gutes Zeugs.

- ✔ **Geschätzter durchschnittlicher Bedarf (EAR, estimated average requirement):** Dieser Wert bezeichnet die durchschnittliche Menge eines Nährstoffes, bei dessen täglicher Aufnahme der Bedarf von der Hälfte der gesunden Bevölkerung vergleichbaren Alters und Geschlechts sowie ähnlicher Lebenssituationen, zum Beispiel Schwangerschaft, gedeckt wird. Anhand des EAR können Ernährungsprofis abschätzen, ob im Rahmen der normalen Ernährung einer ganzen Population, zum Beispiel den Deutschen, die lebensnotwendigen Nährstoffe (wie zum Beispiel Vitamin A) in ausreichender Menge zugeführt werden.

- ✔ **Empfohlene tägliche Aufnahme (RDA, recommended dietary allowance):** Dieses Maß wurde bereits 1941 eingeführt. Es bezeichnet die empfohlene durchschnittliche tägliche Aufnahmemenge eines Nährstoffes, die ausreicht, um einer Mangelerscheinung vorzubeugen (diese aber nicht heilt).

Das Schöne an der RDA ist, dass man deren Forderungen bereits dann erfüllt, wenn man den Nährstoffverzehr über mehrere Tage hinweg mittelt. So beträgt die RDA für Vitamin C bei Frauen 75 Milligramm. 225 Gramm frischer Orangensaft enthält 124 Milligramm Vitamin C. Wenn Sie am Montag ein Glas trinken, den Dienstag auslassen, am Mittwoch ein zweites Glas trinken, kommen Sie immer noch Ihrer RDA für Montag, Dienstag *und* Mittwoch nach (124 mg Vitamin C x 2 Tage = 248 mg / 75 mg [die RDA] = 3,3 Tage.)

- ✔ **Adäquate Aufnahme (AI, adequate intake):** Der AI ist eine Empfehlung für Nährstoffe, die als wichtig für die Gesundheit erachtet werden, denen aber noch keine RDA zugewiesen worden ist. Die Nährstoffe, die zurzeit in diese Kategorie fallen, sind die Vitamine Biotin und Panthothensäure sowie die Mineralstoffe Chrom, Kupfer, Fluorid, Mangan und Molybdän. Sie werden sich freuen zu hören, dass neue wissenschaftliche Erkenntnisse einen AI zu den RDA befördern können. Cholin hat 2001 zum Beispiel seine RDA bekommen.

- ✔ **Verträgliche obere Aufnahmegrenze (UL, tolerable upper intake level):** Dieses Maß steht für die höchste tägliche Aufnahmemenge eines Nährstoffes, bei der auch bei langfristiger Aufnahme mit keinem negativen Einfluss auf die Gesundheit zu rechnen ist. Die RDA für Vitamin C liegt bei erwachsenen Männern beispielsweise bei 90 Milligramm. Der UL beträgt 2.000 Milligramm, eine Menge, die Ihnen den Magen verderben und Ihr Risiko, an Nierensteinen zu erkranken, erhöhen kann. (Im Abschnitt »Grenzen setzen« weiter hinten in diesem Kapitel, finden Sie eine Übersicht über die oberen Aufnahmegrenzen von Vitaminen und Mineralstoffen).

Einen Moment noch! Ich bin noch nicht fertig. Ich habe noch ein paar Begriffe mehr für Sie in petto. Wenn Sie das nächstbeste Ernährungsfachbuch aufklappen, stolpern Sie sofort über die Ausdrücke *Makronährstoffe* und *Mikronährstoffe*. Dies lässt sich mit »große Nährstoffe« und »kleine Nährstoffe« übersetzen, was bedeutet, dass für eine gesunde Ernährung viel größere Mengen der »großen« Gruppe (Eiweiße, Fette und Kohlenhydrate) als der »kleinen« Gruppe (Vitamine und Mineralstoffe) benötigt werden.

Wie viel ist »viel mehr«? Eine ganze Menge. Die DRIs für Eiweiße, Fette und Kohlenhydrate, auch als *Makronährstoffe* (makro = groß) bekannt, werden in Gramm (g) angegeben. Die meisten Vitamine und Mineralstoffe, auch als *Mikronährstoffe* (mikro = klein) bekannt, werden in

Milligramm (mg) und Mikrogramm (µg) angegeben. Ein Milligramm ist ein Hundertstel eines Gramms; ein Mikrogramm ist ein Hundertstel eines Milligramms.

Und das war noch nicht alles.

Die Vitamine A und E sind Sonderfälle.

✔ Dem Körper wird Vitamin A entweder als *Retinol* (»fertiges« Vitamin A) aus tierischen Lebensmitteln, wie Leber, oder aus *Carotinoiden*, Pflanzenbestandteile, die erst noch zu Retinol umgebaut werden müssen, zugeführt. Demnach ist das moderne Maß für Vitamin A das Retinol-Äquivalent (RÄ). Ein Retinol-Äquivalent entspricht einem Mikrogramm »fertigem« Vitamin A. **Achtung:** In einigen Ernährungstabellen und auf Etiketten von Vitaminpräparaten wird Vitamin A noch in IE (Internationalen Einheiten) angegeben.

✔ Vitamin E wird dem Körper in Form von *Tocopherolen* und *Tocotrienolen*, zwei Verbindungsklassen, die in Pflanzen vorkommen, zugeführt. Die aktivste dieser Substanzen ist das alpha-Tocopherol. Obwohl Vitamin E auf Vitaminpräparaten noch häufig in IE angegeben wird, ist die moderne Maßeinheit Milligramm alpha-Tocopherol-Äquivalente (mg pro TÄ).

Wenn dieses ganze Ernährungsfachchinesisch Ihnen jetzt Kopfschmerzen gemacht hat, lehnen Sie sich zurück und entspannen Sie sich mit einem kLb (kleinen Leckerbissen). Nein, kLb ist kein echter Ernährungsbegriff. Ich gebe zu, ich habe ihn erfunden. Und jetzt bin ich fertig mit diesem Abschnitt.

Mit den großen Kerlen beginnen

Eiweiße, Fette und Kohlenhydrate – zusammen macht dieses Makronährstoff-Trio den größten Anteil der Trockenmasse Ihrer Nahrung aus.

✔ Sagen Sie »hallo« zu den Eiweißen (Proteinen) und erfahren Sie direkt im Anschluss, dass Sie gerade was ganz Besonderem die Hand schütteln, da Protein sich von *proteios*, dem griechischen Wort für *erstklassig*, ableitet.

✔ Die Fette sind eine große, glückliche Familie, deren chemischer Name – Lipide – von *lipos*, dem griechischen Wort für *Fett*, stammt. Nebenbei bemerkt: Flüssige Fette werden als Öle und feste Fette als Fett bezeichnet.

✔ Kohlenhydrate sind etymologische Otto Normalverbraucher, nach ihren Bestandteilen, Kohle und Wasser (*hydra-*) benannt.

Wer weiß was über Eiweiß

Eiweiße oder Proteine sind Bauarbeiter, die zum Bauen, Instandhalten und Ausbessern von Zellen und Gewebe eingesetzt werden. Eiweiße aus der Nahrung sind auch für die Herstellung anderer, spezialisierter Proteine, wie *Enzyme*, Substanzen, die zum Beispiel bei der Verdauung helfen, und *Neurotransmitter* zuständig. Neurotransmitter ermöglichen die Nachrichtenübertragung zwischen den Nervenzellen, wodurch das gesamte Körpersystem, angefangen bei Bewegungsprozessen, über das Sehvermögen bis hin zum Sauerstofftransport, aktiviert wird. Am erstaunlichsten ist, dass Eiweiße ebenfalls beim Aufbau der *DNS* und *RNS* ihre Finger mit im Spiel haben. Diese Verbindungen, die man in jeder einzelnen Körperzelle findet, sind Träger des *genetischen Codes*, der Information, die Sie zu einem völlig einzigartigen und besonderen Individuum macht.

Tabelle 5.1 enthält eine Zusammenstellung einiger wichtiger spezialisierter Eiweiße des menschlichen Körpers.

Eiweiß	Vorkommen	Aufgabe
DNS/RNS	Zellkern	Übermittelt den genetischen Code
Enzyme	im ganzen Körper	Unterstützen biochemische Reaktionen
Hämoglobin	rote Blutkörperchen	Befördert Sauerstoff
Lipoprotein	Blutplasma	Befördert Cholesterin
Myoglobin	Muskel	Befördert Sauerstoff
Myosin	Muskel	Baut Muskelfasern auf

Tabelle 5.1: Eine Auswahl besonderer Eiweiße

 Die beste Nahrungsquelle für qualitativ hochwertiges Eiweiß sind tierische Lebensmittel. Bestimmte Kombinationen pflanzlicher Nahrungsmittel, wie Reis mit Bohnen, enthalten ebenfalls viel wertvolles Eiweiß. (Mehr zu hochwertigen Eiweißquellen aus kombinierten Lebensmitteln finden Sie in meinem Buch *Ernährung für Dummies*, das ebenfalls im Verlag Wiley-VCH erschienen ist.)

Wie viel Eiweiß benötigt ein gesunder Körper? Die aktuellen RDAs für Proteine betragen für

✔ Babys: 2,0 Gramm Eiweiß pro Kilogramm Körpergewicht

✔ Heranwachsende: 1,2 Gramm pro Kilogramm Körpergewicht

✔ Erwachsene: 0,8 Gramm pro Kilogramm Körpergewicht

Den fettigen Tatsachen ins Auge schauen

Mit Ausnahme von Cholesterin (das keinerlei Nährwert hat) sind Fette sehr kalorienhaltig. Obwohl Fette einen häufig gerechtfertigten schlechten Ruf haben, erfüllen sie doch eine ganze Anzahl wichtiger Aufgaben:

✔ Der Körper verwendet Fette zur Herstellung biochemischer Substanzen, wie zum Beispiel Hormonen, den Verdauungssaft Galle (siehe Kapitel 2) und das fettlösliche Vitamin D, zu dem wir noch im Abschnitt »Die Vitamine anvisieren« weiter hinten in diesem Kapitel kommen.

✔ Das Fett wird als Fettgewebe in den weiblichen Brüsten, Hüften, Oberschenkeln sowie im Gesäß und Bauch und beim Mann im Bauch und in den Schultern gespeichert. Diese Fettpolster formen den Körper, polstern die Haut auf, schützen vor Kälte und dienen als Energiespeicher für den Notfall.

✔ Und nun zu den Dingen, die unseren Augen verborgen bleiben. Innerhalb des Körpers bilden Fettgewebe und Fettzellen um die Organe herum eine Schutzschicht, überziehen die Nervenzellen, verstärken die Zellwände und füllen das Gehirn, das hauptsächlich aus Fett und Cholesterin besteht.

Die reichhaltigsten Fettquellen sind tierische Nahrungsmittel oder pflanzliche Fette und Öle.

Für Fett gibt es keine RDA, der täglich aufgenommene Fettanteil sollte jedoch unter 30 Prozent der Gesamtkalorienzahl liegen. Beachten Sie bitte auch Folgendes:

✔ Verringern Sie Ihren Verzehr an *gesättigten Fettsäuren* (finden sich hauptsächlich in tierischen Lebensmitteln) und *trans-Fettsäuren* (chemisch umgebaute ungesättigte Fettsäuren, die sich wie gesättigte Fettsäuren verhalten).

✔ Ersetzen Sie sie durch *mehrfach ungesättigte Fettsäuren*, die hauptsächlich in pflanzlichen Nahrungsmitteln vorkommen.

Kohlenhydrate durchkauen

Kohlenhydrate sind der zündende Nährstoff, die Hauptquelle für *Glukose*, jenes Molekül, das von den Zellen zur Energieproduktion verbrannt wird. Ja, Sie können auch Fett und Eiweiße verbrennen und daraus Energie gewinnen, die Voraussetzung für die bekannte Atkins-Diät. Doch dies ist viel weniger wirkungsvoll, als Glukose aus Kohlenhydraten zu gewinnen. Jeder, der die Atkins-Diät mal ausprobiert hat, weiß, dass ein »viel Eiweiß/viel Fett«-Speiseplan einen höheren Wasserverlust verursacht. Mit anderen Worten: Sie müssen mehr Pipi machen.

Andererseits schützt eine Diät auf der Grundlage von Kohlenhydraten die Muskeln, weshalb diese auch »proteinschonende Diät« genannt wird. Und so funktioniert das Ganze: Wenn der Körper Energie benötigt, schaut er sich erst einmal nach den Kohlenhydraten um. Wenn diese gerade nicht auffindbar sind – vielleicht, weil Sie gerade eine ganz strenge Diät machen oder unter einer Krankheit leiden, bei der die aufgenommenen Kohlenhydrate nicht verwertet werden können –, fängt Ihr Körper ganz pragmatisch damit an, seine eigenen Eiweißgewebe (Muskeln) zu verbrennen. Wenn diese Eiweißverbrennung zu lange andauert, geht der Kraftstoff aus und Sie sterben. Das wird auch Verhungern genannt.

Kohlenhydrate haben außerdem folgende Funktionen:

✔ Regulierung des Blutzuckerspiegels, wodurch das Energieniveau stabil gehalten wird.

✔ Fütterung der freundlichen Bakterien in Ihrem Darm, die Ihnen immer so nett bei der Verdauung helfen (Darmflora, siehe Kapitel 2).

✔ Unterstützung des Körpers bei der Aufnahme von Kalzium.

Die beste Nahrungsquelle für Kohlenhydrate sind pflanzliche Lebensmittel. Warum? Tierische Lebensmittel enthalten keine Kohlenhydrate, ganz einfach.

Wie viel Gramm Kohlenhydrate braucht unser Körper? 45 bis 60 Prozent der Gesamtkalorien sollten aus Kohlenhydraten stammen. 1 Gramm Kohlenhydrate hat 4 Kalorien. Wenn Sie am Tag 2.000 Kalorien aufnehmen, kann Ihr Kohlenhydratanteil bei 225 bis 300 Gramm pro Tag liegen. (45 Prozent von 2.000 Kalorien sind 900 Kalorien; 900 Kalorien geteilt durch 4 ergibt 225 Gramm Kohlenhydrate; 60 Prozent von 2.000 Kalorien ergibt 1.200 Kalorien; 1.200 Kalorien geteilt durch 4 ergibt 300 Gramm Kohlenhydrate.)

Die RDA für die unverdaulichen Kohlenhydrate, die wir Ballaststoffe nennen, liegt zurzeit bei 25 Gramm für Frauen und bei 38 Gramm für Männer.

Kalorien kontra Kilos

Was wiegt mehr, wird in dem bekannten Rätsel gefragt, ein Kilo Federn oder ein Kilo Gold? Die Antwort ist jedem bekannt. Doch wie wäre es hiermit? Was wiegt mehr auf Ihren Hüften: ein Gramm Fett, ein Gramm Eiweiß oder ein Gramm Kohlenhydrate?

Wenn es darum geht, Kalorien zu zählen, dann wiegt ein Gramm Fett am meisten. Um genau zu sein:

- ✔ 1 Gramm Fett = 9 Kalorien
- ✔ 1 Gramm Cholesterin = 0 Kalorien
- ✔ 1 Gramm Eiweiß = 4 Kalorien
- ✔ 1 Gramm Kohlenhydrate = 4 Kalorien
- ✔ 1 Gramm Ballaststoffe = 0 Kalorien

Die Vitamine anvisieren

Vitamine sind organische chemische Substanzen, das sind Verbindungen, die Kohlenstoff, Wasserstoff und Sauerstoff enthalten. Sie kommen in der Natur in Pflanzen und Tieren (auch in Ihnen) vor.

Ernährungswissenschaftler ordnen die Vitamine zwei großen Kategorien zu:

- ✔ **Fettlösliche Vitamine:** Diese Vitamine lassen sich in Fett lösen, sodass ein Überschuss im Fettgewebe und in der Leber gespeichert wird.
- ✔ **Wasserlösliche Vitamine:** Diese Vitamine lassen sich in Wasser lösen, sodass ein Überschuss mit dem Urin ausgeschieden wird.

Diese beiden Definitionen werfen Themen auf, die wir im grauen Kasten »Das Megadosis-Rätsel« besprechen werden. Fürs Erste sehen Sie sich nur an, was Ihr Körper mit den einzelnen Vitaminen anstellt. Im nächsten Abschnitt finden Sie eine Beschreibung einer ganzen Menge von Vitaminen. Danach können Sie sich, wenn Sie wollen, noch den Abschnitt weiter hinten in diesem Kapitel vornehmen, der ausführliche Tabellen mit den RDAs dieser Vitamine (und Mineralstoffe) enthält.

Fettlösliche Vitamine

Zu den fettlöslichen Vitaminen gehören die Vitamine A, D, E und K. Die ersten drei findet man in allen möglichen Lebensmitteln; das vierte Vitamin bezieht man aus der Nahrung – oder dem eigenen Darm.

Vitamin A

Vitamin A ist das Augenvitamin, ein Eiweiß, das in den *Stäbchen* (Zellen im Augenhintergrund, die das Sehen in der Dämmerung ermöglichen) vorkommt. Vitamin A ist außerdem für den Feuchtigkeitsgehalt der Haut und der *Schleimhäute* verantwortlich und hält diese glatt und geschmeidig. Schließlich fördert Vitamin A noch das Wachstum gesunder Knochen und Zähne, hält das Fortpflanzungssystem in Schuss und ermuntert das Immunsystem dazu, seine Abwehrzellen anzufeuern.

Die beste Quelle für die Vitamin-A-Vorstufe ist Leber, die leider auch eine Menge Fett und Cholesterin enthält. Gute *Karotin*-Quellen (Pflanzenbestandteile, die der Körper in Vitamin A umbauen kann) sind leuchtend gelbe und tiefgrüne Früchte oder Gemüsesorten, beispielsweise Honigmelonen, Möhren, Spinat und Kohl.

Versuchen Sie nicht, über Pillen an Ihre Karotine heranzukommen. Diese Nahrungsergänzungsmittel, die vor ein paar Jahren noch sehr beliebt waren, wurden mit einem erhöhten Risiko für einige Krebsarten in Zusammenhang gebracht.

Vitamin D

Wenn Sie an »Lebensmittel für Knochen und Zähne« denken, kommt Ihnen automatisch Kalzium in den Sinn. Sie sollten aber außerdem an Vitamin D denken, weil Ihr Körper ohne Vitamin D nicht das benötigte Kalzium verwerten kann.

Es gibt drei Arten von Vitamin D:

- ✔ *Calciferol* findet man in Fischöl und Eigelb. Es wird häufig der Margarine zugesetzt.

- ✔ *Cholecalciferol* wird gebildet, wenn Sonnenlicht auf die Haut trifft und die ultraviolette Strahlung mit Steroiden, chemischen Substanzen im Körperfett direkt unter der Haut, reagieren.

- ✔ *Ergocalciferol* wird in Pflanzen, die dem Sonnenlicht ausgesetzt sind, hergestellt.

Cholecalciferol und Ergocalciferol begründen den Spitznamen von Vitamin D, das »das Sonnenschein-Vitamin« genannt wird. Die besten Vitamin-D-Quellen sind fettreicher Fisch, wie zum Beispiel Lachs, und Milch.

Vitamin E

Vitamin E hält Ihr Fortpflanzungssystem in Schwung.

Das Vitamin E stammt aus *Tocopherolen* und *Tocotrienolen*, zwei chemischen Familien, die in pflanzlichen Ölen, Nüssen und Vollkornprodukten zu finden sind. Tocopherole (die wichtigere Quelle) haben zwei besonders herausragende Eigenschaften: Sie sind Antioxidantien (siehe den Abschnitt »Vitamin C« weiter hinten in diesem Kapitel) und Gerinnungshemmer.

Das Tocopherol mit der höchsten Aktivität ist alpha-Tocopherol, daher wird Vitamin E auch in »Milligramm alpha-Tocopherol-Äquivalent«, abgekürzt mg-TÄ, angegeben.

Vitamin K

Vitamin K ist eine Gruppe chemischer Verbindungen, die der Körper zur Herstellung spezifischer Eiweißstoffe des *Blutplasmas* (die klare Blutflüssigkeit) benötigt. Dazu gehört *Prothrombin*, das Protein, das hauptsächlich für die Blutgerinnung verantwortlich ist. Vitamin K wird auch für die Herstellung von Knochen- und Nierengewebe benötigt.

Vitamin K kommt in diversen Kohlsorten vor, der Großteil wird jedoch von Ihrer körpereigenen Fabrik geliefert, die von den freundlichen Bakterien in Ihrem Darm betrieben wird.

Wasserlösliche Vitamine

Zu den wasserlöslichen Vitaminen gehört Vitamin C und die große Gruppe der betriebsamen Bs. Da diese Vitamine sich in Wasser lösen, wird ein Überschuss mit dem Urin ausgeschieden. Man kann wasserlösliche Vitamine also nicht speichern, sie müssen so ziemlich jeden Tag aufs Neue nachgeladen werden.

Vitamin C

Vitamin C, auch als *Ascorbinsäure* bekannt, ist unabdingbar für den Aufbau und die Instandhaltung des *Bindegewebes* (das Rahmenwerk für Fett, Muskeln und Knochen). Dieser Nährstoff ist ein *Antioxidans*. Das ist eine Substanz, die die so genannten freien Radikale (Molekülbruchstücke) davon abhält, sich mit anderen Bruchstücken zu schädlichen Verbindungen zusammenzutun, die das Gewebe (zum Beispiel das Innere der Blutgefäße) angreifen können. Außerdem schützt Vitamin C das Immunsystem, hilft bei der Abwehr von Infekten und mildert allergische Reaktionen. Die besten Vitamin-C-Quellen sind frisches Obst und Gemüse, wie der erwähnte Orangensaft.

Thiamin (Vitamin B_1)

Thiamin – bekannt als Vitamin B_1, da es das erste der B-Vitamine war, das von Wissenschaftlern isoliert und identifiziert wurde – wirkt appetitfördernd. Es ist ein *Coenzym* (eine Substanz, die mit einem Enzym zusammenarbeitet), das für mindestens vier verschiedene Arten, auf die der Körper Energie aus Kohlenhydraten gewinnt, unentbehrlich ist. Und es wirkt leicht harntreibend.

Die besten Thiamin-Quellen sind Schweinefleisch und Schweinefleischprodukte.

Riboflavin (Vitamin B_2)

Riboflavin, das zweite von Wissenschaftlern identifizierte B-Vitamin, ist für den Eiweiß- und Kohlenhydrat*stoffwechsel* (Bildung von neuem Gewebe oder Energiegewinnung aus diesen Nährstoffen) unerlässlich. Wie das Vitamin A schützt Riboflavin die Schleimhäute.

Die beste Riboflavin-Quelle ist Leber.

Niacin

Niacin, ein Sammelbegriff für Nikotinsäure und Nicotinamid, ist für ein gesundes Wachstum zuständig und, wie andere B-Vitamine, stark in enzymatische Reaktionen verwickelt. Wie Thiamin wirkt auch Niacin appetitfördernd. Und wie Riboflavin nimmt es am Stoffwechselprozess teil – in diesem Fall bei der Zucker- und Fettverdauung.

Lamm, Hähnchen und Fisch sind gute Niacin-Quellen.

Pyridoxin (Vitamin B_6)

Vitamin B_6 ist ein Bestandteil von Enzymen, die beim Eiweiß- und Fettstoffwechsel mitwirken.

Vitamin B_6 findet man in Bananen und Pflaumen, ebenso in Fleisch und Geflügel.

Folsäure

Folsäure unterstützt den Abbau von Eiweißen in die entsprechenden Grundbausteine, die Aminosäuren. Diese werden anschließend zum Aufbau neuen Körpergewebes und neuer Körperzellen verwendet. Das macht Folsäure unentbehrlich für ein gesundes Wachstum, genauso wie für die Wundheilung und die Bildung von fötalem und mütterlichem Gewebe während der Schwangerschaft. Folsäure ist auch für die Gesundheit des Herzens wichtig, da es das Risiko einer Herzkranzgefäßerkrankung (Herzanfall) senkt.

Die besten Folsäure-Quellen sind frisches Obst und Gemüse, besonders die Kohlsorten.

Vitamin B_{12} (Cyanocobalamin)

Vitamin B_{12} hilft beim Aufbau der roten Blutkörperchen, schützt das *Myelin* (das Fettgewebe, das die Nervenzellen umgibt) und erleichtert die Weiterleitung der *elektrischen Impulse* (Nachrichten) zwischen den Nervenzellen.

Vitamin B_{12} kommt hauptsächlich in Milchprodukten, Fleisch, Fisch und Geflügel vor, außerdem wird es, wie Vitamin K, von den netten Bakterien im Dünndarm geliefert.

Cholin

Cholin ist weder ein Vitamin noch ein Mineralstoff, Eiweiß, Kohlenhydrat oder Fett, es wird jedoch normalerweise mit den B-Vitaminen in einen Topf geworfen. 1998, also 138 Jahre nachdem es von Wissenschaftlern identifiziert worden ist, wurde es endlich vom amerikanischen Institute of Medicine (IOM) als für den Menschen lebensnotwendig deklariert. Der Körper stellt aus Cholin *Acetylcholin* her, eine Substanz, die für den Nachrichtenaustausch zwischen den Hirnzellen wichtig ist. Es schützt das Herz und verringert das Leberkrebsrisiko.

Zu den Cholin-Quellen gehören Eier, Fleisch und Milch.

Biotin

Biotin, ein Bestandteil der Enzyme, die Kohlenstoff und Sauerstoffatome zwischen den Zellen hin- und herschleppen, spielt beim Fett- und Kohlenhydratstoffwechsel eine Rolle. Außerdem ist es unerlässlich für die Herstellung von Fettsäuren und Aminosäuren, die für ein gesundes Wachstum notwendig sind.

Die besten Nahrungsquellen für Biotin sind Leber, Eigelb, Hefe, Nüsse und Getreide. Wenn Ihre Nahrung nicht genug Biotin hergibt, legen die netten Kerlchen in Ihrem Darm gerne eine Pause bei der Vitamin-K- und -B_{12}-Produktion ein und stellen zusätzliches Biotin her.

Panthothensäure

Panthothensäure, ein weiteres B-Vitamin, ist für Enzymreaktionen, wie den Kohlenhydratstoffwechsel und die Herstellung von Fettverbindungen (zum Beispiel Hormone), unerlässlich. Panthothensäure unterstützt auch die Aufrechterhaltung des Blutzuckerspiegels und die Abwehr von Infekten. Außerdem schützt es das *Hämoglobin* (das Eiweiß in den roten Blutkörperchen, das Sauerstoff durch den Körper transportiert) sowie Nerven-, Hirn- und Muskelgewebe.

Die besten Nahrungsquellen für Panthothensäure sind Fleisch, Fisch, Geflügel, Vollkornprodukte und Bohnen.

Mineralstoffe

Anders als die Vitamine (organische Verbindungen aus Kohlenstoff, Wasserstoff und Sauerstoff) sind Mineralstoffe anorganische Substanzen, die nur aus einem einzigen Atom bestehen, weswegen man Mineralstoffe auch als Elemente bezeichnen könnte.

Mineralstoffe kommen in der Natur in unbelebter Materie wie Steinen und Metallerzen vor. Es stimmt zwar, dass Mineralstoffe auch in Tieren und Pflanzen zu finden sind, hier sind sie jedoch nur Importware. Die Pflanzen beziehen ihre Mineralstoffe aus dem Boden und die Tiere aus den Pflanzen, die sie fressen.

Ernährungswissenschaftler teilen die für den Menschen lebenswichtigen Mineralstoffe in eine von zwei Kategorien ein. Diese hängt davon ab, wie groß die im Körper gespeicherte Menge dieser Mineralien ist, und wie viel man täglich davon aufnehmen muss, um eine gleichmäßige Versorgung zu gewährleisten:

- ✔ **Mengenelemente:** Von jedem Mengenelement werden über 5 Gramm gespeichert. Täglich müssen über 100 Milligramm jedes Mengenelements aufgenommen werden.
- ✔ **Spurenelemente:** Von jedem Spurenelement werden weniger als 5 Gramm gespeichert, so dass die Versorgung mit weniger als 100 Milligramm jedes Spurenelements aufrechterhalten werden kann.

Ein Gruß an die Großen

Zu den Mengenelementen zählt man Kalzium, Phosphor, Magnesium, Schwefel und die Elektrolyte Natrium, Kalium und Chlorid.

Obwohl Schwefel, ein Mengenelement, zu den für den Menschen lebensnotwendigen Nährstoffen gehört, fehlt er in dieser Liste – und in den meisten anderen Ernährungsfachbüchern. Warum? Das liegt daran, dass Schwefel ein Bestandteil vieler Proteine ist, so dass bei einer eiweißreichen Ernährung der Körper auch ausreichend mit Schwefel versorgt ist.

Kalzium

Sie wissen bereits, dass *Kalzium* wichtig für starke Knochen und Zähne ist, das Osteoporose-Risiko verringert und sich vielleicht sogar wohltuend auf Ihre Zahnarztrechnungen auswirkt. Doch wissen Sie auch, dass dieser Mineralstoff den Wasserhaushalt in- und außerhalb der Körperzellen reguliert und die Muskeln daran hindert, sich zu verkrampfen? Oder dass Forscher kürzlich herausgefunden haben, dass eine kalziumreiche Ernährung das Risiko von Bluthochdruck verringern kann und ebenso das Risiko von Darmkrebs vermindert? Letzteres kann Kalzium, indem es die Bildung zu vieler Darmzellen, die durch eine fettreiche Ernährung verursacht wird, unterbindet. Kein Wunder, dass Kalzium zu den Großen gehört!

Die besten Nahrungsquellen für Kalzium sind Milch und Milchprodukte. Kalzium kommt auch in einigen pflanzlichen Lebensmitteln, wie zum Beispiel Brokkoli, vor, doch dieses Kalzium ist für den Körper relativ schwer zu verwerten.

Elektrolyte: Eine besondere Mineralstoffart

Ohne ausreichendes Wasser in und um die Zellen herum würde der menschliche Körper – ebenso Tiere und Pflanzen – einfach zusammenschrumpeln und sterben. Der Körper hält seinen Wassergehalt mit Hilfe von *Elektrolyten* konstant. Dies sind elektrisch geladene Teilchen, auch *Ionen* genannt, die freigesetzt werden, wenn mineralische Verbindungen in Lösung gehen.

Viele Mineralstoffe, unter anderem Kalzium, Phosphor und Magnesium, bilden Verbindungen, die in einer Lösung als geladene Teilchen vorliegen. Ernährungswissenschaftler jedoch wenden den Begriff »Elektrolyte« auf drei bestimmte Mengenelemente an: Natrium, Kalium und Chlorid. Wahrscheinlich sind Sie mit der Elektrolytquelle, die man auf praktisch jedem Esstisch finden kann, bestens vertraut: dem Natriumchlorid. Ja, ganz normales, einfaches Kochsalz. In Wasser zerfällt Natriumchlorid in zwei Ionen: das positiv geladene (Kation) Natriumion und das negativ geladene (Anion) Chloridion.

Unter normalen Umständen enthält die Zellflüssigkeit mehr Kalium als Natrium und Chlorid. Bei der Flüssigkeit außerhalb der Zellen verhält es sich genau umgekehrt: Sie enthält mehr Natrium und Chlorid als Kalium, doch diese Mineralstoffe können über einen Prozess namens *Natrium/Kaliumpumpe* je nach Bedarf hin- und zurückfließen.

Wenn dieser Prozess zum Stillstand kommt, stapeln sich die Natriumionen in den Zellen. Natrium zieht Wasser an; je mehr Natrium die Zellen enthalten, desto mehr Wasser strömt ein. Im Extremfall kann es dazu kommen, dass die Zellen platzen und absterben. Dies wird allerdings durch die Natrium/Kaliumpumpe, die so regelmäßig wie ein Uhrwerk läuft, verhindert, so dass Sie Ihr sorgloses Leben ungehindert weiterleben können, ungeachtet dessen, was diese tüchtigen kleinen elektrischen Teilchen da treiben.

Wie andere Nährstoffe spielen Elektrolyte eine wichtige Rolle im Körpergeschehen. Natrium hilft bei der Eiweiß- und Kohlenhydratverdauung und gleicht den pH-Wert aus, damit das Blut nicht zu sauer oder zu basisch (alkalisch) wird. (Wenn Sie mehr über den pH-Wert wissen möchten, blättern Sie zu Kapitel 2 zurück.) Kalium mischt ebenfalls bei der Verdauung mit, ganz zu schweigen von der Herstellung von Eiweißen und Kohlenhydraten, und ist ein bedeutender Bestandteil von Muskelgewebe. Chlorid ist ein Bestandteil der *Salzsäure*, dem Magensaft, der bei der Zersetzung der Nahrung im Magen mitwirkt. Die weißen Blutkörperchen verwenden Chlorid, um *Hypochlorit* herzustellen, ein natürliches Antiseptikum. Letztlich bauen Natrium-, Kalium- und Chloridionen elektrische Impulse auf, die es den Körperzellen ermöglichen, Nachrichten hin und her schwirren zu lassen, damit Sie denken, sehen und sich bewegen können.

Phosphor

Wie Kalzium ist auch *Phosphor* wichtig für starke Knochen und Zähne. Phosphor hilft beim Kohlenhydratstoffwechsel und der Eiweißherstellung. Außerdem unterstützt er den Fetttransport zu Organen und Geweben und ist für den Schutz von Myelin, der Fettschicht, von der viele Nervenbahnen umgeben sind, zuständig. Eine wichtige Rolle spielt er auch während der Zellteilung bei der Übertragung des *genetischen Codes* (Gene und Chromosomen, die Träger Ihrer besonderen Eigenschaften sind) von Zelle zu Zelle.

Die besten Phosphor-Quellen sind eiweißreiche Lebensmittel wie Fleisch, Fisch, Geflügel und Milchprodukte.

Magnesium

Magnesium wird für den Aufbau von Körpergewebe verwendet, besonders von Knochen. Drei Viertel des gesamten Magnesiums im erwachsenen menschlichen Körper findet sich in den Knochen wieder. Außerdem ist Magnesium Bestandteil von über 300 verschiedenen Enzymen, die die unzähligen chemischen Reaktionen im ganzen Körper aktivieren. Beim Transport von Nährstoffen in die Zellen und aus den Zellen heraus, der Nachrichtenübermittlung zwischen den Zellen und – wie Phosphor – der Übermittlung des genetischen Codes ist Magnesium ebenfalls dabei.

Pflanzliche Lebensmittel, besonders Bananen und dunkelgrünes Gemüse, sind gute Magnesium-Quellen.

Den Spurenelementen auf der Spur

Lassen Sie sich nicht durch den Namen täuschen. Spurenelemente mögen vielleicht nach Kleinvieh klingen, doch diese Kerlchen sind von großem Nutzen.

Chrom

Sehr kleine Mengen an *dreiwertigem Chrom*, einer leichter verdaulichen Form des glänzenden Metalls, das Ihr Auto und einige Armaturen in Ihrem Haushalt verziert, ist für den Aufbau von Knochen und Zähnen, die Blutgerinnung, den Glukosehaushalt und die Nachrichtenübermittlung zwischen den Zellen unentbehrlich.

Nahrungsquellen für Chrom sind Frühstücksflocken, Fleisch, Fisch, Geflügel und – ein dreifaches Prost! – Bier.

Kupfer

Kupfer fördert das Knochenwachstum, schützt die Nervenzellen, macht Eisen für den Körper verwertbar und wirkt als Antioxidans in Enzymen, die freie Radikale lahm legen. Hatte ich bereits erwähnt, dass es auch verhindert, dass die Haare vorzeitig grau werden?

Innereien (wie Leber und Herz), Meeresfrüchte, Nüsse, Samen und Vollkornprodukte sind natürliche Kupfer-Quellen.

Fluorid

Fluorid wird in den Knochen und Zähnen gespeichert. Ist Fluorid ein lebenswichtiger Nährstoff? Das weiß keiner so genau. Der Mineralstoff härtet jedenfalls den Zahnschmelz und reduziert so das Kariesrisiko, und einige Forscher haben den Verdacht (aber noch keinen Beweis), dass einige Fluoridformen die Knochen stärken können.

Fluorid ist in Lebensmitteln kaum vorhanden. In einigen Ländern (Schweiz, USA) wird das Trinkwasser mit Fluorid versetzt. In Deutschland verbietet dies das Lebensmittelrecht. Man kann Fluorid jedoch durch die Verwendung von mit Fluorid angereichertem Speisesalz (Erwachsene) oder Fluoridtabletten (Kinder) einnehmen.

Eisen

Eisen ist ein lebensnotwendiger Bestandteil zweier farbstoffhaltiger Eiweißstoffe, dem *Hämoglobin* und dem *Myoglobin*. Das erste transportiert Sauerstoff in den ganzen Körper, das zweite speichert Sauerstoff in den Muskeln. Eisen ist auch Bestandteil zahlreicher Enzyme, die die Körperchemie ermöglichen.

Die beste natürliche Quelle für diesen Mineralstoff ist *Häm*-Eisen, die Form von Eisen, die sich in tierischen Lebensmitteln findet (Fleisch, Fisch, Geflügel und Milchprodukte). *Nicht-Häm*-Eisen, das Eisen, das in Pflanzen vorkommt, ist weniger gut verwertbar.

Jod

Jod ist Bestandteil der Schilddrüsenhormone. Diese regulieren die chemischen Vorgänge innerhalb der Körperzellen und spielen eine grundlegende Rolle bei der Eiweißproduktion, der Bildung und dem Wachstum von gesunden Nerven und Knochen und der Funktion des Fortpflanzungssystems.

Jod kommt natürlicherweise in Meeresfisch und Pflanzen, die in Meeresnähe wachsen, vor. Deutschland ist ein Jodmangelgebiet. Zur Vorbeugung eines Kropfs sollte man häufig Fisch verzehren und jodiertes Speisesalz im Haushalt verwenden.

Mangan

Mangan, ein unentbehrlicher Bestandteil der Enzyme, die beim Kohlenhydratstoffwechsel und der Produktion von Fetten (einschließlich Cholesterin) mitwirken, ist unerlässlich für ein gesundes Fortpflanzungssystem. Während der Schwangerschaft beschleunigt es das gesunde Wachstum von fötalem Gewebe, insbesondere von Knochen und Knorpel.

Mangan findet sich in Nüssen, Bohnen, Vollkornprodukten und Tee.

Das Megadosis-Rätsel

Was ist eine Megadosis? Allgemeiner Konsens ist, dass das Wort für eine Nährstoffmenge steht, die der mehrfachen RDA/AI entspricht. Doch tatsächlich ist dieser Begriff so vage, dass ich ihn weder in meinem medizinischen Wörterbuch noch in meinem Online-Lexikon finden kann.

Es ist trotzdem klar wie Kloßbrühe, dass Vitamine und Mineralstoffe in übermäßigen Mengen in Ihrem Körper verheerenden Schaden anrichten können. Am einfachsten kann man diese Probleme vermeiden, indem man sich an die RDAs hält. Welche Probleme, werden Sie jetzt fragen. Das sind zum Beispiel:

✔ Zu viel Vitamin A kann Leberschäden, Sehstörungen und Symptome, die denen eines Hirntumors ähneln, hervorrufen. Schlimmer noch, sogar Mengen, die üblicherweise als normal angesehen werden, können schon problematisch werden. Eine über 30 Jahre gelaufene Studie des Universitätskrankenhauses in Uppsala (Schweden) zeigt, dass 5.000 IE Vitamin A, die Menge, die in fast allen Vitaminpräparaten zu finden ist, die Produktion neuer Knochenzellen behindern kann. Außerdem fördert es den Schwund bereits vorhandenen Knochengewebes und macht es dem Vitamin D nahezu unmöglich, Kalzium in den Knochen abzulagern. Das Ergebnis des Ganzen: Ältere Menschen haben ein bis zu 700 Prozent höheres Risiko, sich die Hüfte zu brechen. Um dem entgegenzuwirken, empfehlen die schwedischen Forscher, den aktuellen RDA von 3.000 IE, der für alle gilt, in 3.000 IE für Männer und 2.400 IE für Frauen zu ändern.

✔ Eine Überdosierung von Eisenpräparaten kann, besonders für kleine Kinder, tödlich sein. Die tödliche Dosis für ein kleines Kind kann bei bereits 3 Gramm (3.000 Milligramm) elementaren Eisens liegen, eine Menge, die in 60 Tabletten zu jeweils 50 Milligramm Eisen enthalten ist. Die tödliche Dosis für Erwachsene wird auf 200 bis 250 Milligramm elementaren Eisens pro Kilogramm Körpergewicht geschätzt. Das sind ungefähr 13.600 Milligramm für eine 75 Kilo schwere Person, die Menge, die 292 Tabletten mit jeweils 50 Milligramm Eisen enthalten. Wahrscheinlich doch ein bisschen zu viele, um sie aus Versehen zu schlucken.

✔ Eine Molybdändosis, die zwei- bis siebenmal so hoch ist wie der AI, erhöht die Ausscheidung von Kupfer mit dem Urin.

✔ Chinesische Ernährungswissenschaftler haben festgestellt, dass eine Dosis von 5 Milligramm Selen pro Tag (dem 70- bis 99fachen RDA) verdickte, jedoch brüchige Nägel, Haarausfall und nach Knoblauch riechenden Schweiß verursacht. In den USA bekam eine kleine Gruppe von Personen, die versehentlich ein Nahrungsergänzungsmittel mit 27,3 Milligramm Selen (dem 400- bis 500fachen RDA) eingenommen hatten, eine *Selenvergiftung* – Erschöpfungszustände, Bauchschmerzen, Übelkeit, Durchfall und Nervenschädigungen.

✔ Bei Einnahme leicht erhöhter Zinkdosen (bis zu 25 Milligramm pro Tag) wird die Kupferverwertung erschwert. Eine Dosis, die dem 20fachen RDA (20 x 15 Milligramm) entspricht, behindert die Immunabwehr und erhöht die Infektanfälligkeit. Und das, obwohl die Normaldosis den Infektionsschutz erhöht! Eine Zink-Dosis im Gramm-Bereich (2.000 mg / 2 g) führt zu einer Zinkvergiftung: Erbrechen, Magenverstimmung und Reizung der Magenschleimhaut.

Was uns wieder an den Anfang zurückbringt: Was ist also eine Megadosis? Die oben aufgezählten Mengen sind eindeutig ungesund, doch keiner hat ihnen die Einheit M verpasst.

Molybdän

Molybdän wird für die Zusammensetzung mehrerer Enzyme, die für den Eiweißstoffwechsel zuständig sind, benötigt.

Lebensmittel, die Molybdän enthalten, sind Nüsse, Getreide und Bohnen.

Selen

Selen reguliert die Schilddrüsenhormone. Wie Vitamin C ist es ein Antioxidans.

Selen findet sich in Innereien, Meeresfrüchten und Pflanzen, die auf stark selenhaltigen Böden wachsen.

Zink

Zink sichert ein gesundes Wachstum, schützt Nerven- und Hirngewebe und stärkt das Immunsystem. Es ist Bestandteil von Verdauungsenzymen und Hormonen. Der Hauptanteil von Zink im männlichen Körper ist in den Hoden zu finden, wo es verwendet wird, um eine anhaltende Versorgung mit Testosteron, dem männlichen Geschlechtshormon, zu gewährleisten.

Ja, Austern enthalten Zink. Ebenso Fleisch, Leber und Eier. Klingt nach einem netten Mittagessen!

Die Kleindarsteller ins Rampenlicht zerren

Die Mineralstoffe Arsen, Bor, Nickel, Silizium und Vanadium sind ganz spezielle Fälle. Ernährungswissenschaftler sind der Meinung, dass sie nützlich sind, doch keiner weiß genau wofür. Früher oder später wird schon noch jemand herausfinden, was für eine Rolle diese Mineralstoffe bei der Ernährung spielen. Bis jetzt gibt es jedenfalls noch keine RDA/AIs für diese Nährstoffe, man weiß jedoch, dass einige in größeren Mengen eindeutig gesundheitsschädlich sind. Beim Wörtchen »Arsen« wird sofort klar, was ich meine, oder?

Zusatzinfos über Zusatzpräparate

Der Streit über den Nutzen von Zusatzpräparaten (Vitamine, Mineralstoffe und andere Nährstoffe) geht schon so lange hin und her, dass einem schwindlig werden kann, wenn man versucht, ihm zu folgen. Heutzutage ist sich ein Großteil der Experten darüber einig, dass die meisten Menschen ihren Nährstoffbedarf über eine normale Ernährung abdecken können. Für die übrigen Menschen sind Zusatzpräparate durchaus eine sinnvolle Nahrungsergänzung.

Wer sind diese übrigen Menschen, für die Zusatzpräparate sinnvoll sind? Eine nahe liegende Kandidatengruppe sind Frauen in gebärfähigem Alter. Es konnte jetzt nachgewiesen werden, dass mittels einer einfachen Nahrungsergänzung von 400 µg Folsäure pro Tag das Risiko für Rückenmarksdefekte beim ungeborenen Kind drastisch gesenkt werden kann. Schwangere haben einen erhöhten Nährstoffbedarf, um die Versorgung des heranwachsenden Fötus zu gewährleisten. Stillende Frauen benötigen ebenfalls zusätzliche Nährstoffmengen, um ausreichend Milch produzieren zu können.

Und nicht zu vergessen:

✔ Menschen, die Medikamente nehmen, die die Wirksamkeit von Vitaminen und Mineralstoffen erhöhen oder verringern. Beispielsweise kann die regelmäßige Einnahme von Aspirin die Vitamin-C-Verwertung verringern; die Einnahme von Diuretika (harntreibende Mittel) kann die Kalziumaufnahme verringern.

✔ Raucher (Was, es gibt sie immer noch?) haben einen erhöhten Vitamin-C-Bedarf. Der aktuelle RDA beträgt 100 Milligramm für Raucher, das sind 10 Milligramm mehr als der RDA für nicht rauchende Männer und 25 Milligramm mehr als der RDA für nicht rauchende Frauen.

✔ Veganer. Die veganische Ernährungsweise ist die reinste Form des Vegetarismus, bei der alle Nahrungsmittel tierischen Ursprungs ausgeschlossen werden, sogar Milchprodukte. Ohne Milchprodukte ist es für Veganer schwierig, ihren Vitamin-D-Bedarf zu decken. Da das Eisen aus Pflanzen für den Körper schwerer verwertbar ist als das Eisen aus Tierprodukten, brauchen Veganer unter Umständen ebenfalls Eisenzusatzpräparate.

✔ Frauen im gebärfähigen Alter können aufgrund menstruationsbedingten Eisenverlusts ebenfalls Eisenzusatzpräparate benötigen. Für Männer sind Zinkpräparate sinnvoll, um den Mineralstoff zu ersetzen, der beim Ejakulieren verloren geht.

Und jetzt zu Ihnen und Ihrem Reflux: Benötigen Sie Nahrungsergänzungsmittel? Die eindeutige Antwort lautet: Es kommt drauf an. Wenn Sie wegen Ihres Refluxes auf ganze Lebensmittelsorten, wie frisches Obst, verzichten müssen, dann benötigen Sie Zusatzpräparate. Wenn Sie nur auf wenige Lebensmittel verzichten müssen – wenn Sie zum Beispiel keine Orangen vertragen, Tomaten und Grapefruits jedoch prima sind –, dann brauchen Sie keine Zusatzpräparate. Doch nur Ihr Arzt kann das mit Sicherheit sagen. Fragen Sie ihn!

Die Zahlen kommen zum Zug

Sie haben keine Lust auf eine Lernen-Sie-Ihre-Vitamine-und-Mineralstoffe-kennen-Belehrungsstunde bei Ihrem Arzt? Dann fangen Sie am besten gleich an und nehmen sich Tabelle 5.2 und Tabelle 5.3 vor, in denen Sie die neuesten Vitamin- und Mineralstoff-Empfehlungen für gesunde Teenager und Erwachsene finden. Einige der Zahlen sind RDAs; andere sind AIs. Egal wie, sie sind das, was Ihr Körper benötigt, um in Topform zu bleiben.

Alter (Jahre)	Vitamin A	Vitamin D	Vitamin E	Vitamin K	Vitamin C
	(µgRÄ)	(µg/IE)	(mg/a-TÄ)	(µg)	(mg)
Säuglinge/Kinder					
0,0 bis 0,5	400	5/200	4*	2*	40*
0,5 bis 1,0	500	5/200	5*	2,5*	50*
1 bis 3	300	5/200	6	30*	15
4 bis 8	400	5/200	7	55*	25
Jungen und Männer					
9 bis 13	600	5/200	11	60*	45
14 bis 18	900	5/200	15	75*	75
19 bis 30	900	5/200	15	120*	90
31 bis 50	900	5/200	15	120*	90
51 bis 70	900	10/400	15	120*	90
über 70	900	15/600	15	120*	90
Mädchen und Frauen					
9 bis 13	600	5/200	11	60*	45
14 bis 18	700	5/200	15	75*	65
19 bis 30	700	5/200	15	90*	76
31 bis 50	700	5/200	15	90*	75
51 bis 70	700	10/400	15	90*	75
über 70	700	15/500	15	90*	75
Schwangere	750–770	5/200	15	75–90*	70
Stillende Mütter	1.200–1.300	5/200	19	76–90*	95

g = Gramm, mg = Milligramm, µg = Mikrogramm
RÄ = Retinol-Äquivalent, a-TÄ = alpha-Tocopherol-Äquivalent, NÄ = Niacin-Äquivalent
*AI
**Der neue AI für Menschen über 70 beträgt 15 µg/600 IE.

Tabelle 5.2: Vitamine und Mineralstoffe: Die RDAs

5 ➤ Ihren Nahrungsbedarf kennen lernen

Alter (Jahre)	Thiamin (Vitamin B$_1$)	Riboflavin (Vitamin B$_2$)	Niacin	Vitamin B6	Folsäure	Vitamin B$_{12}$
	(mg)	(mg)	(µg/NÄ)	(mg)	(µg)	(µg)
Säuglinge/Kinder						
0,0 bis 0,5	0,2*	0,3*	2*	0,1*	65*	0,4*
0,5 bis 1,0	0,3*	0,45*	46*	0,3*	80*	0,5*
1 bis 3	0,5	0,5	6	0,5	150	0,9
4 bis 8	0,6	0,6	8	0,6	200	1,2
Jungen und Männer						
9 bis 13	0,9	0,9	12	1,0	300	1,8
14 bis 18	1,2	1,3	16	1,2	400	2,4
19 bis 30	1,2	1,3	16	1,3	400	2,4
31 bis 50	1,2	1,3	16	1,3	400	2,4
51 bis 70	1,2	1,3	16	1,7	400	2,4
über 70	1,2	1,3	16	1,7	400	2,4
Mädchen und Frauen						
9 bis 13	0,9	0,9	12	1,0	300	1,8
14 bis 18	1,0	1,0	14	1,2	400	2,4
19 bis 30	1,1	1,1	14	1,3	400	2,4
31 bis 50	1,1	1,1	14	1,3	400	2,4
51 bis 70	1,1	1,1	14	1,5	400	2,4
über 70	1,1	1,1	14	1,5	400	2,4
Schwangere	1,4	1,1	18	1,9	600	2,6
Stillende Mütter	1,4	1,1	17	2,0	500	2,8

g = Gramm, mg = Milligramm, µg = Mikrogramm
RÄ = Retinol-Äquivalent, a-TÄ = alpha-Tocopherol-Äquivalent, NÄ = Niacin-Äquivalent
*AI

Tabelle 5.2 (Fortsetzung): Vitamine und Mineralstoffe: Die RDAs

Alter (Jahre)	Kalzium	Phosphor	Magnesium	Eisen	Zink
	(mg)	(mg)	(mg)	(mg)	(mg)
Säuglinge/Kinder					
0,0 bis 0,5	210*	100*	30*	0,27*	2*
0,5 bis 1,0	270*	275*	75*	11	3
1 bis 3	500*	460	80	7	3
4 bis 8	800*	500	130	10	5

Alter (Jahre)	Kalzium (mg)	Phosphor (mg)	Magnesium (mg)	Eisen (mg)	Zink (mg)
Jungen und Männer					
9 bis 13	1.300*	1.250	240	8	8
14 bis 18	1.300*	1.250	410	11	11
19 bis 30	1.000*	700	400	8	11
31 bis 50	1.000*	700	420	8	11
51 bis 70	1.200*	700	420	8	11
über 70	1.200*	700	420	8	11
Mädchen und Frauen					
9 bis 13	1.300*	1.250	240	8	82
14 bis 18	1.300*	1.250	360	15	92
19 bis 30	1.000*	700	310	18	8
31 bis 50	1.000*	700	320	18	8
51 bis 70	1.200*	700	700	320	8
über 70	1.200*	700	320	8	8
Schwangere	1.000–1.300*	700–1.250	350–400	27	11–12
Stillende Mütter	1.000–1.300*	700–1.250	310–350	9–10	12–13

g = Gramm, mg = Milligramm, µg = Mikrogramm
RÄ = Retinol-Äquivalent, a-TÄ = alpha-Tocopherol-Äquivalent, NÄ = Niacin-Äquivalent
*AI

Tabelle 5.2 (Fortsetzung): Vitamine und Mineralstoffe: Die RDAs

Alter (Jahre)	Jod (µg)	Selen (µg)	Molybdän (µg)
Säuglinge/Kinder			
0,0 bis 0,5	110*	15*	2*
0,5 bis 1,0	130*	20*	3*
1 bis 3	90	20	17
4 bis 8	90	30	22
Jungen und Männer			
9 bis 13	120	40	34
14 bis 18	150	55	43
19 bis 30	150	55	45
31 bis 50	150	55	45
51 bis 70	150	55	45
über 70	150	55	45

5 ➤ Ihren Nahrungsbedarf kennen lernen

Alter (Jahre)	Jod (µg)	Selen (µg)	Molybdän (µg)
Mädchen und Frauen			
9 bis 13	120	40	34
14 bis 18	150	55	43
19 bis 30	150	55	45
31 bis 50	150	55	45
51 bis 70	150	55	45
über 70	150	55	45
Schwangere	220	60	50
Stillende Mütter	290	70	50

µg = Mikrogramm
*AI

Tabelle 5.2 (Fortsetzung): Vitamine und Mineralstoffe: Die RDAs

Alter (Jahre)	Biotin (µg)	Panthothen-säure (mg)	Kupfer (µg)	Mangan (mg)	Fluorid (mg)
Säuglinge/Kinder					
0,0 bis 0,5	5	1,7	200	0,003	0,01
0,5 bis 1,0	6	1,8	220	0,6	0,5
1 bis 3	8	2	340	1,2	0,7
4 bis 8	12	3–4	440	1,5	1
Jungen und Männer					
9 bis 13	20	4	700	1,9	2
14 bis 18	25	5	890	2,2	3
19 bis 30	30	5	900	2,3	4
31 bis 50	30	5	900	2,3	4
51 bis 70	30	5	900	2,3	4
über 70	30	5	900	2,3	4
Mädchen und Frauen					
9 bis 13	20	4	700	1,6	2
14 bis 18	25	5	890	1,6	3
19 bis 30	30	5	900	1,8	3
31 bis 50	30	5	900	1,8	3
51 bis 70	30	5	900	1,8	3
über 70	30	5	900	1,8	3
Schwangere	30	6	1.000	2,0	1,5–4,0
Stillende Mütter	35	7	1.300	2,6	1,5–4,0

Tabelle 5.3: Die AIs

Alter (Jahre)	Chrom (µg)	Cholin (mg)
Säuglinge/Kinder		
0,0 bis 0,5	0,2	125
0,5 bis 1,0	5,5	150
1 bis 3	11	200
4 bis 8	15	250
Jungen und Männer		
9 bis 13	25	375
14 bis 18	35	550
19 bis 30	36	550
31 bis 50	36	550
51 bis 70	30	550
über 70	30	550
Mädchen und Frauen		
9 bis 13	21	375
14 bis 18	24	400
19 bis 30	25	425
31 bis 50	25	425
51 bis 70	20	425
über 70	20	425
Schwangere	29–30	450
Stillende Mütter	44–45	550

Quelle: Recommended Dietary Allowances (Washington D.C.: National Academy Press, 1989, und DRI panel reports), mit Erlaubnis geändert

Tabelle 5.3 (Fortsetzung): Die AIs

Grenzen setzen

Manche wissen einfach nicht, wann sie aufhören sollen. Deswegen hat die amerikanische National Academy of Medicine's Food and Nutrition Board eine verträgliche obere Aufnahmegrenze (Tolerable Upper Limit, UL) eingeführt, damit Sie Bescheid wissen, welche Vitamin- und Mineralstoffmengen noch unbedenklich sind. In Tabelle 5.4 finden Sie die ULs für Vitamine und Mineralstoffe. Ist das nicht praktisch? (Weitere Informationen zur exzessiven Aufnahme von Vitaminen und Mineralstoffen finden Sie in dem grauen Kasten »Das Megadosis-Rätsel« weiter vorn in diesem Kapitel.) Einen Moment noch! Derzeit sind noch keine ULs für die Vitamine K, B_1, B_2, B_{12} sowie Biotin und Panthothensäure verfügbar. Bitte um Verzeihung!

Nährstoff	UL (Sichere Obergrenze)**
Vitamine	
Vitamin A	3.000 µg
Vitamin D	50 µg
Vitamin E	1.000 µg
Vitamin B_6	100 mg
Cholin	3.500 mg
Folsäure	1.000 µg
Niacin	35 mg
Vitamin C	2.000 mg
Mineralstoffe	
Kalzium	2.500 mg
Phosphor	4.000 mg
Magnesium	350 mg
Chrom	35 µg für Männer von 19 bis 50 Jahren
	30 µg für Männer über 50 Jahren
	25 µg für Frauen von 19 bis 50 Jahren
	20 µg für Frauen über 50 Jahre
Kupfer	10.000 µg
Fluorid	10 mg
Jod	1.100 µg
Eisen	45 mg
Mangan	11 mg
Molybdän	45 µg
Selen	400 µg
Zink	40 mg
Bor	20 mg
Nickel	1,0 mg
Vanadium	1,8 mg

*Das Food and Nutrition Board hat keine UL für Vitamin K, Thiamin, Riboflavin, Vitamin B_{12}, Biotin, Panthothensäure sowie Chrom festgelegt.

**Sofern nicht anders vermerkt, gelten diese UL für gesunde Männer und Frauen zwischen 19 und 70 Jahren.

Quelle: Academy of Medicine Food and Nutrition Board

Tabelle 5.4: Sichere Obergrenzen für Vitamine und Mineralstoffe

Ihre Ernährungsweise (f)einstellen

In diesem Kapitel

▸ Die Lust am Essen
▸ Wie Lebensmittel Sodbrennen verursachen
▸ Die Lebensmittel, die man mit Reflux verbindet
▸ Eine eigene, ganz persönliche Ernährungsstudie
▸ Ihre Mahlzeiten unter Schutz stellen

*I*n diesem Kapitel gehen wir ans Eingemachte: Wie Sie gut essen können, während Ihr Bauch sich dabei trotzdem wohl fühlt. Zuerst spreche ich ein wenig über die Lust am Essen. Danach gibt's eine Zusammenstellung der Lebensmittel mit dem höchsten Reflux-Potenzial. Diese verursachen Reflux entweder durch Schwächung des unteren ösophagealen Sphinkters (UÖS) oder durch Reizung der Speiseröhrenschleimhaut. Anschließend finden Sie eine Methode, mit der man seine persönlichen Problemkinder unter den Nahrungsmitteln aufspüren kann. Und um das Ganze abzurunden, lernen wir bei einem vernünftigen Koch einige gesunde Garmethoden kennen.

In diesem Kapitel kommen Listenfetischisten auf ihre Kosten, es enthält jede Menge Diagramme und Tabellen. Warum das so ist? Die Auslöser für Sodbrennen in einer Liste zusammenzufassen nimmt weitaus weniger Platz in Anspruch, als die ganze Information in ausführlichen Abschnitten breitzutreten. Werden Ihre Augen allein beim Gedanken an nicht enden wollende Wortreihen glasig? Ganz ruhig! Nehmen Sie sich die Einträge *langsam* vor, einen nach dem anderen. Und zum Schluss vergessen Sie nicht, in Kapitel 5 nachzuprüfen, ob man sich mit den Nahrungsmitteln und Getränken aus diesem Kapitel ausgewogen ernähren kann.

Die Lust am Essen

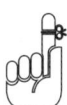

Die *Deutsche Gesellschaft für Ernährung* (DGE) ist ein Verein, der durch Ernährungsaufklärung, -beratung und -erziehung die vollwertige Ernährung voranbringen möchte. Diese Gesellschaft hat beispielsweise die »Zehn Regeln für eine vollwertige Ernährung« aufgestellt, die nicht nur das Essen an sich, sondern auch Bewegung und Genuss mit einbeziehen. Natürlich gibt es auch Tipps zu Ernährung und Bewegung sowie zur Ernährung bestimmter Bevölkerungsgruppen, zum Beispiel Schwangerer und Senioren. Sie können die Regeln unter der Internetadresse www.dge.de, Rubrik »Ernährung«, abrufen.

Wenn Sie diese Regeln nie gesehen haben, kann ich Ihnen auch mein Buch *Ernährung für Dummies* (ebenfalls im Verlag Wiley-VCH erschienen) ans Herz legen. Im Moment möchte ich mich auf folgendes Zitat beschränken:

»Essen ist eines der größten Vergnügen des Lebens!«

Anstatt eines der schönsten Dinge des Lebens zu genießen, das Essen, schauen Sodbrennen-Geplagte häufig ängstlich auf ihren gut sortierten Essensteller. »Kann ich diesen Saft trinken, ohne gleich in Flammen zu stehen?«, fragen sie sich. Und »Was ist mit diesem Schnitzel? Dem Käse? Dem Kuchen?« Traurig, aber wahr: Ihre Angst ist oft nur zu begründet. Einige Lebensmittel verursachen *wirklich* Reflux und Sodbrennen. Doch die Frage lautet:

✔ Wie kommt es eigentlich zu Sodbrennen?

✔ Welche Nahrungsmittel sind schuld daran?

✔ Wie können Sie diejenigen Nahrungsmittel aufspüren, die zurückbeißen, wenn sie gebissen werden?

Wenn ich so darüber nachdenke, komme ich zu dem Ergebnis, dass dies drei Fragen sind. Egal, wir werden auf jeden Fall jede dieser Fragen in den folgenden Abschnitten unter die Lupe nehmen und beantworten.

Wie Lebensmittel Sodbrennen verursachen

Speisen und Getränke können Ihr Sodbrennen-Risiko folgendermaßen erhöhen:

✔ Sie können die Häufigkeit von Reflux steigern.

✔ Sie bewirken, dass der Magensaft noch saurer und der Reflux dadurch schmerzhafter wird.

✔ Sie reizen die Speiseröhrenschleimhaut auf dem Weg zum Magen, ohne dass es dabei zu Reflux kommen muss.

Im nächsten Abschnitt erfahren Sie, welche Nahrungsmittel und Getränke welche der oben genannten Auswirkungen haben.

Schwächung des UÖS

Spricht man über Sodbrennen, steht der UÖS immer im Mittelpunkt des Geschehens. Dieser ist die Falltür zwischen Speiseröhre und Magen, die sich nach dem Schlucken wieder fest verschließt, damit der saure Mageninhalt nicht in die Speiseröhre zurückschwappen kann. Was man dann als Reflux bezeichnen würde. Öffnet sich der UÖS ungewollt und fließt Magensaft in Ihre Speiseröhre, führt dies zu Sodbrennen. Wäre Reflux ein Verbrechen, wären die wahrscheinlichsten Täter die in den nächsten Abschnitten vorgestellten Speisen und Getränke.

Fettreiche Nahrungsmittel

Der Körper kann Fett nicht so schnell wie Eiweiße und Kohlenhydrate verdauen, weshalb man sich nach einer Schweinshaxe oder nach der Weihnachtsgans viel länger voll fühlt als nach einer Hähnchenbrust ohne Haut oder einem Endiviensalat mit fettarmem Dressing.

 Ein voller Magen drückt auf den UÖS. Je länger der Magen voll ist, desto länger bleibt der Druck aufrechterhalten. Sieht da jemand Ärger aufziehen?

Tauchen Sie nicht in Ihrem Martini ab

Wenn man die Vor- und Nachteile des Alkoholkonsums abwägt, kommt man zu dem Ergebnis, dass gemäßigtes Trinken den größten »Nutzen« bei kleinstem Risiko bringt. Für einige Leute mit schlimmem Sodbrennen kann »gemäßigtes Trinken« ein Glas Sekt im Jahr zu Silvester bedeuten. Für Alkohol wird in den neuen »Referenzwerten für die Nährstoffzufuhr« der DGE ein Richtwert (Männer 20 Gramm, Frauen 10 Gramm) angegeben. Wie viel sind 20 Gramm Alkohol? Ein halber Liter Bier, ein Viertel Liter Wein oder drei Gläser Hochprozentiges à 0,02 Liter enthalten etwa 20 Gramm reinen Alkohol. Das ist die Menge Alkohol, die ein gesunder menschlicher (männlicher) Körper in ein oder zwei Stunden abbauen kann. Doch heutzutage können diese Mengen mickrig erscheinen. Je nach bestelltem Getränk schenkt der Barmixer zwischen 85 Gramm Alkohol (und 85 Gramm für den Barmann) und 170 Gramm in das schwimmbadgroße Glas, das Sie unten bestaunen können, ein. Wenn eines dieser Getränke vor Ihrer Nase landet, sollten Sie genau überlegen – Sodbrennen hin oder her – ob Sie den Sprung wagen. Dann springen Sie nicht. Punktum.

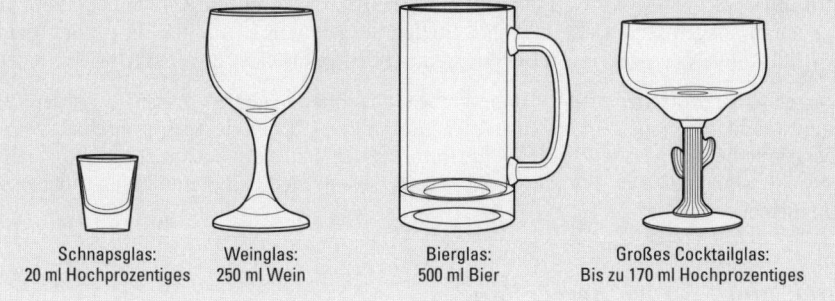

Schnapsglas: 20 ml Hochprozentiges   Weinglas: 250 ml Wein   Bierglas: 500 ml Bier   Großes Cocktailglas: Bis zu 170 ml Hochprozentiges

Alkoholische Getränke

Bier, Wein und Spirituosen erhöhen Ihr reflux-bedingtes Sodbrennen auf zweierlei Weise.

✔ Erstens ist Alkohol das Muskelrelaxans (wirkt muskelentspannend) schlechthin. Der UÖS ist ein Muskel. Alkohol entspannt die Muskeln. Sie sehen, worauf ich hinaus will? Und was das Ganze mit Reflux zu tun hat?

✔ Zweitens ist Alkohol eine saure Flüssigkeit. Alkoholische Getränke führen zu einer überhöhten Säureproduktion in Ihrem Magen. Außerdem sind sie sehr wohl dazu imstande, Ihre Speiseröhre bereits auf dem Weg nach unten tüchtig zu ärgern, sogar noch bevor sie sich als Reflux zurückmelden.

In der Speiseröhre von Menschen, die zum Mittag- oder Abendessen ungefähr 360 Milliliter Rotwein trinken, sind höhere Säureanteile als bei anderen finden. Außerdem sind sie bis zu viermal länger dieser Säurewirkung ausgesetzt als Leute, die zum Essen Leitungswasser trinken. Zu ähnlichen Ergebnissen kam man bei anderen alkoholischen Getränken. Heißt das etwa, dass ein Sodbrennen-Patient nie wieder ein Gläschen trinken darf? Wie immer lautet die direkte, endgültige, unverblümte Antwort: *Es kommt darauf an!*

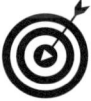

Wenn sich selbst beim noch so zurückhaltenden Schnuppern am Korken Ihr Reflux meldet, reichen Sie die Flasche weiter. Doch wenn ein Gläschen von Zeit zu Zeit Ihnen Freude bereitet, genießen Sie es, sagt die DGE. Mit anderen Worten – Sodbrennen hin, Sodbrennen her –, wenn es um Alkohol geht, sind *Vernunft* und *Mäßigung* die Schlüsselwörter. Lesen Sie mehr über Alkohol im Kasten »Tauchen Sie nicht in Ihrem Martini ab«.

Kohlensäurehaltige Getränke

Mit Kohlensäure versetzte Getränke bekommen ihren Kick durch Kohlendioxid, ein Gas, das auch im Magen noch weiterblubbert. Stellen Sie sich einmal vor, wie diese klitzekleinen Kohlendioxidbläschen gegen den UÖS hopsen, schubsen, drücken ... muss ich weiterreden?

Ganz recht, das Wörtchen »rülps« kommt einem da schnell in den Sinn, ebenso das Geräusch, das entweicht, wenn die Luft sich ihren Weg durch den UÖS in die Speiseröhre bahnt – und dabei fast sicher auch etwas sauren Reflux mitbringt. Und falls das noch nicht schlimm genug sein sollte, stellen Sie sich einmal vor, was passiert, wenn Sie Alkohol mit diesen Blubberbläschen mixen.

Noch mehr Säure herstellen

Egal wie harmlos einige Lebensmittel auch sein mögen, sind sie Bestandteil einer umfangreichen Mahlzeit, geht sofort der Befehl »Gleich kommt 'ne Menge Zeugs, mach mal schnell noch mehr Säure, um den ganzen Kram zu verdauen« an den Magen.

Je größer und fettreicher die Mahlzeiten, desto mehr Säure muss der Magen herstellen, um alles verdauen zu können. Überrascht es Sie wirklich, dass große Mahlzeiten – ganz besonders fettreiche – eher Reflux verursachen als kleine?

Die Speiseröhre wird geärgert

Genauso wie bestimmte Menschen können auch Lebensmittel und Getränke schlicht nervig sein, so ätzend, dass sie die Speiseröhre sogar ganz ohne Reflux angreifen können. Drei häufig anzutreffende saure Unruhestifter sind:

- ✔ Alkoholische Getränke (mit oder ohne Mischgetränken oder Säften)
- ✔ Zitrusfrüchte und die entsprechenden Säfte (einschließlich Tomaten)
- ✔ Kaffee, der ewige Sodbrennen-Verursacher – wie zum Beispiel schwarzer Kaffee, Espresso, Cappuccino, Mokka und so weiter ... einfach traurig!

Die Schuldigen nennen

So, jetzt wissen Sie, dass einige Nahrungsmittel Ihren UÖS schwächen, Ihren Magen zu einer größeren Säureproduktion antreiben und Ihre Speiseröhre verätzen können. Doch welche Nahrungsmittel genau sind das?

Ich bin froh, dass Sie mich das fragen, weil ich schon die ganze Zeit hier herumsitze und auf den Tisch trommelnd darauf warte, dass ich Ihnen endlich ein paar hübsche Tabellen zeigen kann. In den Tabellen 6.1 bis 6.4 finden Sie Lebensmittel, die brav sind, solche, die im mittleren Bereich liegen, und schließlich solche, die großen Ärger versprechen. Und außerdem habe ich noch ein paar gute Methoden in petto, wie Sie Ihre ganz persönlichen Unruhestifter aufspüren können.

Das Gesetz der Straße

Sobald Sie sich hinters Lenkrad Ihres Autos klemmen, verbindet Ihr Gehirn ohne zu zögern folgende drei hübsche, aber ansonsten nichtssagende Farben, mit Folgendem:

- ✔ Frisch drauflos bei **Grün**.
- ✔ Langsamer fahren bei **Gelb**.
- ✔ Anhalten bei **Rot**.

Die NHBA (National Heartburn Alliance; Amerikanischer Sodbrennen Verband) hat für ihren Speiseplan zur Reduzierung von Sodbrennen denselben Farbcode ausgewählt. Dieser so genannte *Stop and Select Guide* enthält eine farbcodierte Tabelle mit zahlreichen Lebensmitteln und Getränken, geordnet nach ihrer Tendenz, Sodbrennen oder Reflux zu verschlimmern. Wie bei einer Ampel bedeutet

- ✔ **Grün: Immer drauflos.** Dieses Nahrungsmittel verursacht höchstwahrscheinlich kein Sodbrennen oder verschlimmert es zumindest nicht.
- ✔ **Gelb: Langsam!** Wenn Sie etwas von diesem Lebensmittel essen, dann bitte nicht zu viel.
- ✔ **Rot: Stopp!** Dieses Nahrungsmittel verursacht häufig Sodbrennen. Wollen Sie das wirklich auf Ihrem Teller haben?

Obst	Gemüse
Rot: Orangensaft	**Rot:** Kartoffelpüree
Rot: Zitronen	**Rot:** Pommes Frites
Rot: Limonade	**Rot:** Rohe Zwiebeln
Rot: Grapefruitsaft	**Rot:** Kartoffelsalat
Rot: Tomaten	**Gelb:** Knoblauch
Gelb: Milder Orangensaft	**Gelb:** Gedünstete Zwiebeln
Gelb: Apfelschorle	**Gelb:** Lauch
Gelb: Pfirsiche	**Gelb:** Sauerkraut
Gelb: Blaubeeren	**Gelb:** Frühlingszwiebeln
Gelb: Himbeeren	**Grün:** Möhren
Gelb: Erdbeeren	**Grün:** Weißkohl
Gelb: Trauben	**Grün:** Erbsen
Grün: Äpfel	**Grün:** Brokkoli
Grün: Apfelsaft	**Grün:** Grüne Bohnen
Grün: Bananen	**Grün:** Ofenkartoffeln

Quelle: Stop and Select Guide, National Heartburn Alliance

Tabelle 6.1: Obst und Gemüse

Getreide	Milchprodukte
Rot: Makkaroni mit Käse	**Rot:** Saure Sahne
Rot: Spaghetti mit Meeresfrüchtesauce	**Rot:** Milchshake
Gelb: Knoblauchbrot	**Rot:** Eiscreme
Gelb: Muffins	**Rot:** Hüttenkäse, normal
Gelb: Müsli	**Gelb:** Joghurt
Grün: Mehrkornbrot	**Gelb:** Vollmilch
Grün: Weißbrot	**Gelb:** Magermilch
Grün: Naturreis	**Gelb:** Hüttenkäse, fettarm
Grün: Weißer Reis	**Gelb:** Cheddarkäse
Grün: Couscous	**Gelb:** Mozzarella

6 ➤ Ihre Ernährungsweise (f)einstellen

Getreide	Milchprodukte
Grün: Brezeln	**Grün:** Frischkäse, fettfrei
Grün: Rice-Cakes	**Grün:** Fetakäse
Grün: Haferflocken	**Grün:** Ziegenkäse
Grün: Gezuckerte Frühstücksflocken	**Grün:** Saure Sahne, fettfrei
Grün: Frühstücksflocken auf Kleie-Basis	**Grün:** Sojakäse, fettarm

Quelle: Stop and Select Guide, National Heartburn Alliance

Tabelle 6.2: Brot und Butter

Fleisch	Bohnen und andere Eiweiße
Rot: Rinderhackfleisch, vom Kamm	**Gelb:** Rühreier, in Butter gebraten
Rot: Lendenfilet, marmoriert	**Gelb:** Spiegeleier
Rot: Hähnchennuggets	**Gelb:** Nüsse oder Erdnussbutter
Rot: Scharf gewürzte, frittierte Hähnchenflügel	**Gelb:** Gebackene Bohnen
Gelb: Rinderhackfleisch, mager	**Grün:** Eiweiß
Gelb: Hähnchensalat	
Gelb: Thunfischsalat	
Gelb: Hotdog, vom Rind oder Schwein	
Gelb: Schinken	
Grün: Rinderhackfleisch, besonders mager	
Grün: Rindersteak, gegrillt	
Grün: Hähnchenbrust, ohne Haut	
Grün: Fisch, frisch, ohne Fett zubereitet	

Quelle: Stop and Select Guide, National Heartburn Alliance

Tabelle 6.3: Fleisch, Bohnen und andere Eiweiße

Fette, Öle und Süßigkeiten	Getränke
Rot: Schokolade	**Rot:** Alkoholische Getränke (Spirituosen)
Rot: Maischips	**Rot:** Wein
Rot: Kartoffelchips, normal	**Rot:** Kaffee
Rot: Butterkeks, fettreich	**Rot:** Tee
Rot: Brownies	**Gelb:** Wein, alkoholfrei
Rot: Donuts	**Gelb:** Bier
Rot: Salatdressing, sahnig	**Gelb:** Bier, alkoholfrei
Gelb: Kekse, fettarm	**Gelb:** Cola
Gelb: Ketchup	**Grün:** Mineralwasser
Grün: Kartoffelchips, gebacken	

Fette, Öle und Süßigkeiten	Getränke
Grün: Kekse, fettfrei	
Grün: Gummibärchen	
Grün: Rote Lakritze	
Grün: Salatdressing, fettarm	

Quelle: Stop and Select Guide, National Heartburn Alliance

Tabelle 6.4: Kleine Sünden

Das Gewürzregal aufmischen

Kräuter, Gewürze und Würzmittel, wie Ketchup und Mayonnaise, geben dem Essen den richtigen Pfiff. Aber fachen sie auch das Feuer in Ihrer Speiseröhre an? Das hängt von den Kräutern, den Gewürzen und den Würzmitteln ab.

Ob ein Kraut oder Gewürz Ihr Sodbrennen erst zum Auflodern bringt, hängt von dem verwendeten Kraut ab. Allgemein kann man sagen, dass – Ausnahmen bestätigen die Regel – die »kühlen Grünen« weniger Ärger versprechen als die scharfen Gewürze. Dazu kommt noch, dass einige Würzmittel, wie Zwiebeln und Knoblauch, getrocknet weniger gefährlich sind als frisch. (Mehr zu Kräutern als Hausmittel finden Sie in Kapitel 7.) Folgende Kräuter und Gewürze verursachen eher selten Sodbrennen:

- ✔ Basilikum
- ✔ Zimt
- ✔ Koriander
- ✔ Dill
- ✔ Knoblauchpulver
- ✔ Ingwer (gemahlen)
- ✔ Muskatblüte (gemahlen)
- ✔ Zwiebelpulver, getrocknete Zwiebel
- ✔ Petersilie
- ✔ Estragon
- ✔ Thymian

Folgende Gewürze verursachen häufiger Sodbrennen:

- ✔ Schwarzer Pfeffer
- ✔ Chilipulver

- ✔ Gewürznelken
- ✔ Currypulver
- ✔ Knoblauch, frisch
- ✔ Minze
- ✔ Senfsamen
- ✔ Muskatnuss
- ✔ Pfeffer, schwarz, rot (scharf), weiß

Diese Listen sind rein theoretisch. Genauso wie es Leute gibt, die nach unzähligen Tassen starken Kaffees selig und problemlos in den Schlaf gleiten, trinken andere literweise Tabasco, ohne auch nur mit der Wimper zu zucken. (Nehmen Sie sich einmal den nächsten Abschnitt »Ihre persönlichen Übeltäter in die Enge treiben« vor, der Ihnen zeigt, wie Sie Ihre persönlichen Problemlebensmittel und Getränke ausfindig machen können.

Weitere wichtige Würzmittel:

- ✔ **Ketchup** ist nur ein anderes Wort für *Tomatensauce*. Wenn Ersteres keine Probleme verursacht, ist Zweiteres wahrscheinlich ein Zuckerschlecken. Und umgekehrt natürlich auch.

- ✔ **Mayonnaise** kann als fettarme oder fettfreie Variante etwas weniger problematisch sein. Dasselbe gilt für Salatdressings.

- ✔ **Senf** ist ganz dubios – der viele Essig (siehe nächster Punkt) und all die ätzenden gequetschten Senfsamen ...

- ✔ **Essig** ist eine hochsaure Flüssigkeit, die nach »Bloß nicht anfassen!« klingt. Aber aus unerfindlichen Gründen finden manche Apfel- und Reisessig weniger ätzend als Weißweinessig (einschließlich aller Geschmacksvarianten). Die eigene Speiseröhre weiß am besten, was gut für sie ist.

Ihre persönlichen Übeltäter in die Enge treiben

Wissenschaftler oder Gesundheitsvereine können die Nahrungsmittel, je nach Sodbrennen-Potenzial in der Allgemeinbevölkerung, noch so sehr in grün, rot, gelb, scharf oder kühl einteilen, die betroffenen Mägen sind da oft anderer Meinung. Gastrogurus wissen tatsächlich, welche Nahrungsmittel am häufigsten Alarm auslösen, doch sie werden nie wissen können, welche Lebensmittel welchen Körpern welcher Leute Ärger bereiten.

So weit, so gut, aber wissen Sie was? Sie sind auf dem besten Weg, sich in Ihre eigene Forschungsanstalt zu verwandeln. Sie können ein Sodbrennen-Tagebuch führen, um diejenigen Nahrungsmittel zu beobachten, bei denen Ihr Reflux-Alarm losgeht. Die Vorgehensweise ist einfach: Jedes Mal, wenn Sie etwas essen oder trinken, tragen Sie dies in Ihr Tagebuch ein. Das ist eine einfache Methode herauszufinden, welche Lebensmittel und Getränke bei Ihnen Sodbrennen hervorrufen.

Schauen Sie sich mal die Beispielseite eines ausgefüllten Ernährungstagebuchs in Tabelle 6.5 an. Die besten Ergebnisse erzielt man, wenn man mindestens ein oder zwei Wochen, besser noch einen Monat lang Tagebuch führt. So wird ein breites Nahrungsmittelspektrum mit mehreren Wiederholungen abgedeckt.

Nehmen Sie sich einen Notizblock und zeichnen Sie die fünf Spalten aus Tabelle 6.5 ab. Oder fotokopieren Sie die Tagebuchseite aus Abbildung 6.1. Machen Sie sich eine Kopie für jeden Tag, an dem Sie Ihr Tagebuch führen.

Sodbrennen-Tagebuch

Tag	Uhrzeit	Nahrungsmittel/Getränk	Aua!-Index (0–3)	Aua!-Index eine Stunde später (0–3)

Abbildung 6.1: Liebes Tagebuch ...

Und so verwenden Sie das Sodbrennen-Tagebuch:

1. **Notieren Sie zunächst einmal den Tag und die Uhrzeit Ihrer ersten Mahlzeit.**
2. **Notieren Sie so genau wie möglich in der Nahrungsmittel/Getränke-Spalte alles, was Sie zu dem Zeitpunkt gegessen und getrunken haben.**

Wenn Sie zum Beispiel Toast mit Butter gegessen haben, schreiben Sie nicht einfach nur *Toast* auf, sondern *Toast mit Butter*. Wenn Sie eine kleine Tasse Kaffee getrunken haben, schreiben Sie *Kaffee, kleine Tasse* auf. Wenn Sie eine riesige Tasse Kaffee getrunken haben, schreiben Sie *Kaffee, halber Liter*. Oder schreiben Sie einfach *großer Kaffee*.

Wenn Sie so genau wie möglich sind, ist die Auswertung Ihres Tagebuchs – um später diejenigen Lebensmittel auszuwählen, die Ihr Sodbrennen-Risiko senken – ergiebiger. Vielleicht bringt eine kleine Tasse Kaffee den Magen noch nicht in Aufruhr, bei einer großen Tasse Kaffee kann das schon ganz anders aussehen. Wenn es Ihnen ähnlich geht, Sie ohne Kaffee aber nicht leben können, werden Sie sich freuen zu erfahren, dass Sie nicht auf Kaffee verzichten müssen. Es reicht, wenn Sie Ihren Kaffeekonsum anders einteilen

3. **Füllen Sie das Aua!-Index-Feld aus.**

Der Aua!-Index ist eine Skala, die besagt, wie groß der Schmerz ist, der durch ein bestimmtes Nahrungsmittel oder Getränk verursacht wird. Verwenden Sie folgendes Einstufungssystem:

0 = Dieses Lebensmittel hat kein Sodbrennen verursacht.

1 = Dieses Lebensmittel hat ein bisschen gezwickt.

2 = Dieses Lebensmittel hat zu mäßigem Sodbrennen geführt.

3 = Dieses Lebensmittel hat so starkes Sodbrennen verursacht, dass ich es wahrscheinlich von meiner Nahrungsliste streichen werde.

4. **Füllen Sie eine Stunde nach dem Essen ein weiteres Aua!-Index-Feld aus.**
5. **Wiederholen Sie den ganzen Tag über die Schritte 1 bis 4 jedes Mal, wenn Sie etwas essen oder trinken.**
6. **Machen Sie ein oder zwei Wochen lang weitere Tagebucheinträge; verwenden Sie dabei für jeden Tag eine eigene Seite.**

Tag	Uhrzeit	Lebensmittel/Getränk	Aua!-Index (0–3)	Aua!-Index eine Stunde später
Montag	8:00 Uhr	Orangensaft, eine Scheibe Toast	3	2
	11:00 Uhr	Halbe Brezel mit Streichkäse, fettarm	0	0
	13:00 Uhr	Gemischter grüner Salat mit fettarmem Dressing	1	1
	15:00 Uhr	Großer Schokoriegel	1	2

Tabelle 6.5: Eine Beispielseite aus dem Sodbrennen-Tagebuch

Wenn Sie das Tagebuch eine Woche oder zwei geführt haben, holen Sie den Taschenrechner aus der Schublade und werten die einzelnen Lebensmittel nach Ihren Tagebucheinträgen aus. Organisieren Sie sich einen weiteren Notizzettel und zeichnen Sie die vier Spalten aus Tabelle 6.6 ab. Ihre Aufgabe besteht darin, für jedes Lebensmittel und Getränk aus Ihrem Tagebuch den durchschnittlichen Aua!-Index zu ermitteln.

1. **Schreiben Sie das erste Lebensmittel oder Getränk auf, das Sie an Tag 1 Ihrer Tagebuchaufzeichnung notiert haben.**

   Für das Beispiel in Tabelle 6.5 ist das Orangensaft.

2. **Schreiben Sie sich alle Aua!-Index-Zahlen auf, die Sie in Ihrem Tagebuch zu diesem Lebensmittel finden.**

   Wie Sie in Tabelle 6.6 sehen können, habe ich sieben Aua!-Index-Zahlen für Orangensaft notiert, was bedeutet, dass ich in dieser Woche sieben Gläser Orangensaft getrunken habe.

3. **Zählen Sie alle Aua!-Index-Zahlen zu einer Gesamt-Aua!-Index-Zahl zusammen.**

   In Tabelle 6.6 sieht diese Rechnung folgendermaßen aus: 3 + 3 + 2 + 2 + 3+ 3+ 3 = 19.

4. **Um die durchschnittliche Aua!-Index-Zahl für das betreffende Lebensmittel zu erhalten, teilen Sie die Gesamt-Aua!-Index-Zahl aus Schritt 3 durch die Anzahl der einzelnen Portionen, die Sie in Schritt 2 festgehalten haben.**

   Sie können entweder den durchschnittlichen sofortigen Aua!-Index oder den durchschnittlichen Aua!-Index nach einer Stunde berechnen. *Denken Sie daran:* Dies ist ein Richtwert, keine unabänderliche Prognose.

   Runden Sie auf die übliche Art auf oder ab (unter 0,5 ab, über 0,5 auf).

   In Tabelle 6.6 sieht die Rechnung so aus: 19/7 = 2,7 = 3

5. **Wiederholen Sie die Schritte 1 bis 4, bis Sie alle Lebensmittel in Ihrem Tagebuch abgedeckt haben.**

6. **Wenden Sie folgende Skala auf Ihre durchschnittliche Aua!-Index-Zahl an:**

   0 = Von diesem Lebensmittel bekomme ich nie Sodbrennen.

   1 = Von diesem Lebensmittel bekomme ich manchmal Sodbrennen.

   2 = Von diesem Lebensmittel bekomme ich häufig Sodbrennen.

   3 = Von diesem Lebensmittel bekomme ich immer Sodbrennen.

7. **Schauen Sie sich die Ergebnisse an und ziehen Sie Ihre Schlüsse daraus.**

   Das könnte zum Beispiel so aussehen: Keine 3er-Lebensmittel mehr, 2er-Lebensmittel nur ab und zu, 1er-Nahrungsmittel häufig und Lebensmittel der 0-Gruppe so viel man essen kann, solange die Portionen nicht allzu groß sind. Denn bedenken Sie, dass selbst die unschuldigsten Lebensmittel in großen Portionen Sodbrennen entfachen können.

8. **Besprechen Sie Ihre Schlussfolgerungen mit dem Arzt.**

6 ➤ Ihre Ernährungsweise (f)einstellen

9. Wenn Sie Ihre Nahrungsmittelauswahl auf Ihren Magen abstimmen, werden Sie sich gleich besser fühlen.

Lebensmittel	Aua!-Index Einträge	Durchschnittlicher Aua!-Index
Orangensaft	3, 3, 2, 2, 3, 3, 3	19 geteilt durch 7 = 2,7 = 3
Brezel	0, 0, 0, 1, 0, 1, 0	2 geteilt durch 7 = 0,3 = 0

Tabelle 6.6: Auswertung meiner Lebensmittel

Eine andere Art *Achtung!* zu sagen, ist *caveat emptor*, der lateinische Ausdruck für »Käufer, nimm dich in Acht!«. Gehen wir einmal davon aus, dass Sie alle Anweisungen in diesem Abschnitt gelesen, das Sodbrennen-Tagebuch ordnungsgemäß geführt, sogar auf eine leserliche Handschrift geachtet haben, damit Sie alles auch nach mehreren Tagen noch entziffern können. Wenn Sie mehr als ein Lebensmittel auf einmal essen und Sie nach einer Stunde wieder Sodbrennen haben, woher um alles in der Welt sollen Sie dann wissen, ob der Orangensaft oder die Brezel schuld daran war? Gute Frage. Leider ist es so, dass Sie die Ergebnisse dann tatsächlich nicht richtig auswerten können.

Klar, Sie könnten ein Lebensmittel um 8:00 Uhr verzehren, um 9:00 Uhr das nächste und den ganzen Tag so weiter, um die Ergebnisse leichter auszuwerten. Aber das kann ja nun nicht ernst gemeint sein. Eine bessere Methode besteht darin, auf Muster zu achten. Wenn Sie nach einem Orangensaft und einer Brezel Sodbrennen bekommen, kein Sodbrennen nach einer Brezel und Apfelsaft, aber nach Orangensaft und einem Salat doch wieder Sodbrennen, kann das bedeuten, dass der Orangensaft der Bösewicht ist. Je länger Sie Ihr Tagebuch führen, desto genauer werden die Ergebnisse auch sein. Auch wenn, wie so Vieles im Leben, das Tagebuch nur eine Richtschnur ist, keine Garantie.

Sichere Mahlzeiten

In diesem Abschnitt gibt es nur gute Nachrichten. Egal wie gefährlich ein Lebensmittel oder Getränk auf den ersten Blick scheint, Sie können ihm die Sodbrennen- oder Reflux-Gefährlichkeit nehmen, indem Sie auf Ihre Essenszeiten achten, langsamer Essen und spezielle Zubereitungsarten anwenden.

Einen schonenden Zeitplan aufstellen

Was Sie essen ist nur *ein* Teil Ihres Reflux-Bekämpfungsplans. Wann Sie essen, ist ebenfalls ein ganz wichtiger Faktor. Übersetzt Ihr Gehirn zum Beispiel »drei Häppchen« mit »vier Gänge«? Denken Sie daran, dass große Mahlzeiten, besonders die fettreichen, Ihr Reflux-Risiko erhöhen. Nehmen Sie sich einen Moment Zeit und blättern Sie zum Abschnitt »Fettreiche Nahrungsmittel« zurück, um Ihre Erinnerung ein wenig aufzufrischen. Ihr Magen wird sich erkenntlich erweisen.

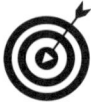 Eine sehr gute Idee ist es, drei große Mahlzeiten in mehrere kleine aufzuteilen – solange eine dieser Extramahlzeiten nicht spät abends stattfindet. Warum es nicht gut ist, kurz vorm Schlafengehen noch zu essen, wird in Kapitel 14 erklärt. Außerdem finden Sie dort Tipps, wie Sie Sodbrennen beim Schlafen vermeiden können.

Das Tempo drosseln

 Nehmen Schnellesser eher zu als Menschen, die sich Zeit beim Essen lassen? Nein. Und nimmt bei Leuten, die schnell essen, das Reflux-Risiko zu? Ja, genau. Je schneller Sie essen, desto größer ist Ihr Reflux-Risiko.

Die Erkenntnis stützt sich auf eine Studie, bei der zehn gesunde Freiwillige eine normalgroße, 690-Kalorien-Mahlzeit unterschiedlich schnell essen sollten: Am ersten Tag in fünf Minuten, am nächsten Tag in 30 Minuten. Danach wurden die Probanden zwei Stunden lang von den Ärzten sorgfältig beobachtet, um Anzeichen für Reflux festzustellen. (Ein Ächzen? Ein verzerrtes Gesicht? Ein Ansturm auf die Packung mit den Säureblockern?)

Die sorgfältige Beobachtung ergab, dass es beim Schnellessen zu 50 Prozent mehr Reflux-Vorfällen kam als beim Langsamessen. Die unwissenschaftliche Schlussfolgerung? Muttern hatte Recht: Schling nicht so!

Essen und Zubereitung ändern

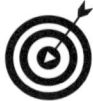 Manchmal kann die Form eines Lebensmittels oder die Art der Zubereitung darüber entscheiden, ob dieses Reflux auslöst oder nicht. Zum Beispiel sind rohe Zwiebeln normalerweise tabu, getrocknete Zwiebelflocken dagegen meist in Ordnung. Schauen Sie sich einmal die folgenden einfachen kulinarischen Sicherheitsregeln an:

- ✔ **Getreide:** Brot, Reis und Pasta sind normalerweise benutzerfreundlich, doch Saucen und Brotbelag können problematisch sein. Im Allgemeinen sind leichte Pastasaucen auf der Basis von Brühe weniger schädlich als fettreiche Sahnesaucen. Achten Sie bei Brot auf fettarme oder fettfreie Aufstriche/Aufschnitt.

- ✔ **Würzmittel:** Getrocknet oder gedörrt ist häufig sicherer als frisch. Zum Beispiel sind getrockneter Knoblauch, Zwiebelflocken und grüne Paprikaflocken weniger schädlich als frischer Knoblauch, Zwiebeln und frische grüne Paprika. Doch leider gibt es nichts, was dem scharfen roten, schwarzen oder weißen Pfeffer das Brennen nehmen könnte.

- ✔ **Fleisch, Fisch, Geflügel und Eiergerichte:** Eine fettärmere Sauce oder Zubereitung verringert das Sodbrennen-Risiko.

- ✔ **Öle:** Die allgemeine Regel lautet auch hier: Wenig währt am längsten (oder so ähnlich).

Die schonendsten Zubereitungsarten

Ich bin immer davon ausgegangen, dass die allererste gekochte Mahlzeit ein Unfall war, an dem ein bedauernswertes umherstreifendes Tier und ein Blitzschlag beteiligt waren, der das Tier – zack! – in ein dampfendes Schnitzel verwandelt hat. Dann riss sich ein Höhlenmensch, angezogen vom Duft, ein brutzelndes Stück heraus und eröffnete fürderhin das allererste Restaurant. Danach war es nur noch – anthropologisch ausgedrückt – ein kleiner Schritt vom Lagerfeuer zum Gasherd und zum elektrischen Grill, wodurch die Menschheit sich endlich dazu in der Lage sah, das Kochen selbst zu steuern und nicht auf durchziehende Gewitter warten zu müssen. Über die ganzen Jahrhunderte hinweg verwendeten die Menschen hauptsächlich drei einfache Methoden, um ihre Nahrung zu garen:

- ✔ **Offenes Feuer:** Das Essen wird direkt über (oder unter) die Flammen gehalten oder, um sich nicht die Finger zu verbrennen, in einen Topf über die Flammen oder auf einen Rost darunter gelegt. *Anmerkung:* Die elektrische Heizspirale ist lediglich eine moderne Version des offenen Feuers.

- ✔ **Ein geschlossener heißer Kasten:** Sie stellen das Essen in einen geschlossenen Kasten (einen Ofen) und erwärmen die Luft im Ofen, um eine sehr heiße, trockene Hitze zu bekommen.

- ✔ **Eine heiße Flüssigkeit:** Sie werfen das Essen in eine Flüssigkeit und erhitzen diese. Oder Sie halten das Essen über die heiße Flüssigkeit, so dass es vom Dampf, der aus der kochenden Flüssigkeit aufsteigt, gegart wird.

Und das hat Generationen von Köchen gereicht, angefangen bei den Höhlenmenschen bis hin zu Escoffier und Alfred Biolek. Doch dann, in den letzten Jahrzehnten des ausklingenden 20. Jahrhunderts, brachte die Wissenschaft eine nigelnagelneue Hitzequelle für die Küche heraus, den fantastischen Mikrowellenofen. Ein Feuer (Holz, Gas oder elektrische Kopie) erzeugt *thermische Energie* (Hitze), die das Essen erwärmt und gart. Ein Mikrowellenofen erzeugt *elektromagnetische Energie*.

Mikrowellen sind einfach magisch. Sie durchdringen Glas, Papier und Kunststoff, um in das Essen zu gelangen, wo sie Wassermoleküle in Bewegung bringen, die gegeneinander schwingen. Die Schwingung der Wassermoleküle erzeugt weitere Energie (Hitze), die das Essen erhitzt und gart. Der Teller, auf dem das Essen liegt, bleibt normalerweise kühl, da er nur wenige Wassermoleküle enthält.

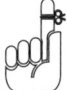
Fett ist lecker. Doch Fett verursacht ebenfalls Reflux und Sodbrennen. Sehr fetthaltige Nahrungsmittel, wie zum Beispiel Öl und Eiscreme, werden im Allgemeinen in Bezug auf Sodbrennen als gefährlich angesehen. Dasselbe gilt für Essen, bei dessen Zubereitung Fette verwendet werden. Eine Ofenkartoffel ist beispielsweise völlig in Ordnung. Pommes frites, die bekanntermaßen frittiert werden, sind eher bedenklich.

Um anhand der Zubereitung die Sodbrennen-Gefahr zu verringern, sollten Sie die einzelnen Garmethoden kennen. Wenn Sie den Unterschied zwischen *Schmoren* und *Grillen* nicht kennen oder zwischen *Dünsten* und *Dämpfen*, stehen Sie nicht allein da. Viele kennen ihn nicht – das heißt, bis sie die folgenden Begriffserklärungen gelesen haben.

Fettarme Garmethoden

Bei fettarmen Garmethoden *ohne* Zugabe von Flüssigkeit, wie dem Rösten, tropft das Fett aus der Nahrung heraus. Bei fettarmen Garmethoden *mit* Zugabe von Flüssigkeit, wie dem Schmoren, kann das schmelzende Fett in der Flüssigkeit aufgefangen werden. Lässt man das Ganze abkühlen, setzt sich das Fett an der Oberfläche ab und kann abgeschöpft werden, so dass sich der Fettgehalt erheblich verringert, ebenso wie Ihr Sodbrennen-Risiko, ebenso wie die Kalorienzahl (nebenbei bemerkt).

- **Backen:** Das Garen von Nahrungsmitteln ohne Flüssigkeitszugabe in einem herkömmlichen Ofen. Der Begriff *Backen* wird für Getreideprodukte wie Brot und Kuchen verwendet. Bei Fleisch, Fisch, Geflügel und Gemüse wird der Begriff *Rösten* verwendet. Backen oder Rösten verringert den Fettgehalt, da die Hitze das Fett schmelzen lässt, das dann in die Pfanne tropft.

- **Braten:** Das Garen bei großer Hitze mit wenig oder keinem Fett, wobei das Fett, das sich beim Braten ansammelt, abgegossen wird.

- **Dämpfen:** Das Garen von Nahrung auf einem Gestell über kochendem Wasser.

- **Dampfdruckgaren:** Das Garen in einem luftdicht verschlossenen Topf, bei dem Dampf unter Druck gesetzt wird, wodurch das Essen schneller als beim normalen Dünsten gar wird.

- **Dünsten:** Das Garen von Nahrung in kleinen Mengen fettfreier Flüssigkeit in einem geschlossenen Topf auf der Herdplatte oder im Ofen. Denken Sie daran, die Flüssigkeit abkühlen zu lassen, damit Sie dann das Fett abschöpfen können.

- **Grillen:** Das Garen ohne Flüssigkeitszugabe über oder unter einem offenen Feuer beziehungsweise über der Glut (oder Elektrogerät). Das Essen kann vor dem Garen mariniert und währenddessen mit Würzflüssigkeiten begossen werden. Genau wie beim Backen/Rösten reduziert das Grillen den Fettgehalt des Nahrungsmittels, da das geschmolzene Fett aus dem Grillgut tropft.

- **Kochen:** Das Garen in siedender (100 Grad Celsius unter Normaldruck) Flüssigkeit (Wasser, Wein, im eigenen Saft).

- **Schmoren:** Das Garen in einer sehr kleinen Flüssigkeitsmenge (Wasser, Wein, eigener Saft) in einem (normalerweise) geschlossenen Topf bei geringer Hitze.

Garmethoden unter Zugabe von Fett

Durch Zugabe von Fett erreicht das Essen eine knusprige Schmackhaftigkeit, der man nur schwer widerstehen kann – doch dies kann auch Reflux und Sodbrennen auf den Plan rufen.

- **Frittieren:** Das Garen, bei dem die Nahrung vollständig in siedendes Fett oder Öl getaucht wird. Denken Sie an Berliner, Donuts, Pommes frites und Tempura.

- **Rührbraten:** Das Garen auf asiatische Art, über großer Hitze mit einer kleinen Menge Öl. Diese Methode ist sodbrennen-verträglicher als das Frittieren, doch auch eine kleine Menge Öl ist immer noch zusätzliches Fett, das Reflux auslösen kann.

Hausmittel, alternative Ansätze und pflanzliche Heilmittel

In diesem Kapitel

▶ Hausmittel begutachten

▶ Die Bedeutung von *alternativ*

▶ Fachleute für pflanzliche und alternative Medizin

▶ Die Wirkung der Heilpflanzen

Seit eh und je sind Menschen wie du und ich ihr eigener (bester) Arzt, gerade wenn es um die Behandlung alltäglicher Wehwehchen wie Kopfschmerzen, Muskelschmerzen, Husten, Erkältungen und ... Magenprobleme geht.

Bücher über Hausmittel nennen unzählige Helferchen gegen Übelkeit, Darmträgheit, Durchfall, Magengeschwüre und Blähungen. Doch über Reflux findet man meist nichts.

In diesem Kapitel habe ich einige Hausmittel gegen Sodbrennen zusammengestellt, mit denen Sie das Gewitter in Ihrem Bauch etwas besänftigen können. Nach dem Motto »Unverhofft kommt oft« kann ein noch so friedliebender Bauch aus heiterem Himmel anfangen zu rumpeln und pumpeln (man denke nur an die Wackersteine im Bauch des bösen Wolfs, der die sieben Geißlein fast verschlungen hätte). Deswegen freuen Sie sich hoffentlich zu hören, dass einige dieser Hausmittel auch andere »Ärgernisse« als Sodbrennen aus dem Weg räumen können.

Omis bewährte Hausmittel

Als Sie klein waren und Bauchschmerzen, Blähungen, Übelkeit oder Durchfall hatten, war Mama (oder Omi) immer sofort zur Stelle. Noch bevor sie einen Arzt gerufen hat oder zur Apotheke gegangen ist, hat sie Ihnen, voller Mitleid mit Ihrem erbärmlichen Zustand, erst einmal eines oder mehrere der folgenden Hausmittel verabreicht:

✔ **Ginger Ale (Ingwerbier):** Hilft dabei, den durch Erbrechen oder Durchfall verursachten Flüssigkeits- und Mineralstoffverlust wieder auszugleichen. Wenn das Ginger Ale tatsächlich Ingwerwurzel enthalten würde, wäre es ein perfektes Mittel gegen Übelkeit (mehr dazu später in diesem Kapitel).

 Einige Mamas und Omis haben lieber Cola verabreicht als Ginger Ale, in der irrigen Annahme, dass Cola Auszüge aus der Koka-Pflanze enthält, die einem verstimmten Magen wieder auf die Beine helfen können. Damit lagen sie leider falsch. Doch die ursprüngliche Cola-Rezeptur enthielt sehr wohl Extrakte der Koka-Pflanze und der Cola-Nuss. Der Koka-Extrakt ist ein Beruhigungsmittel, der tatsächlich einen verdorbenen Magen beruhigen kann, der Kola-Extrakt verlieh der Cola nur das Aroma.

Heutige Cola enthält keine beruhigenden Extrakte mehr, jedoch – wenn nicht gerade das Etikett »koffeinfrei« draufklebt – jede Menge Koffein, das ganz bestimmt nicht beruhigend wirkt. Halten Sie sich besser an Ginger Ale.

- ✔ **Zwieback oder Toast »ohne alles«:** Irgendetwas musste man ja essen, und diese Nahrungsmittel liefern sehr fettarme und magenschonende Kalorien.
- ✔ **Heißer schwarzer Tee:** Schwarzer Tee enthält Tannine, natürliche Verbindungen, die die gereizte Magenschleimhaut beruhigen. Er enthält ebenfalls (pssst, nicht weitersagen) Koffein für einen netten kleinen Kick.
- ✔ **Apfelmus:** Apfelmus ist voller Pektine, das sind lösliche Ballaststoffe, die so gut gegen Durchfall wirken, dass sie auch in rezeptfreien Durchfallmedikamenten zu finden sind.

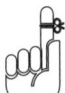

Zweifellos waren Mama und Omi Expertinnen, wenn es darum ging, einen verdorbenen Magen zu kurieren, doch das heißt noch lange nicht, dass sie auch ein Mittel gegen Reflux in petto hatten. Tatsächlich ist es so, dass viele Hausmittel gegen Blähungen, Übelkeit oder Durchfall Reflux sogar verschlimmern können.

Zwieback ist ja ganz in Ordnung, doch die Kohlensäure im Ginger Ale und das Koffein im schwarzen Tee können den *unteren ösophagealen Sphinkter* (UÖS), diese nervtötende Falltür zwischen Speiseröhre und Magen, schwächen. Bei einem schlappen UÖS ist es für Magensäure ein Leichtes, wieder in die Speiseröhre zurückzufließen, was anders ausgedrückt Reflux bedeutet. (Mehr zur Entstehung von Reflux finden Sie in Kapitel 2.)

Wenn Ginger Ale, schwarzer Tee und Zwieback nicht gegen Reflux helfen, was haben Mama und Omi dann noch im Angebot?

Das Brennen neutralisieren

Natron ist reines *Natriumhydrogencarbonat*, ein natürlicher Säureblocker. Lösen Sie einen Teelöffel des weißen Pulvers in einem großen Glas Wasser auf, fertig! Sie halten ein Mittel in Händen, das die Säure neutralisiert und durch sauren Reflux verursachtes Sodbrennen für eine kleine Weile wegzaubern kann. Doch auf dieser Behandlungsschiene zu fahren kann auch Nachteile bringen.

- ✔ Wenn sich das Natron im Wasser auflöst, entsteht Kohlendioxid, das im Glas munter vor sich hin blubbert. Wie auch schon beim Ginger Ale können diese Gasbläschen dazu führen, dass der UÖS sich öffnet, um das Gas entweichen zu lassen. Das wirkt herrlich erleichternd, der Magen fühlt sich nicht mehr so aufgebläht an, doch dummerweise fließt beim Aufstoßen auch saurer Mageninhalt in die Speiseröhre. Die Natronlösung neutralisiert einiges davon, doch nicht alles. Also kann das Aufstoßen, das den Blähbauch entlastet, gleichzeitig das Sodbrennen in die Länge ziehen.
- ✔ Natron enthält (wie der Name vermuten lässt) einen großen Anteil an Natrium; wenn Sie sich natriumarm ernähren müssen, ist dieses Mittel also eher nichts für Sie.

7 ▶ Hausmittel, alternative Ansätze und pflanzliche Heilmittel

Der große Alleskönner

Natron (Natriumhydrogencarbonat) ist zwar nicht das ideale Mittel gegen Sodbrennen, doch man kann damit wunderbar (fast) alles ersetzen, was gerade nicht zur Hand ist. Zunächst einmal, kann man es verwenden als

- ✔ **Anti-Juckpulver:** Stellen Sie eine Paste her. Verteilen Sie diese auf dem Mückenstich. Seufzen Sie erleichtert auf.
- ✔ **Badesalz:** Für ein einfaches Mineralbad geben Sie zwei oder drei Esslöffel Natron in eine Badewanne mit warmem Wasser. Keine Farbstoffe, keine Duftstoffe, kein überhöhter Kaufpreis.
- ✔ **Allzweck-Haushaltsreiniger:** Zwei Esslöffel auf einen Liter warmes Wasser. Ergibt ein tolles Putzmittel für Pflaster, Fliesen und Porzellan.
- ✔ **Metallpolitur:** Geben Sie einen Teelöffel Natron in einen halben Liter warmes Seifenwasser. Schrubben Sie Edelstahl, Kupfer und Aluminium sauber, doch verschonen Sie das Silber: Natron ist zu aggressiv.
- ✔ **Ofenreiniger:** Verstreuen Sie etwas Natron. Schrubben Sie. Schrubben Sie etwas mehr. Schrubben Sie noch etwas mehr. Mit noch mehr Schmackes! Oder besser noch, delegieren Sie diese Arbeit an Ihren pubertierenden Sohn. Vielleicht geht die festgebackene Ofenschmiere dabei sogar ab. Ja, es dauert länger als ätzende Ofenreiniger, doch es stinkt nicht so schlimm. Und es kostet sehr viel weniger Geld.
- ✔ **Kühlschrankdeo:** Öffnen Sie die Natron-Dose. Stellen Sie sie in den Kühlschrank. Schließen Sie die Tür. Problem erledigt.
- ✔ **Scheuerpulver:** Vergessen Sie die herkömmlichen Scheuerschwämme. Reiben Sie Ihre Töpfe und Pfannen mit Natron sauber. Prima.
- ✔ **Toilettenreiniger:** Geben Sie einen Esslöffel Natron in die Toilettenschüssel. Schrubben Sie die Seiten mit der Toilettenbürste. Spülen. Fertig.
- ✔ **Zahnpulver:** Stellen Sie eine Paste aus Natron und Wasser her und bürsten Sie die Verfärbungen einfach ab, selbst hartnäckige Verfärbungen durch Tee. Aber lassen Sie dies Verfahren erst von Ihrem Zahnarzt absegnen: Natron kann künstliche Gebisse oder die weiche Oberfläche freiliegender Zahnhälse, die nicht vom schützenden superharten Zahnschmelz bedeckt sind, verkratzen.

- ✔ Auch wenn Sie nicht auf Natrium verzichten müssen, kann die regelmäßige Einnahme von Natriumhydrogencarbonat als Säureblocker zu Verdruss führen. Ihr Körper verwertet sämtliches Natriumhydrogencarbonat, das Sie schlucken. Wenn Sie zu viel davon nehmen, führt das womöglich noch zu einer »klinisch signifikanten metabolischen Alkalose«. Anders gesagt: Ein möglicherweise ernstes Ungleichgewicht des pH-Wertes (das in Kapitel 2 näher erläuterte Säure/Base-Maß). Es ist nicht unbedingt ratsam, den pH-Wert des Körpers durcheinander zu bringen, also greifen Sie bitte nicht zu oft zum Natron!

Solche Gründe machen deutlich, warum die rezeptfreien und verschreibungspflichtigen Arzneimittel gegen Sodbrennen, die in Kapitel 10 erwähnt werden, Mamas und Omis Natronlösung fast vollständig abgelöst haben.

Ja, es stimmt, dass beliebte Produkte gegen Sodbrennen ebenfalls Natriumhydrogencarbonat enthalten. Eine Dosis dieser Mittel enthält jedoch weitaus weniger Natriumhydrogencarbonat als direkt aus der Natrondose gelöffelt. Außerdem enthält die Packungsbeilage von Arzneimitteln – die Sie ja wohl hoffentlich immer lesen – eine Dosieranleitung, um eine Überdosierung zu vermeiden.

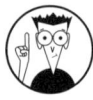

Wenn Sie Natron ausprobieren wollen, das ja auch zum Backen verwendet wird, stellen Sie erst einmal sicher, dass es Back*natron* und nicht Back*pulver* ist. Warum? Holen Sie einmal zwei Gläser aus der Küche, dann zeige ich es Ihnen. Füllen Sie Wasser in beide Gläser. Dann lösen Sie in einem Glas einen Teelöffel Natron und in dem anderen einen Teelöffel Backpulver auf. Das Erste schäumt, das Zweite nicht. Sehen Sie! Backnatron und Backpulver sind nicht ein und dasselbe.

Natron ist reines Natriumhydrogencarbonat. Backpulver ist eine Mischung aus Natriumhydrogencarbonat, Stärke (macht das Pulver haltbar), Kalziumphosphat (festigt das Backgut) und Natrium-Aluminiumsulfat (bleicht das Mehl). Backpulver lässt Kuchen aufgehen, doch es bringt einen nicht zum Aufstoßen und neutralisiert auch nicht die Magensäure. Dafür sorgt Natron.

Erleichterung erkauen

In Mamas und Omis großem Buch der Mittel gegen Sodbrennen wird man Kaugummi wahrscheinlich vergeblich suchen. Eher werden die netten Damen hin und wieder erwähnt haben, dass man mit dem Kaugummi im Mund aussieht wie eine wiederkäuende Kuh. Und mir würde nicht im Traum einfallen, mit ihnen darüber zu streiten.

Ich möchte Ihnen jedoch trotz Mamas und Omis tadelnder Blicke verraten, dass Kaugummikauen nach dem Essen sauren Reflux mildert und Ihnen schnelle Erleichterung verschaffen kann.

Speichel ist ein mineralstoffreicher, natürlicher Säureblocker. Kaugummikauen regt den Speichelfluss an. Dadurch werden die Zähne gehärtet, während die Karies verursachenden bakteriellen und aus der Nahrung stammenden Säuren neutralisiert werden. Jetzt wissen Sie, warum viele Zahnforscher das Kauen zuckerfreien Kaugummis nach dem Essen zur Verringerung des Kariesrisikos empfehlen.

Natürlich ist der Magensaft ebenfalls sauer. Deshalb werden Sie sich gerade fragen: »Wirkt Kaugummikauen auch gegen Sodbrennen?« Gute Frage. Die interessante Antwort darauf stammt von einem Forscherteam des britischen King's College in London, das bei 21 freiwilligen Reflux-Patienten das Kaugummikauen als Mittel gegen Sodbrennen getestet hat.

Wie in Kapitel 6 erwähnt, schwächt fettreiches Essen den UÖS und erhöht das Reflux-Risiko. Deshalb haben die Testpersonen zwei Tage lang fettreich zu Mittag gegessen und dann 30 Mi-

7 ➤ *Hausmittel, alternative Ansätze und pflanzliche Heilmittel*

nuten lang nach einer der beiden Mahlzeiten, entweder am ersten oder am zweiten Tag, Kaugummi gekaut. Die Wissenschaftler maßen nach der Mahlzeit zwei Stunden lang kontinuierlich den Säuregehalt der Speiseröhre. Anschließend wurden die Ergebnisse mit Kaugummi mit den Ergebnissen ohne Kaugummi verglichen.

Im Jahr 2003 veröffentlichten die Forscher ihre Ergebnisse in der *Digestive Disease Week*, einem jährlich erscheinenden Highlight, das Gastroenterologen (Ärzte, die auf Verdauungsprobleme spezialisiert sind) ungeduldig erwarten. Die Daten beweisen ganz eindeutig, dass Kaugummikauen nach dem Essen (wie das Wiederkäuen bei der sprichwörtlichen Kuh) die Säure in der Speiseröhre in Schach halten kann. Siehst du, Mama! Kannst du dir das vorstellen, Omi? Wunder gibt es immer wieder …!

Den Schmerz wegstreicheln

Stress kann den Magen in Aufruhr versetzen, manchmal sogar so stark, dass es zu Sodbrennen kommt. Wenn das passiert, kann eine zärtliche Berührung den Stress etwas abbauen und mildern. Wie Mama immer gesagt hat: »Ich küsse deine Schmerzen weg«.

Was, Sie glauben nicht, dass das hilft? Vielleicht sollten Sie sich ein Lesezeichen zwischen diese Seiten legen und sofort zu Kapitel 15 vorblättern, wo Sie alles darüber lesen können, wie Sie die negativen Auswirkungen von Stress auf Ihren Körper in den Griff bekommen.

Nach Alternativen suchen

Manche kommen mit Ärzten einfach nicht klar. Wenn solche Leute krank werden, wenden sie sich anderen Möglichkeiten zu, wie der alternativen Medizin oder Heilpraktikern. Bedauerlicherweise ist *alternative Medizin* eines dieser Schlagworte, mit dem viele um sich werfen, ohne genau zu wissen, was es wirklich bedeutet. Keine Sorge, eine Erklärung wird im nächsten Abschnitt geliefert.

Was ist konventionelle Medizin?

Die meisten modernen Ärzte praktizieren die *allopathische Medizin* (Schulmedizin). Dabei behandelt der Arzt den Patienten, indem er versucht, einen Zustand hervorzurufen, der dem gegenwärtigen (krankhaften) entgegengesetzt ist. Zum Beispiel wird ein allopathischer Arzt bei Fieber versuchen, den Patienten durch Absenken der Körpertemperatur zu heilen. Wenn der Patient unter einem Infekt leidet, wird er mit großer Wahrscheinlichkeit die Erreger dieses Infekts mit Antibiotika oder antiviralen Arzneimitteln bekämpfen.

Die allopathische Medizin hat sich ihre Sporen durch den unglaublichen und durch und durch begrüßenswerten Erfolg der modernen »Wundermedikamente« und Impfstoffe verdient. Mit diesen konnte die Menschheit einige der Krankheiten, die früher als sicheres Todesurteil galten, heilen oder behandeln, andere sogar völlig ausmerzen.

Die Kehrseite der Medaille ist, dass es praktisch keine medizinische Therapie ganz ohne Nebenwirkungen gibt. Arzneimittel, die heilen, können auch töten. Dazu kommt, dass die Medizin immer schablonenhafter wird. Jede Krankheit hat ihre eigene Pille oder ihre eigene Untersuchung, wodurch das Verhältnis zwischen Arzt und Patient immer unpersönlicher wird.

Viele Patienten – und auch viele Ärzte – sehnen sich nach den »guten alten Zeiten« zurück. Die waren vielleicht nicht so exzellent in Bezug auf den Heilungserfolg, zumindest war aber das Verhältnis zwischen dem Arzt, der weder auf Antibiotika noch auf andere moderne Arzneimittel zurückgreifen konnte, und dem Patienten von Wärme und Freundlichkeit geprägt.

Natürlich kontra künstlich

In der Welt der Arzneimittel ist die Grenze zwischen »natürlich« und »künstlich« (synthetisch) fließend. Unbestreitbar sind Pflanzen eine wichtige Quelle für hochwirksame Medikamente, wie zum Beispiel *Vinblastin*, ein Antikrebswirkstoff aus dem Madagaskar-Immergrün (*Catharanthus roseus*). Man kann Vinblastin einnehmen, indem man Madagaskar-Immergrün kaut oder sich die künstliche Variante als Spritze geben lässt. Egal wie, die chemische Zusammensetzung ist und bleibt dieselbe. Solange man genau dieselben Mengen des wirksamen Bestandteils einnimmt, ist das natürliche Vinblastin genauso wirksam wie das künstliche. Die Schwierigkeit bei einem Naturprodukt wie getrocknetem oder gemahlenem Madagaskar-Immergrün besteht darin, eine immer gleich bleibende Dosierung zu gewährleisten. Die Einheiten künstlichen Vinblastins abzumessen ist dagegen ein Kinderspiel. Das Gleiche gilt für Löwenzahn und Furosemid.

Ein ganzheitlicher Ansatz

Das führte in den letzten Jahrzehnten des 20. Jahrhunderts dazu, dass viele Patienten eine Minirevolte anzettelten. In dem Versuch, das Verhältnis zwischen Arzt und Patient zu verbessern und auch wegen der persönlicheren – alternativen – Behandlungsarten, wandten sie sich anderen Formen der Medizin zu.

Die alternative Medizin umfasst verschiedene Behandlungsarten, alle mit dem Anspruch, den ganzen Menschen, also Geist, Körper und Seele, zu behandeln. Deshalb wird diese Medizin auch ganzheitliche Medizin genannt. Es gibt viele verschiedene alternative Behandlungsmethoden, doch im Allgemeinen lassen sie sich folgenden drei grundlegenden Ansätzen zuordnen:

- ✔ Bei Behandlungsarten wie der Akupunktur und der Chiropraktik werden physikalische Techniken angewendet, wie zum Beispiel das Setzen von Nadeln an bestimmten sensiblen Körperpunkten oder das Einwirken auf die Wirbelsäule.
- ✔ Bei Behandlungsarten wie der Pflanzenheilkunde (Phytotherapie) werden »Heilmittel« wie Kräuter oder Nahrungsmittel statt handelsüblicher Arzneimittel verwendet. (Mehr Informationen zu pflanzlichen Heilmitteln und Sodbrennen finden Sie im Abschnitt »Eine Bewertung der Pflanzenheilkunde« weiter hinten in diesem Kapitel.)

✔ Bei Behandlungsarten wie Biofeedback, Meditation und Yoga (siehe Kapitel 15) sollen die Kräfte des Geistes und des Verstandes mobilisiert werden. Dadurch sollen Körpersysteme und -funktionen, von denen man bisher annahm, dass sie nicht willentlich kontrollierbar seien (wie der Herzschlag), bewusst gelenkt werden können.

Kombiniert man eine alternative Behandlungsart (zum Beispiel Akupunktur) mit einer herkömmlichen Behandlungsart (zum Beispiel der Einnahme von Schmerzmitteln), wird die alternative Behandlungsmethode auch als *komplementär* bezeichnet. Das bedeutet so viel wie »die medizinische Behandlung ergänzend«.

Eine Bewertung der Pflanzenheilkunde

Da man sein Essen üblicherweise mit Kräutern und Gewürzen aufpeppt, geht man meist davon aus, dass pflanzliche Gewürze und Extrakte völlig harmlos sind. Zum größten Teil stimmt das ja auch. Tatsächlich reagieren manche jedoch empfindlich auf einige Pflanzen (bei Fieber verursacht Kamille beispielsweise oft Niesreiz), doch in der Regel verwendet man so geringe Mengen an Gewürzen, dass es nur ganz selten zu Nebenwirkungen kommt.

Setzt man Pflanzen zu medizinischen Zwecken ein, sieht das schon ganz anders aus. Um die Vorteile der aktiven Substanzen der Pflanzen auch wirklich nutzen zu können, muss man sehr viel größere Mengen des Krautes oder Gewürzes verzehren. In solchen größeren Mengen können pflanzliche Produkte durchaus zu Nebenwirkungen führen, die man sonst nur mit herkömmlichen Arzneimitteln verbindet. Medizinisch wirksame Pflanzenprodukte haben unter Umständen:

✔ **Unangenehme Nebenwirkungen:** Zum Beispiel kann Süßholzwurzel (Lakritzenkraut), die durch Bildung einer schmerzstillenden Schutzschicht Halsweh mildern kann, auch zu Wasseransammlung und Bluthochdruck führen. (Mehr Infos zu Problemen mit Arzneimitteln finden Sie in Kapitel 10.)

✔ **Wechselwirkungen mit anderen Arzneimitteln oder Pflanzenheilmitteln:** Das abführend wirkende Kraut Psyllium (Flohsamen) kann beispielsweise die Aufnahme medizinischer Wirkstoffe hemmen.

Pflanzliche Heilmittel im Auge des Gesetzes

Das *Bundesinstitut für Arzneimittel und Medizinprodukte* (BfArM) reguliert die Zulassung und Überwachung von Arzneimitteln und Medizinprodukten (zum Beispiel Herzschrittmachern) sowie die Registrierung homöopathischer Arzneimittel. Bevor das BfArM ein neues Arzneimittel oder Medizinprodukt zulässt, muss der Hersteller belegen, dass sein Produkt die entsprechenden Unbedenklichkeitskriterien erfüllt. Außerdem muss er nachweisen, dass das Produkt wirksam ist, ein kurzes Wort für »Dieses Arzneimittel oder Medizinprodukt wird die Erkrankung, gegen die es verschrieben worden ist, heilen oder zumindest lindern«.

Niemand wird behaupten wollen, dass dieses System perfekt ist. Tatsache ist, dass das Produkt nur an einer begrenzten Anzahl von Menschen in einem begrenzten Zeitrahmen getestet werden kann. Deswegen können Sie darauf wetten, dass einige neue Arzneimittel zu unerwarteten, ernsten und vielleicht sogar lebensbedrohlichen Nebenwirkungen führen werden, sobald sie von abertausend Menschen verwendet oder über einen viel längeren Zeitraum hinweg eingenommen werden. Ein Beispiel hierfür ist das Arzneimittel Phentermin. Dieses Mittel schien in der Testphase, bevor es auf den Markt kam, eine unbedenkliche Gewichtskontrolle zu ermöglichen. Doch nachdem die amerikanische Regulierungsbehörde FDA (Food and Drug Administration) dieses Kombinationspräparat zugelassen hatte und es auf den Markt kam, wurde der Behörde schnell vor Augen geführt, dass die Einnahme von Phentermin zu ernsten, manchmal sogar tödlichen Herzschäden führen konnte. Daraufhin wurde es schnell wieder vom Markt genommen.

Bedauerlicherweise gewährt die aktuelle Gesetzgebung dem BfArM nicht dieselben Rechte über Nahrungsergänzungsmittel wie über Arzneimittel, obwohl einige dieser Produkte sogar gesundheitsschädlich sein können. Zu den Nahrungsergänzungsmitteln zählen Vitamin- und Mineralstoffpräparate, die niedrig genug dosiert sind, um noch den Lebensmitteln zugeordnet zu werden. Als Lebensmittel fallen sie in Deutschland unter die Regelungen des Lebensmittel- und Futtergesetzbuchs (LFGB).

Auf der Suche nach fachlichem Rat

Pflanzliche Heilmittel sind derzeit so beliebt, dass man, wo man auch hinschaut, Geschichten darüber hört, welches Mittelchen was nicht alles kurieren kann. Das Ärgerliche daran ist, dass die Informationen, die man in der Zeitung »Boulevard heute«, auf der Website »Wir wissen alles über Kräuter« oder im »Kaufen Sie diese Pflanzenpillen«-Großmarkt findet, oft, sagen wir mal, nicht ganz präzise sind.

Eine bessere Möglichkeit, an eine wissenschaftlich fundierte Beurteilung pflanzlicher Produkte zu kommen, sind staatliche Behörden oder Informationsschriften ohne finanzielles Interesse an Pflanzenheilmitteln. In den nächsten Abschnitten stelle ich Ihnen die beste Informationsquelle vor: die deutsche Kommission E des Bundesinstituts für Arzneimittel und Medizinprodukte (BfArM), Kurt-Georg-Kiesinger-Allee 3, 53175 Bonn.

Gutes aus deutschen Landen

Hier in Europa – im Gegensatz zu den USA – gelten pflanzliche Heilmittel als ernst zu nehmende Medizin. In Deutschland kann man den respektvollen Umgang mit den Heilpflanzen bis zum Kaiserlichen Dekret aus dem Jahr 1901 zurückverfolgen, mit dem die Erlaubnis erteilt wurde, »botanische Drogen« (ja, Heilpflanzen) auch außerhalb von Apotheken zu verkaufen.

Wie dem auch sei, die Zeit bleibt nicht stehen, und die Nachfrage nach wissenschaftlichen Belegen hat den Respekt gegenüber jeglichem Dekret, so kaiserlich es auch sein mag, weit hinter sich gelassen. 1978 rief der damalige deutsche Gesundheitsminister die Kommission E ins Leben, eine selbstständige wissenschaftliche Kommission, die den Auftrag hatte, die Unbedenklichkeit und Wirksamkeit pflanzlicher Drogen zu bewerten.

Bis zum heutigen Tage hat die Kommission E die Ergebnisse von über 300 Heilpflanzen in so genannten Monographien veröffentlicht. Diese Monographien, in denen die einzelnen Heilpflanzen und/oder pflanzlichen Kombinationspräparate entweder als *positiv* oder als *negativ* bewertet werden, haben sich schnell zu einer Standardreferenz gemausert.

✔ **Positiv:** Ein Pflanzenarzneimittel oder pflanzliches Kombinationspräparat ist in einer bestimmten Dosis mit begründeter Sicherheit unbedenklich und wirksam gegen eine bestimmte Erkrankung. *Angelikawurzel* ist beispielsweise ein als positiv bewertetes Pflanzenarzneimittel zur Behandlung von Appetitverlust, Blähungen und leichten Magenkrämpfen.

✔ **Negativ:** Entweder konnte die Wirksamkeit dieser Heilpflanze nicht bestätigt werden oder die Wirksamkeit steht in keinem Verhältnis zum Risiko. *Angelikasamen* und *Angelikablätter* wurden zum Beispiel als Diuretika (harntreibende Mittel) negativ bewertet.

Ist Ihnen etwas aufgefallen? Verschiedene Teile derselben Pflanze – in diesem Fall Angelika – können aufgrund ihrer unterschiedlichen Wirksamkeit unterschiedlich beurteilt werden.

Diese Monographien werden im Bundesanzeiger veröffentlicht, der in gut sortierten Buchläden zu finden ist oder gegen eine saftige Gebühr beim Bundesanzeigerverlag in Köln bestellt werden kann. Leider habe ich auf keiner deutschen Website eine kostenlose Downloadmöglichkeit gefunden, aber wenn Sie Ihr Schulenglisch noch nicht ganz vergessen haben, können Sie die Monographien kostenlos unter folgender Webadresse abrufen: www.iherb.com/health.html

Auf ein Tässchen Tee

Aus Kräutern werden oft heiße Getränke zubereitet, die man Tee nennt, genau genommen ist Tee jedoch nur eine Bezeichnung für den heißen Aufguss aus den Blättern der Teepflanze *Camellia sinensis*.

Geben Sie kochendes Wasser über die zerkleinerten Blätter, lassen Sie die Mischung in der Tasse oder der Teekanne einige Minuten lang ziehen, fertig! Das Ergebnis nennt man *Aufguss* oder *Infusion*. Wenn Sie Kräuter mit kaltem Wasser übergießen und anschließend bis zu zehn Minuten lang kochen lassen, nennt man das *Abkochung*. Allgemein gilt, dass man eine Infusion aus den weichen Teilen einer Pflanze, wie den Blättern, zubereitet, während eine Abkochung aus den härteren Teilen, wie den Samen und den Wurzeln, hergestellt wird.

Eine Übersicht der magenfreundlichen Heilpflanzen

In der Fachliteratur werden Heilpflanzen und pflanzliche Produkte nach ihrer Heilwirkung eingeteilt. Heilpflanzen gegen Bauchprobleme, wie Übelkeit, Blähungen, Verstopfung und Durchfall, fallen im Allgemeinen unter eine der folgenden Kategorien.

- ✔ **Antiemetika:** Wirken gegen Übelkeit und Erbrechen. Ingwerwurzel ist ein pflanzliches Antiemetikum.
- ✔ **Antispasmodika (krampflösende Mittel):** Entspannen die Darmmuskulatur und lösen auf diese Weise schmerzhafte Krämpfe. Anis- und Dillsamen sind pflanzliche Antispasmodika.
- ✔ **Appetitanreger:** Regen die Magensaftproduktion an und aktivieren das Hungergefühl. Angelikawurzel ist eine appetitanregende Heilpflanze.
- ✔ **Karminativa (blähungstreibende oder -auflösende Mittel):** Verhindern die Bildung von Darmgasen oder unterstützen deren Auflösung. Kümmel und Fenchel sind pflanzliche Karminativa.
- ✔ **Demulgantien:** Bilden eine beruhigende Schutzschicht auf empfindlichen Schleimhäuten, wie der Mund- und Rachenschleimhaut. Süßholzwurzel (Lakritzenkraut) ist solch ein pflanzliches Demulgans.
- ✔ **Laxantien (Abführmittel):** Erhöhen die Stuhlmenge und bewirken eine Zunahme der Peristaltik (Darmbewegungen). Leinsamen und Sennesblätter sind pflanzliche Abführmittel.
- ✔ **Mittel, die den Speichelfluss anregen:** Erhöhen die Speichelproduktion. Enzianwurzel regt den Speichelfluss an.

Die Kommission E hat die Wirksamkeit der in Tabelle 7.1 aufgeführten Heilpflanzen gegen Magenprobleme bestätigt. Schauen Sie sich diese Liste einmal aufmerksam an. Sehen Sie irgendetwas, das gegen Sodbrennen wirkt? Die richtige Antwort ist ganz entschieden ein *sehr* vorsichtiges *Vielleicht* für Enzianwurzel, Ingwer, Süßholzwurzel und Eibisch.

Enzian und Ingwer regen die Produktion von Speichel an. Dieser ist ein natürlicher Säureblocker, der die ätzende Magensäure aus der Speiseröhre spült. Süßholzwurzel und Eibisch sind Demulgantien, die eine Schutzschicht auf der Schleimhaut des Verdauungstrakts bilden. Tatsächlich war Glycyrrhizin, der wirksame Bestandteil der Süßholzwurzel, einmal in herkömmlichen Arzneimitteln gegen Magengeschwüre enthalten.

Warum bezeichnet man diese Heilpflanzen dann nicht als Arzneimittel gegen Sodbrennen? Weil es in Wirklichkeit so aussieht, dass in einem echten, real existierenden Magen (ganz im Gegensatz dazu, was selbst in dem seriösesten Heilpflanzenbuch steht) kein pflanzliches Produkt dazu in der Lage ist, Reflux so wirksam wie ein herkömmliches Medikament zu behandeln.

Heilpflanzen sind medizinisch wirksame Produkte. Beraten Sie sich, bevor Sie mit der Einnahme beginnen, mit Ihrem Arzt, ganz besonders dann, wenn Sie wegen einer chronischen Erkrankung wie Diabetes, Arthritis, Nieren- oder Herzerkrankungen oder Asthma in Behandlung sind. Und selbstverständlich liest ein so schlauer Mensch wie Sie all die wichtigen winzigen Hinweise auf dem Beipackzettel.

7 ▶ Hausmittel, alternative Ansätze und pflanzliche Heilmittel

Heilpflanze (verwendete Pflanzenteile)	Wirkung	Mögliche Nebenwirkungen
Aloe (Blätter, Saft)	Abführmittel	Krämpfe, Verlust wichtiger Mineralstoffe wie Kalzium, Wechselwirkungen mit Arzneimitteln gegen Herzrhythmusstörungen, verstärkt die Wirkung des Herzmedikaments Digitalis
Andorn	Appetitanregend, Karminativum	**
Angelika (Wurzel)	Antispasmodikum, appetitanregend, Karminativum	Berührung der Pflanze kann entzündliche Hautreaktionen auslösen
Anis (Samen)	Antispasmodikum	Allergische Reaktionen der Haut, Atemwege und des Verdauungstrakts
Dill (Samen)	Antispasmodikum	**
Eibisch	Demulgans	**
Enzian (Wurzel)	Appetitanregend, Karminativum, regt den Speichelfluss an	Kopfschmerzen (selten)
Fenchel (Samen)	Antispasmodikum, *, Karminativum	Allergische Reaktionen der Haut und der Atemwege
Flohsamenkraut (Samen)	Abführmittel	Allergische Reaktionen
Ingwer (Wurzel)	Antiemetikum, regt den Speichelfluss an	Verstärkt die Wirkung von »Blutverdünnern« wie Warfarin oder Phenprocoumon (Marcumar®). Sollten Sie Gallensteine haben, ziehen Sie Ihren Arzt zu Rate, bevor Sie Ingwer einnehmen.
Kamille (Blüten)	Antispasmodikum	Allergische Reaktionen der Atemwege
Koriander (Samen)	Appetitanregend, beruhigt einen verstimmten Magen	**
Kümmel (Samen)	Antispasmodikum, Karminativum	**
Leinsamen (Samen)	Abführmittel	Keine Nebenwirkungen, wenn es nach Anweisung mit genügend Flüssigkeit eingenommen wird
Löwenzahn (Blätter, Stiele)	Appetitanregend	Allergische Reaktionen. Sollten Sie Gallensteine haben, ziehen Sie Ihren Arzt zu Rate, bevor Sie Löwenzahn einnehmen.
Minze (Blätter)	Antispasmodikum	Sollten Sie Gallensteine haben, ziehen Sie Ihren Arzt zu Rate, bevor Sie Minze einnehmen.
Nelke (Knospen)	Antispasmodikum	Reizung der Mund-, Rachen- und Magenschleimhaut
Rosmarin (Blätter)	Antispasmodikum	**

Heilpflanze (verwendete Pflanzenteile)	Wirkung	Mögliche Nebenwirkungen
Sennes (Blätter, Schoten)	Abführmittel	Krämpfe, Kalziumverlust, verstärkt die Wirkung des Herzmedikaments Digitalis, Wechselwirkungen mit Arzneimitteln gegen Herzrhythmusstörungen
Sternanis (Samen)	Antispasmodikum	**
Süßholzwurzel	Demulgans	**
Zimt (Rinde)	Antispasmodikum, Karminativum	Allergische Reaktionen der Haut und Schleimhäute

*Geringe Konzentrationen erhöhen die Peristaltik, das sind die Muskelkontraktionen, die die Nahrung durch den Verdauungstrakt transportieren
**Keine Nebenwirkungen laut dem Bericht der Kommission E

Tabelle 7.1: Pflanzliche Hilfe bei Magenproblemen

Clever einkaufen

Mein letztes Wort – okay, meine letzten vier Worte – zu Pflanzenheilmitteln lautet: Kaufen Sie clever ein.

Achten Sie auf frische Produkte von anerkannten Herstellern, die so lange haltbar sein sollten, dass das Preis-Leistungs-Verhältnis auch stimmt. Bevor Sie gutes Geld für ein pflanzliches Heilmittel hinblättern, nehmen Sie sich die Checkliste in Tabelle 7.2 vor. Beantworten Sie jede Frage. Wenn Sie viele Fragen mit »Ja« beantwortet haben, ist das Mittel wahrscheinlich das der Wahl für Sie. Auf die Plätze! Fertig? Ankreuzen!

Fragen Sie sich Folgendes	Ja	Nein
Besitzt das Produkt einen anerkannten Markennamen?	❑	❑
Ist die Packung wetterbeständig und dicht verschlossen?	❑	❑
Ist das Produkt so lange haltbar, dass Sie längerfristig etwas davon haben?	❑	❑
Ist das Produkt richtig gelagert worden (ist zum Beispiel ein Mittel, das gekühlt werden muss, im Kühlschrank des Geschäfts aufbewahrt worden)?	❑	❑
Ist das Produkt die wirksamste Form der Heilpflanze (echte Kräuter – Blätter, Samen, Stiele – werden normalerweise höher eingestuft als Kapseln und Pillen)?	❑	❑
Reagieren Sie empfindlich auf einen Inhaltsstoff?	❑	❑
Sind die Angaben auf dem Etikett zu gut, um wahr zu sein?	❑	❑
Haben Sie die Zustimmung Ihres Arztes für die Einnahme dieses Produkts?	❑	❑

Tabelle 7.2: Das Mittel der Wahl

7 ➤ Hausmittel, alternative Ansätze und pflanzliche Heilmittel

Nicht nachmachen!

Finden Sie es scheußlich, Arzneimittel gegen Sodbrennen nehmen zu müssen? Vergleichen Sie doch einmal Ihr Medikament mit dem folgenden hausgemachten Pflanzenmittel aus dem 19. Jahrhundert:

- ✔ 3 Drachmen Natriumsulfit
- ✔ 3 Drachmen Sal volatile
- ✔ 2 Drachmen Ingwertinktur
- ✔ 8 Unzen Quassia-Infusion

Übersetzung: Eine Drachme ist ein altes Apothekergewicht und entspricht einer Achtel Unze (circa 3,73 Gramm). Natriumsulfit kann man entfernt mit Natron vergleichen. Sal volatile wird auch Riechsalz genannt, eine Mischung aus Alkohol, Ammoniak und Duftölen, dessen scharfer Geruch einst in Ohnmacht gefallene Damen wiedererweckte. Quassia ist ein bitteres Tonikum, das damals für Klistiere verwendet wurde.

Andere alternative Ansätze

Insgesamt spielt alternative Medizin bei der Behandlung von Sodbrennen/Reflux keine allzu wichtige Rolle. Bei vielen hat sich die Einnahme von Heilerde (erhältlich in Drogerien) bewährt. Sie wird seit 85 Jahren mit Erfolg bei verschiedenen Magen-Darm-Beschwerden, darunter auch Sodbrennen, eingesetzt. Bis heute gibt es allerdings noch keine wissenschaftlichen Studien über dieses Heilverfahren. Im Berliner Universitätskrankenhaus Charité wird derzeit jedoch die Wirksamkeit von Heilerde untersucht. Ansonsten findet man kaum alternative Ansätze zur Behandlung von Sodbrennen. Traurig.

Ich bin jedoch erleichtert, berichten zu können, dass die Weltgesundheitsorganisation (World Health Organization, WHO) Akupunktur als wirksame Behandlung vieler verschiedener Erkrankungen empfiehlt, darunter zweier Beschwerden, die für Sodbrennen-Patienten von Interesse sind: Speiseröhrenkrämpfe und Säureüberproduktion im Magen.

Sie möchten mehr über Akupunktur erfahren? Eine gute Adresse ist die *Deutsche Ärztegesellschaft für Akupunktur e.V.* Sie ist seit 1951 ein Ansprechpartner in Sachen Akupunktur – bundesweit für Behörden, Gerichte und Verbände, Kammern und Kassen, Ärzte, Kliniken und Universitäten, Patienten, Presse, Verlage, Rundfunk und Fernsehen. Unter der Web-Adresse www.daegfa.de finden Sie eine breite Palette an Informationen zum Thema Akupunktur.

Verschiedene alternative Stressabbaumethoden wie Biofeedback helfen unter Umständen ebenfalls, Sodbrennen zu lindern, doch das ist ein Thema für Kapitel 15, in dem wir den Zusammenhang zwischen Stress und Reflux eingehend durchkauen werden – und in dem ich Ihnen auch Tipps gebe, mit welchen Methoden man den Stress besser in den Griff bekommt.

Teil III

Es geht um Ihre Mitte

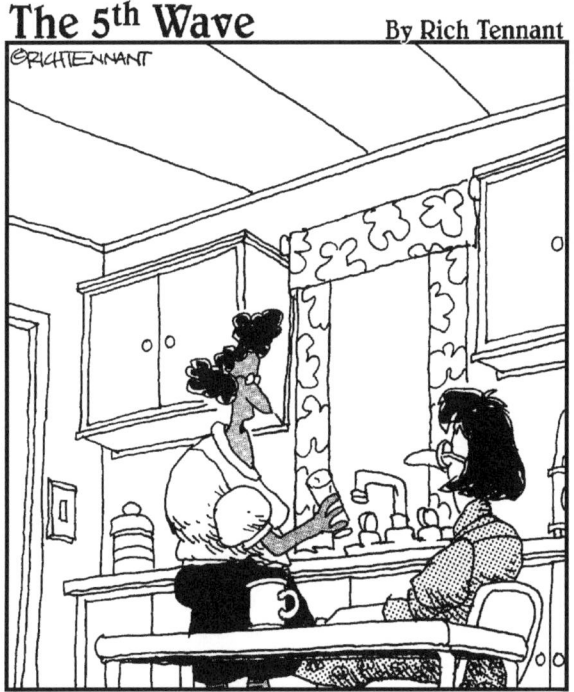

»Sodbrennen? Also ich nehme ja immer das Medikament mit dem Pärchen im Ruderboot drauf, aber Horst mag das mit den beiden Touristen in Rom, die gerade eine Lasagne essen, am liebsten.«

In diesem Teil ...

Hilfe! Sie sind verzweifelt auf der Suche nach einem Mittel gegen Sodbrennen. In diesem Teil erfahren Sie, wie Sie einen passenden Arzt finden, welche Untersuchungsmethoden er verordnen kann und alles, was Sie über Arzneimittel gegen Sodbrennen wissen müssen – und über solche Medikamente, die alles noch schlimmer machen können. Schließlich gibt es noch Infos zu chirurgischen Maßnahmen als allerletztem Ausweg bei der Behandlung von Sodbrennen.

Den richtigen Arzt finden

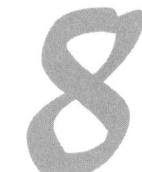

In diesem Kapitel

▶ Gründe für einen Arztbesuch
▶ Ärzte für die Behandlung von Sodbrennen
▶ Kein Arztbesuch ohne Liste

*W*enn Sie schon einen Hausarzt und einen Gastroenterologen haben, bei denen Sie sich gut aufgehoben fühlen, können Sie dieses Kapitel ruhig auslassen. Falls Sie jedoch Ihr Team gegen Sodbrennen und Reflux noch nicht aufgestellt oder noch Fragen zu Ihren derzeitigen Ärzten haben, bleiben Sie ruhig sitzen, um einen Blick zu riskieren.

In diesem Kapitel können Sie herausfinden, ob Sie ärztliche Hilfe brauchen, bei welchen Ärzten Sie diese bekommen und wie Sie solch einen Arzt in Ihrer Nähe finden. Ich helfe Ihnen sogar bei der Vorbereitung auf Ihren ersten Besuch beim Gastroenterologen.

Und zu guter Letzt, lassen Sie den grauen Kasten »Wo ein Wille ist, ist auch ein (letzter) Wille« nicht aus. Hier geht es um Patientenverfügungen, in denen man festhält, wie man in kritischen Situationen behandelt und betreut werden möchte. Dieses Thema kann einen ziemlich nervös machen, es ist aber ein notwendiger Schritt.

Wann man zum Arzt gehen sollte

Es folgen vier gewichtige Gründe für einen Besuch beim Arzt:

✔ **Grund Nr. 1:** Sie haben mehr als einmal pro Woche, vielleicht sogar täglich, Sodbrennen.

✔ **Grund Nr. 2:** Sie haben bereits die Tipps in Kapitel 6 in die Tat umgesetzt, also Ihre Ernährung umgestellt und Ihre Essenszeiten geändert. Das Sodbrennen wütet aber trotzdem ungerührt weiter.

✔ **Grund Nr. 3:** Die einfachen Hausmittel aus Kapitel 7 und die rezeptfreien Medikamente aus Kapitel 10 haben nur kurz gegen die Schmerzen gewirkt.

✔ **Grund Nr. 4:** Das Sodbrennen tritt zusammen mit anderen unangenehmen Begleiterscheinungen auf, dazu gehören ständiger Husten, Schleim, der aus der Nase in den Rachenraum läuft, Asthma, Verstopfung, Durchfall und andere der in Kapitel 4 beschriebenen gesundheitlichen Risikofaktoren.

Schauen Sie den Tatsachen ins Auge. Mit diesen Signalen möchte Ihr Körper Ihnen ganz eindeutig sagen: »Bring mich bitte zum Arzt«.

Wenn plötzlich ein Notfall auftritt und Sie zum Beispiel Blut spucken, dann lassen Sie alles stehen und liegen und gehen Sie nicht in die nächste Notaufnahme, sondern rennen Sie! Wenn Sie mehr als nur einen kleinen Fleck Blut in Ihr Taschentuch gehustet haben, rufen Sie den Notarzt. Sofort: Das ist nicht der richtige Moment, etwas auf die lange Bank zu schieben.

Spezialisten für Sodbrennen durchchecken

Es ist bereits eine ganze Weile her, da hatte man noch einen freundlichen und gütigen »Onkel Doktor«, der für alles zuständig war. Zu seinen Aufgaben gehörte es, Babys auf die Welt zu bringen, Blinddärme zu operieren, chronische Krankheiten zu kurieren, medizinische Tests durchzuführen und am Ende die Augen der Patienten zu schließen.

Heutzutage macht die Explosion des medizinischen Fachwissens und der Medizintechnik es einem einzigen Arzt, mag er noch so klug und tüchtig sein, unmöglich, mit den Neuerungen mehrerer Fachbereiche mitzuhalten. Deshalb ist es so, dass

- ✔ Babys von Frauenärzten, Geburtsmedizinern und Hebammen zur Welt gebracht werden.
- ✔ Chirurgen, die auf bestimmte Organe oder Organsysteme spezialisiert sind, Blinddärme – und viele andere Körperteile auch – entnehmen, flicken oder ersetzen.
- ✔ Kardiologen, Rheumatologen und viele andere -ologen bestimmte chronische Krankheiten behandeln.
- ✔ Laboruntersuchungen von Laborspezialisten durchgeführt werden.
- ✔ Was das oben erwähnte Ende angeht, Sie werden nicht glauben, wie viele verschiedene Ärzte einen bis zum Schluss begleiten. (Wenn Sie mehr darüber wissen wollen, wie Sie sich am besten auf den Fall der Fälle vorbereiten können, lesen Sie den grauen Kasten »Wo ein Wille ist, ist auch ein (letzter) Wille« in diesem Kapitel.)

Wegen der verwirrenden Fülle an medizinischem Personal übernimmt meistens ein einziger Arzt – der Hausarzt – die Regie und koordiniert die verschiedenen Mitglieder Ihres ganz persönlichen medizinischen Ensembles.

 Doch wer genau sind die Akteure, über die der Hausarzt im Kampf gegen Sodbrennen Regie führt? Die Darstellerliste setzt sich je nach Art der Erkrankung unterschiedlich zusammen. Zum Ensemble können Folgende gehören (in der Reihenfolge ihres Auftritts im Anschluss an Ihren Besuch beim Hausarzt):

- ✔ **Gastroenterologe:** Ein Arzt, der auf die Erkrankungen des Verdauungstrakts spezialisiert ist. Gastroenterologen sind die Ärzte, die sich am besten mit den Untersuchungen zur Diagnose und Beurteilung von Sodbrennen/Reflux auskennen. (In Kapitel 9 finden Sie weitere Informationen zu diagnostischen Tests bei Sodbrennen.)
- ✔ **Ein Facharzt mit Schwerpunkt Endoskopie:** Ein Arzt (üblicherweise ein Gastroenterologe, jedoch nicht immer), der für seine Untersuchungen ein Endos-

kop verwendet. Dies ist ein dünnes Röhrchen mit einer kleinen Kamera, das der Arzt in die Speiseröhre einführt. Damit kann er sich ein Bild über den Zustand der Schleimhaut verschaffen, um zu beurteilen, wie ernst der Reflux ist.

✔ **Radiologe:** Ein Arzt, der auf die Verwendung von Bildtechnik, wie Röntgenstrahlen, Computertomographie (CT), Ultraschall und Kernspintomographie, spezialisiert ist, um Krankheiten zu diagnostizieren und zu behandeln. Bei Sodbrennen-Patienten führt der Radiologe Untersuchungen wie den Bariumbreischluck durch, mit dem man zum Beispiel Schädigungen oder Fehlbildungen der Speiseröhre feststellen kann.

✔ **Viszeralchirurg (Bauchchirurg):** Ein Arzt, der chirurgische Eingriffe an den Organen des Verdauungssystems durchführt. (Wenn Sie mehr zu diesem Thema erfahren wollen, blättern Sie zu Kapitel 12 vor.)

✔ **Medizinisch technischer Assistent (MTA):** Ein wichtiges Mitglied des medizinischen Teams, das medizinische Analysen durchführt. Ein MTA arbeitet unter der Anleitung des Arztes, Radiologen oder Chirurgen.

Jeder Einzelne kann bei der Diagnose von Reflux eine Rolle spielen und – falls diese positiv ausfallen sollte – auch bei der Behandlung. Ihre Aufgabe ist es nun, sich den richtigen Arzt dafür auszusuchen.

Einen Arzt suchen

Fast niemand würde einen Klempner engagieren, ohne vorher seine Referenzen überprüft zu haben, doch häufig wechseln wir munter zu einem neuen Arzt, ohne uns vorher entsprechend abzusichern.

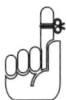
Ich gehe einfach einmal davon aus, dass Sie Ihren Hausarzt bereits seit längerer Zeit kennen. Deshalb liegt es doch am nächsten, sich bei Ihrem Hausarzt nach einem guten Gastroenterologen zu erkundigen. Aber wahrscheinlich möchten Sie auch selbst noch Nachforschungen anstellen, bevor Sie sich auf die Behandlungsliege begeben. Die Empfehlung Ihres Hausarztes muss nicht das letzte Wort sein. Außer wenn es um Leben und Tod geht (eher unwahrscheinlich bei Sodbrennen), sind Sie sicher gewieft genug, Ihren Arzt unter die Lupe zu nehmen, bevor er Sie unter die Lupe nimmt.

Fangen Sie erst einmal an, Antworten auf die grundlegenden Fragen zu finden: Ist die Praxis nicht zu weit von Ihrem Zuhause entfernt? Ist er Belegarzt in einem Krankenhaus in Ihrer Nähe? Und – das ist eine knifflige Frage – war einer Ihrer Bekannten bereits bei ihm in Behandlung, und was hält er von ihm? Ich habe ja gesagt, diese Frage ist knifflig.

Dann nehmen Sie sich eben die Zeit, um weitere Nachforschungen durchzuführen. In den folgenden Abschnitten finden Sie mehr Tipps. Wenn Sie diese Infos gesammelt haben, machen Sie einen Termin oder überlassen Sie es Ihrem Hausarzt, einen Termin für Sie zu machen. (Schauen Sie sich den Abschnitt »Nicht ohne Krankengeschichte zum Arzt« weiter hinten in diesem Kapitel an, damit dieser erste Besuch beim Magenspezialisten so nutzbringend wie möglich wird.)

Wichtige Referenzen

Zuerst möchten Sie natürlich wissen, ob Ihr Arzt auch gut genug ist, um an den Körperteilen, die Ihnen Ärger machen, herumzudoktern. Anders ausgedrückt: Hat er den nötigen Hintergrund, um mir die medizinischen Antworten auf meine Fragen geben zu können? Dazu sollte ein Facharzt am ehesten in der Lage sein.

In Deutschland ist die Bundsärztekammer unterteilt in Landesärztekammern. In der Weiterbildungsordnung der Landesärztekammern für Ärzte sind 43 Fachgebiete aufgeführt. Ein Arzt, der die Ausbildungsvoraussetzungen einer Ärztekammer erfüllt und seine Prüfung bestanden hat, ist Facharzt.

Die *Gastroenterologie* ist in Deutschland eine Zusatzbezeichnung des Facharztes für Innere Medizin. Um als Gastroenterologe zugelassen zu werden, muss ein Arzt zunächst als Internist anerkannt worden sein. Dazu muss er (in chronologischer Reihenfolge):

✔ Sein Medizinstudium erfolgreich beendet haben

✔ Als Arzt zugelassen worden sein

✔ Eine mehrjährige Facharztausbildung auf einem bestimmten Fachgebiet abgeschlossen haben

✔ Eine Empfehlung von seinem Vorgesetzten bekommen haben

✔ Eine mündliche Prüfung der Ärztekammer bestanden haben

Moment, das war nur der erste Schritt. Um es bis zum Gastroenterologen zu schaffen, muss der Arzt

✔ eine dreijährige Ausbildung (einschließlich eines eineinhalbjährigen klinischen Teils) zur Diagnose und Behandlung einer breiten Palette gastroenterologischer Erkrankungen abschließen.

✔ unter anderem folgende Techniken beherrschen:
- Koloskopie, einschließlich Biopsie und Polypektomie
- Diagnostische Endoskopie des oberen Gastrointestinaltrakts
- Dilatation des Ösophagus
- Leberbiopsie
- Proktoskopie und flexible Sigmoidoskopie
- Therapeutische Endoskopie des oberen und unteren Gastrointestinaltrakts

Wenn ein Arzt all diese Voraussetzungen erfüllt hat, wird sein Name bei der jeweiligen Landesärztekammer eingetragen, damit seine Patienten es schwarz auf weiß haben. Der frischgebackene Gastroenterologe bekommt auch eine Urkunde, die er sich an die Wand hängen kann. In Deutschland können Sie im Internet Ärzte über die jeweilige Landesärztekammer finden (http://www.bundesaerztekammer.de).

Fachärzte für Endoskopie, gastroenterologische Chirurgen und Radiologen durchwandern allesamt eine ähnlich strenge Ausbildung. Mit dem Unterschied, dass nach dem Abschluss des Medizinstudiums

✔ sich Fachärzte für Endoskopie auf das Erlernen endoskopischer Techniken konzentrieren.

✔ gastroenterologische Chirurgen eine chirurgische Ausbildung durchlaufen und eventuell auch einen Einblick in die Bereiche Gastroenterologie und Endoskopie erhalten.

✔ Radiologen Röntgentechniken und entsprechende Untersuchungsmethoden erlernen.

Berufsverbände

Nachdem Sie nun wissen, wonach Sie suchen müssen, ist die nächste Frage, wo man suchen muss.

 Über ärztliche Berufsverbände finden Sie einen Spezialisten in Ihrer Nähe. Bei Sodbrennen/Reflux sind die wichtigsten Vereinigungen:

✔ Der Bundesverband Gastroenterologie Deutschland e.V. (www.bvgd-online.de)

✔ Der Berufsverband Niedergelassener Gastroenterologen Deutschlands e.V. (www.gastromed-bng.de)

✔ Die Deutsche Gesellschaft zur Bekämpfung der Krankheiten von Magen, Darm und Leber sowie von Störungen des Stoffwechsels und der Ernährung e.V. (www.gastro-liga.de)

✔ Der Berufsverband Deutscher Internisten e.V. (www.bdi.de)

Auf diesen Websites finden Sie meist eine Suchfunktion und/oder Sie können die Postleitzahl Ihres Wohnorts eingeben, um Spezialisten in Ihrer Nähe zu finden.

Landesärztekammern

 Eine weitere Möglichkeit, Referenzen nachzuprüfen oder einen Facharzt in Ihrer Nähe zu finden, bieten die Landesärztekammern. Auf der Website der Bundesärztekammer finden Sie die Adressen und die entsprechenden Links zu der/den jeweiligen Landesärztekammer(n) (www.bundesaerztekammer.de, »Landesärztekammern«, »Adressen«).

Arztrollen diagnostizieren

Hollywood und das Fernsehen sind große Fans von Ärztefilmen, meistens mit solch bildhübschen und mitfühlenden Ärzten in den Hauptrollen, dass man förmlich den Heiligenschein über ihren wohlfrisierten Köpfen schweben sehen kann. Wissen Sie, welcher Star welche berühmte Rolle gespielt hat?

Film	Filmstar
1. Doc Hollywood (1991)	a. Spencer Tracy
2. Emergency Room (seit 1994)	b. Eddie Murphy
3. Die Schwarzwaldklinik (1985)	c. Michael J. Fox
4. Sauerbruch (1954)	d. Rudolf Prack
5. Doktor Doolittle (1998)	e. George Clooney
6. Doktor Schiwago (1965)	f. Omar Sharif
7. Landarzt Dr. Brock (1967)	g. Marianne Koch
8. Die Landärztin (1958)	h. Klausjürgen Wussow
9. Dr. Jekyll and Mr. Hyde (1941)	i. Ewald Balser

Antworten: 1. c; 2. e; 3. h; 4. i; 5. b; 6. f; 7. d; 8. g; 9. a

Landesgesundheitsämter

Folgende Feststellung ist unerfreulich, aber leider wahr: Nicht jeder Arzt ist einer von den ganz guten – oder gar ein fähiger Fachmann. Es kommt vor, dass einige Patienten frustrierende Erfahrungen machen, einige geschädigt werden und andere rechtliche Schritte unternehmen. Manchmal versuchen sie, »Genugtuung zu erhalten« (Juristendeutsch für: Schadensausgleich bekommen).

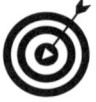

Ärzte werden von den Ländern approbiert, in denen sie praktizieren. In den letzten Jahren haben einige Gesundheitsämter damit begonnen, Infos über Behandlungsfehler einzelner Ärzte in Dateien auf den Websites der einzelnen Länder zu sammeln. Ein Beispiel ist die Website des New Yorker Gesundheitsamts, das über jeden Arzt des Staates eine Datei angelegt hat. Die Datei – der Traum eines jeden Patienten – umfasst Informationen über jeden Arzt hinsichtlich

- ✔ Ausbildung
- ✔ Krankenhauszugehörigkeit
- ✔ Verurteilungen und/oder außergerichtliche Einigungen wegen Behandlungsfehlern
- ✔ Berufliche Tätigkeit
- ✔ Veröffentlichungen
- ✔ Fachgebiet

Bedauerlicherweise gibt es keine bundesweite Datenbank nach New Yorker Vorbild (und dem vieler anderer verbraucherfreundlicher Landesregierungen). Sämtliche Landesgesundheitsämter führen eine Liste über alle Ärzte, die im jeweiligen Bundesland praktizieren dürfen. Nicht von allen wird jedoch jedes noch so kleine Detail in einem solch vollständigen Verzeichnis wie dem von New York dokumentiert. Die Infos, die am häufigsten fehlen, sind diejenigen – Sie haben's geahnt –, die ärztliche Behandlungsfehler betreffen. Wenn Ihr Bundesland diese Informationen nicht veröffentlicht, werden Sie sehen, dass es schwer, wenn nicht gar unmöglich ist, an solche Daten heranzukommen. In diesem Fall sollten Sie, als pfiffiger Verbraucher, mit Ihren Lokalpolitikern reden und verlangen, dass diese Informationen zugänglich gemacht werden.

Nicht ohne Krankengeschichte zum Arzt

Ein Behandlungszimmer zu betreten, scheint häufig eine Art »Patientenamnesie« auszulösen. Man vergisst, warum man aufgeregt ist, man vergisst seine Symptome, man vergisst, welche Medikamente man nimmt ... ach, man würde vielleicht sogar seinen eigenen Namen vergessen, wenn dieser nicht dick und fett auf der Patientenkarteikarte in der Hand des Arztes prangen würde.

Um dem Vergessen vorzubeugen, machen Sie sich am besten eine Liste, die Sie dann zu Ihrem ersten Termin beim Spezialisten mitnehmen.

- **Krankengeschichte:** Machen Sie eine Liste all Ihrer Krankheiten und der Medikamente und Nahrungsergänzungsmittel, die Sie eingenommen haben.

- **Familiengeschichte:** Notieren Sie sich, ob in Ihrer Familie bestimmte Erkrankungen oder Probleme gehäuft auftreten. Wenn Sie zum Beispiel nach dem Essen von Bratwurst Sodbrennen bekommen und das bei Ihrer Mutter auch der Fall ist, sollte das ebenfalls auf Ihrem Zettel stehen.

- **Aktuelle Beschwerden:** Schreiben Sie auf, was Sie zurzeit plagt und wie sich Ihre Symptome entwickelt haben. Mit Ihrem Sodbrennen ging es zum Beispiel so los: Nach besagter Bratwurst kam es ab und an zu einem Zwicken. Das wurde später immer schlimmer, bis es nach jeder Mahlzeit höllisch in der Brust gebrannt hat. Mittlerweile ist Ihnen dabei gleichzeitig leicht übel und gelegentlich kommen Kopfschmerzen hinzu.

- **Maßnahmen, die Sie dagegen ergriffen haben:** Notieren Sie, was Sie gegen Ihre Beschwerden unternommen haben. Sie essen zum Beispiel keine Bratwurst mehr, Sie haben rezeptfreie Antazida ausprobiert und dann hat Ihr Hausarzt Ihnen H2-Blocker verschrieben (siehe hierzu Kapitel 10), doch auch diese haben nicht geholfen.

- **Aktuelle Medikamente:** Machen Sie eine Liste sämtlicher Arzneimittel, die Sie täglich einnehmen. Nicht nur Ihre Medikamente gegen Sodbrennen, auch diejenigen, die Sie gegen andere Erkrankungen nehmen. Und vergessen Sie nicht, auch die Vitamine und Mineralstoffe aufzuschreiben.

Wo ein Wille ist, ist auch ein (letzter) Wille

Herzlichen Glückwunsch! Sie haben zwar eine Gänsehaut dabei bekommen, aber Sie konnten sich trotzdem dazu durchringen. Sie haben ein Testament verfasst, in dem Sie Ihr Hab und Gut verteilt haben – der i-Pod ist für Ihren Bruder, der Laptop für die Schwester, das handsignierte Bayern-München-T-Shirt für Ihren Vater und Mienz, die Katze, für Ihre Mutter (wem sonst könnten Sie so etwas Wichtiges anvertrauen?). Anschließend haben Sie das Testament beglaubigen lassen und es danach mit einem großen Seufzer der Erleichterung in Ihrer Schreibtischschublade vergraben. Na ja, lassen Sie das mit dem Seufzer noch einmal. Sie haben noch eine weitere Aufgabe vor sich, die man gerne vor sich herschiebt, nämlich eine *Patientenverfügung* zu schreiben.

Im Jahr 2003 hat der Bundesgerichtshof mittels eines Urteils bestätigt, dass alle mündigen Bürger mit einer Patientenverfügung auf ihre ärztliche Behandlung Einfluss nehmen können. Das könnten Sie bei Ihrer Einlieferung ins Krankenhaus selbst tun, doch unter Umständen sind Sie bewusstlos oder aus anderen Gründen nicht mehr ansprechbar. Es ist also besser, wenn Sie Ihre Absichten im Voraus mittels einer Patientenverfügung festhalten. Sollte der Fall eintreten, dass Ihr Gehirn nicht mehr arbeitet und dass es keine Hoffnung mehr gibt, dass Sie je wieder gesund werden, möchten Sie dann mit Hilfe von Maschinen, die für Sie atmen, am Leben gehalten werden? Was halten Sie von Ernährungssonden?

Die Patientenverfügung muss in keiner bestimmten Form verfasst werden. Es reicht, wenn sie klar formuliert und mit Datum und Unterschrift versehen ist. Am besten ist es, wenn Sie die Verfügung noch von zwei Zeugen unterschreiben lassen. Unter der Web-Adresse der Ärztekammer Nordrhein http://www.aekno.de finden Sie Beispiele für Patientenverfügungen. Wenn Sie auf der Startseite sind, wählen Sie die Rubrik »Bürgerinfo«. Anschließend klicken Sie »Bürgerberatung« an und auf der sich öffnenden Seite dann »Patientenverfügung«.

Die Vorstellung ist wirklich Furcht erregend (Atemgeräte? Ernährungssonden?), doch eine Patientenverfügung ist tatsächlich sogar eine Methode, mit der Sie gegen diese Furcht angehen können. Sie haben dadurch nämlich die Sicherheit, dass grundlegende medizinische Entscheidungen von Leuten getroffen werden, die Sie kennen und denen Sie vertrauen. Sonst könnte es sein, dass solche Entscheidungen im Falle eines Falles von wildfremden Menschen übernommen werden.

Machen Sie viele Kopien Ihrer Patientenverfügung. Eine für Ihren Hausarzt, eine für Ihren Bruder, eine für Ihre Schwester, eine für Mama, eine für Papa, eine für Mienz … und dann leben Sie Ihr Leben. Ganz ohne Gänsehaut.

Körperliche Untersuchungen sind im Allgemeinen ziemlich unangenehm. Man muss sich vor einem völlig Fremden ausziehen. Dieser Fremde bohrt und stochert dann, auf der Suche nach weiß der Himmel was, an einem herum, wobei er in bestimmten Zeitabständen »Hmm-mmhmmmm« in seinen (vorhandenen oder auch nicht vorhandenen) Bart nuschelt. Doch Sie würden überrascht darüber sein, was Ihr Arzt alles durch Bohren und Stochern feststellen kann. Manchmal werden Sie sich über die Diagnose freuen (Sie haben Blähungen, keinen Reflux), manchmal wird sie Ihnen nützen (tut mir Leid, Sie haben Reflux).

Zusätzlich zu der körperlichen Untersuchung kann der Arzt auch noch andere diagnostische Tests durchführen (siehe hierzu Kapitel 9) – falls es doch keine Blähungen waren, die Sie von weiterem Stochern freigestellt hätten.

Die Speiseröhre und den Magen durchchecken lassen

In diesem Kapitel

▶ Welche Untersuchung für welchen Patienten

▶ Untersuchungen bei GERD

▶ Untersuchungen bei geschädigter Speiseröhre

---

*W*enn Sie bereits beim Gedanken an medizinische Untersuchungen eine Gänsehaut bekommen, werden Sie dieses Kapitel möglicherweise gar nicht erst lesen wollen. Aber vielleicht überwinden Sie sich ja, atmen tief ein und wagen den Sprung in die Tiefen der diagnostischen Verfahren.

In diesem Kapitel werden verschiedene Untersuchungsmethoden vorgestellt, anhand derer Ihr Arzt der Ursache Ihrer Schmerzen in der Brust auf den Grund gehen und den Zustand Ihrer Speiseröhre beurteilen kann. Hat er erst einmal eine Diagnose gestellt, kann er eine Behandlung empfehlen, nach der Sie sich sicher sehr viel besser fühlen werden.

Dafür lohnen sich doch die paar Minuten, die Sie sich beim Lesen gruseln müssen, finden Sie nicht?

Potenzielle Patienten herauspicken

Nehmen Sie zu Ihrer alljährlichen Untersuchung immer einen Zettel mit, damit Sie ja nicht vergessen, Ihren Arzt um folgende Untersuchungen zu bitten?

✔ Cholesterin-Check

✔ Blutbild

✔ Mammographie (bei Frauen)

✔ Prostataspezifisches Antigen (PSA; der Prostatakrebstest bei Männern)

Wenn Sie bereits beim Lesen dieser Liste zusammenzucken, dann wäre es möglich, dass eine Gegenüberstellung mit den Untersuchungen, die Sie eventuell über sich ergehen lassen müssen, Sie in wilde Panik versetzt. Doch keine Sorge, es ist alles halb so schlimm.

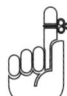
Selbst im Zeitalter der medizinischen Wunder, das für jedes kleine Symptom eine eigene Untersuchung in petto hat, erfordert nicht jeder Fall von Sodbrennen eine medizinische Untersuchung. Wenn sich das Sodbrennen bei Ihnen durch eine Ernährungsumstellung oder durch Medikamente gebessert hat, dann müssen Sie Ihre Speiseröhre auch nicht vor einem Experten entblößen.

Andererseits kann der Arzt eine Untersuchung empfehlen, wenn

- ✔ Sie bereits seit Jahren unter diesen Schmerzen leiden, aber nicht sicher sind, ob das Sodbrennen durch die gastroösophageale Refluxkrankheit (GERD) verursacht wird.
- ✔ Ihre Symptome, wie die, die in Kapitel 6 aufgezählt werden, sich nicht durch eine Ernährungsumstellung oder durch wirksame Reflux-Medikamente lindern lassen.
- ✔ schwere Krankheitszeichen, wie unerklärlicher Gewichtsverlust oder Schluckbeschwerden, beziehungsweise ein echter Notfall, wie Speiseröhrenblutungen, auftreten.
- ✔ Sie wegen Ihres Sodbrennens operiert werden sollen.

Wenn einer dieser Punkte auf Sie zutrifft, dann seien Sie darauf vorbereitet, dass Ihr Säuregehalt gemessen, Ihre Muskeln getestet, Ihr Magen beobachtet und Ihre Speiseröhre betrachtet werden. Doch zunächst wird Ihr Arzt andere mögliche Ursachen für Ihre Symptome ausschließen wollen. Dies kann er zum Beispiel anhand eines Elektrokardiogramms (EKGs), mit dem er sicherstellen kann, dass Ihre Schmerzen nicht durch eine Herzerkrankung, die zu ähnlichen Beschwerden wie Sodbrennen führen kann, verursacht werden.

Wenn Sie sich die folgenden Untersuchungsmethoden anschauen, tun sich vielleicht zwei Fragen bei Ihnen auf: Wo wird meine Untersuchung durchgeführt werden und welche Art der Betäubung erhalte ich? Das sind vernünftige Fragen, unglücklicherweise habe ich darauf jedoch keine absolute, unumstößliche, ewiggültige Antwort. Eine Röntgenaufnahme kann beispielsweise in der Röntgenabteilung eines Krankenhauses oder in einer radiologischen Praxis durchgeführt werden. Eine Gastroskopie (Magenspiegelung) kann entweder ambulant bei einem niedergelassenen Gastroenterologen oder im Krankenhaus in einer Inneren oder Chirurgischen Abteilung vorgenommen werden. Liegen bei Ihnen schwere Begleiterkrankungen, beispielsweise des Herzens vor, kann eine Untersuchung im Krankenhaus sinnvoller sein. Diese Fragen sollten Sie vorab mit Ihrem behandelnden Arzt klären. Auch über eine Betäubung sollten Sie vorab mit Ihrem Arzt sprechen.

Wie sauer sind Sie?

Wenn Sie sich nicht gerade in einer Notfallsituation befinden – zum Beispiel Blut spucken –, wird der Arzt wahrscheinlich mit der einfachsten Untersuchung beginnen, um sicherzustellen, dass Ihre Beschwerden wirklich von Sodbrennen herrühren. Anders ausgedrückt möchte er wissen, ob Ihre Speiseröhre sauer genug für Reflux ist.

Die diagnostischen Goldstandards (die für die jeweilige Erkrankung am besten geeignete Untersuchung) zur Bestimmung des Säuregehalts sind:

- ✔ Eine Untersuchung, mit der bestimmt wird, wie empfindlich Ihre Speiseröhre auf Säure reagiert
- ✔ Eine Untersuchung, mit der bestimmt wird, wie sauer die Flüssigkeit in Ihrer Speiseröhre ist

Bernstein-Test (Säureperfusionstest)

Beim *Bernstein-Test*, benannt nach seinem Erfinder, dem amerikanischen Internisten Lionel Bernstein, wird die Speiseröhrenschleimhaut mit einer Flüssigkeit perfundiert (benetzt oder gespült), um zu testen, wie empfindlich die Schleimhaut auf zwei unterschiedliche Flüssigkeiten – eine Kochsalzlösung und eine schwach saure Lösung – reagiert.

Vorbereitung auf die Untersuchung

Essen und trinken Sie mindestens 12 Stunden vor der Untersuchung nichts mehr. Nehmen Sie mindestens 24 Stunden vor der Untersuchung keine Säureblocker oder Reflux-Medikamente mehr ein.

Ablauf der Untersuchung

Der Arzt oder die Schwester führt ein dünnes Röhrchen über die Nase in die Speiseröhre ein. Dabei erklärt man Ihnen, wie man den normalen Würgereflex unterdrücken kann, damit das Röhrchen leichter weitergeschoben werden kann. Wenn das Röhrchen richtig sitzt, wird normale Kochsalzlösung hineingeträufelt. Anschließend erkundigt sich der Arzt, ob diese Flüssigkeit gebrannt hat. Anschließend träufelt er eine schwache Säurelösung durch das Röhrchen und fragt erneut, ob es brennt.

Nein, vergessen Sie's, man kann dabei nicht schummeln. Um sicherzugehen, dass die Ergebnisse auch korrekt sind, kann der Arzt die Reihenfolge umkehren und Ihnen zuerst Säure und dann Kochsalzlösung vorsetzen. Wenn der Arzt beide Lösungen durchgeträufelt hat und die Antworten notiert hat, wird das Röhrchen wieder entfernt, und Sie sind erlöst.

Auswertung der Ergebnisse

Und hier sind Ihre Ergebnisse:

- ✔ Keine Schmerzen bei beiden Lösungen? Herzlichen Glückwunsch, Ihre Speiseröhrenschleimhaut ist glatt und gesund.

- ✔ Hat Ihnen die Säure Schmerzen verursacht und die Kochsalzlösung nicht? Dann stammt Ihr Sodbrennen wahrscheinlich von saurem Reflux.

- ✔ Hatten Sie bei beiden Flüssigkeiten Schmerzen? Dann wird Ihr Arzt Sie wahrscheinlich noch genauer untersuchen wollen, um den Grund Ihrer Beschwerden zu finden.

Ambulante 24-Stunden-pH-Metrie

Wie in Kapitel 2 erklärt, wird der *pH-Wert* verwendet, um den Säuregehalt einer wässrigen Lösung, zum Beispiel des Refluxes in Ihrer Speiseröhre, anzugeben. Aus Gründen, die nur dem dänischen Chemiker Søren Peter Lauritz Sørensen, der den Begriff pH aus der Taufe hob, bekannt sind, ist der pH-Wert umso niedriger, je saurer die Lösung ist. Zum Beispiel ist

- ✔ der pH-Wert von Salzsäure gleich 1.
- ✔ der pH-Wert von Zitronen- und Magensaft gleich 2.
- ✔ der pH-Wert von kohlensäurehaltigen Getränken und Essig gleich 3.

Für Gastroenterologen ist ein pH-Wert von 4 in der Speiseröhre – das entspricht ungefähr dem pH von Tomatensaft – ein typisches Anzeichen für GERD. Um die Säurekonzentration in Ihrer Speiseröhre zu messen, macht dieser Test Folgendes:

- ✔ Er bestimmt den pH-Wert des Refluxes in der Speiseröhre.
- ✔ Er verfolgt, wie lange die Reflux-Flüssigkeit sich in der Speiseröhre herumtreibt.
- ✔ Er zeichnet die Häufigkeit auf, mit der saurer Reflux innerhalb eines 24-Stunden-Zeitraums auftritt.

Die ambulante 24-Stunden-pH-Metrie dauert länger und ist nerviger als der Bernstein-Test, doch sie liefert Ihrem Arzt genauere Belege über die Faktoren, die die Diagnose (da gerät man glatt ins Stottern!) von GERD bestätigen.

Vorbereitung auf die Untersuchung

Essen und trinken Sie mindestens sechs Stunden vor der Untersuchung nichts mehr. Verzichten Sie möglichst fünf Tage vor der Untersuchung auch auf Säureblocker, Reflux-Medikamente, Calciumantagonisten sowie Betablocker und 24 Stunden vor der Untersuchung auf Alkohol, Antidepressiva, Antihistaminika, Arzneimittel gegen Parkinson, Antispasmodika, Muskelrelaxantien und Steroide, es sei denn, Ihr Arzt hat etwas anderes mit Ihnen besprochen.

Tatsächlich ist es ein cleverer Schachzug, den Arzt vorher zu fragen, ob Sie Ihre Medikamente bis zur Untersuchung weiter nehmen können, um Missverständnisse auszuschließen.

Ablauf der Untersuchung

Der Arzt oder die Schwester führt ein sehr feines Röhrchen über die Nase in die Speiseröhre ein. Das Röhrchen, das 24 Stunden lang an Ort und Stelle bleibt, enthält eine winzige Sonde. Diese misst die Säurekonzentration in der Speiseröhre und sendet die Werte während des gesamten 24-Stunden-Zeitraums an ein digitales Ablesegerät, das am Körper getragen wird. Obwohl sie wirklich Furcht erregend klingt, behindert diese Untersuchung Ihren normalen Tagesablauf nicht weiter. Und nein, das Röhrchen kann nicht in Ihren Magen hinunterrutschen und irgendwo in Ihrem Körper verschütt gehen. Puh, was für eine Erleichterung!

Ein paar abgehobene Gastrogurus haben sich einen neuen 48-Stunden-Säuretest einfallen lassen, bei dem eine kleine Funkkapsel in ein Röhrchen eingeführt und an die Speiseröhrenwand, direkt über dem Mageneingang, geheftet wird. Nachdem das Gerät richtig sitzt und das Röhrchen entfernt wurde, beginnt die Kapsel,

Säuredaten an ein Ablesegerät zu senden, das man um die Hüfte trägt. Nach der Untersuchung werden die Daten an einen Computer geschickt und ausgewertet. Die Kapsel fällt innerhalb von fünf Tagen ab und nimmt dann den natürlichen Weg nach draußen.

Der Vorteil dieses Tests liegt auf der Hand: kein unansehnlicher, unbequemer Schlauch, der Ihnen aus der Nase hängt. Die Nachteile:

- ✔ Der Test ist teuer.
- ✔ Es kann passieren, dass die Kapsel zu früh abfällt oder keine Daten sendet.

Deswegen gehört dieser Kapsel-Test noch nicht zum Standardverfahren. Doch bleiben Sie dran! Man kann schließlich nie wissen, was passiert.

Auswertung der Ergebnisse

Mögliche Ergebnisse sind:

- ✔ Wenn die Daten häufigen Reflux und eine hohe Säurekonzentration anzeigen, wird der Arzt GERD diagnostizieren.
- ✔ Wenn Sie bereits Medikamente gegen Sodbrennen nehmen und der Test zeigt, dass Sie trotzdem noch viel Säure in der Speiseröhre haben, kann der Arzt die Ergebnisse dazu nutzen, die Dosierung zu ändern oder ein anderes wirksameres Medikament zu verschreiben.
- ✔ Wenn die Säurekonzentration in Ihrer Speiseröhre nur gering war, haben Sie vielleicht kein GERD, was bedeutet, dass der Arzt nach anderen Ursachen für Ihre Schmerzen forschen muss.

Der Arzt sollte diese Untersuchung auch an Patienten, die wegen Sodbrennen operiert werden sollen, durchführen (siehe Kapitel 12). Dadurch kann er sichergehen, dass diese Patienten tatsächlich extrem hohe reflux-bedingte Säurewerte aufweisen, die solch ein drastisches Verfahren rechtfertigen.

Ihre Muskelkraft messen

Zwei Muskeltypen haben die Aufgabe, Sie vor Reflux schützen:

- ✔ **Die Muskulatur der Speiseröhrenwand:** Diese Muskeln ziehen sich rhythmisch zusammen (*Peristaltik*), um die Nahrung zum Magen weiterzutransportieren.
- ✔ **Der untere ösophageale Sphinkter (UÖS):** Dieser Schließmuskel zwischen Magen und Speiseröhre zieht sich wieder fest zusammen, nachdem er die Nahrung in den Magen durchgelassen hat. Dadurch wird verhindert, dass der Mageninhalt zurück in die Speiseröhre fließt, was man als *Reflux* bezeichnen würde.

Die Untersuchung, bei der die Kraft der Speiseröhrenmuskulatur und des UÖS gemessen wird, nennt man *Ösophagusmanometrie*. Dieser Test wird nur selten durchgeführt, es sei denn, bei

Ihnen wird ein chirurgischer Eingriff zur Reflux-Behandlung erwogen (siehe Kapitel 12) oder Sie leiden unter Schluckbeschwerden.

Vorbereitung auf die Untersuchung

Essen und trinken Sie mindestens 12 Stunden vor der Untersuchung nichts mehr. Verzichten Sie 24 Stunden vor der Untersuchung auf Säureblocker, Reflux-Medikamente, Alkohol, Antidepressiva, Antihistaminika, Arzneimittel gegen Parkinson, Antispasmodika, Muskelrelaxantien und Steroide.

Auch hier ist es sinnvoll, mit dem Arzt zu besprechen, ob Sie Ihre Medikamente weiter nehmen dürfen.

Ablauf der Untersuchung

Der Arzt oder die Schwester schiebt ein dünnes Röhrchen durch Ihre Nase in die Speiseröhre. Wenn das Röhrchen an Ort und Stelle ist, trinken Sie einen kleinen Schluck Wasser. Beim Schlucken registrieren elektronische Sensoren in dem Röhrchen den Druck, den die Speiseröhre ausübt, wenn die Muskelwände sich zusammenziehen und entspannen und der UÖS sich öffnet und schließt. Diese Daten werden an ein Ablesegerät gesendet, das sich am Ende des Röhrchens befindet, das Ihnen aus der Nase hängt.

Auswertung der Ergebnisse

Ergebnisse, die auf eine schwache Muskulatur hinweisen, unterstützen den Chirurgen bei der Entscheidung, ob ein Patient einen Nutzen aus einem chirurgischen Eingriff ziehen würde. Bei diesem Eingriff wird die Speiseröhre so verengt, dass sich die Speiseröhrenmuskeln des Patienten stark genug zusammenziehen können, um die Nahrung durch die schmalere Öffnung zu schieben. In Kapitel 12 finden Sie eine ausführliche Beschreibung der chirurgischen Möglichkeiten.

Ein ungewöhnlich niedriger Druck am UÖS weist auf eine Funktionsstörung des Schließmuskels hin, ein Hinweis auf GERD.

Den Magen untersuchen

Der übliche Weg, den die Nahrung nimmt, die Sie zu sich nehmen, führt über den Mund durch die Speiseröhre zum Magen, weiter in den Dünndarm hinein, durch den Dickdarm, zum After und hinaus in die Freiheit. Bei einigen Menschen ist dieser Vorgang verzögert, so dass der Magen länger voll bleibt. Ein voller Magen

9 ➤ Die Speiseröhre und den Magen durchchecken lassen

drückt gegen den UÖS, der sich dadurch unaufgefordert öffnen kann, wodurch der saure Mageninhalt freie Bahn auf dem Weg in die Speiseröhre hätte.

Eine *Magenfunktionsszintigraphie* (Untersuchung der Magenentleerung) zeigt, wie schnell (oder wie langsam) sich der Magen nach dem Essen leert. Dieser Test wird von den Ärzten normalerweise nicht durchgeführt, eine Ausnahme bilden jedoch GERD-Patienten mit weiteren Erkrankungen (üblicherweise Diabetes), die die Magenentleerung beeinträchtigen. Geht darüber hinaus der Reflux mit Übelkeit und Erbrechen Hand in Hand, kann es für den Arzt aufschlussreich sein, zu wissen, wie häufig sich Ihr Magen entleert.

Vorbereitung auf die Untersuchung

Essen und trinken Sie mindestens 12 Stunden vor der Untersuchung nichts mehr. Auch hier sollten Sie mit Ihrem Arzt vor der Untersuchung besprechen, ob und welche Medikamente Sie vorher absetzen sollen.

Ablauf der Untersuchung

Sie nehmen etwas Essen zu sich, das eine radioaktive Substanz enthält. Der Arzt oder der Assistent, der die Untersuchung durchführt, befestigt einen Sensor, der auf radioaktives Material reagiert, am Bauch über Ihrem Magen. Der Sensor nimmt Bilder auf, die zeigen, ob das radioaktive Material sich noch im Magen befindet und wann die Nahrung weitertransportiert wird. So kann der Arzt beurteilen, wie lange sich die Nahrung in Ihrem Magen herumdrückt. Es gibt verschiedene Methoden, diese Untersuchung durchzuführen, die sich von Krankenhaus zu Krankenhaus unterscheiden können.

Auswertung der Ergebnisse

Wenn Ihr Magen sich langsamer als normal üblich leert und der Arzt sich sicher ist, dass Sie unter der Refluxkrankheit leiden, kann er Medikamente verschreiben, die den Entleerungsvorgang beschleunigen können.

Die Speiseröhre inspizieren

Wenn es um Untersuchungen geht, hat die Speiseröhre in diesem Abschnitt ihren großen Auftritt. Für dieses Untersuchungsniveau qualifiziert man sich nur, wenn man Symptome für GERD hat, die eine Schädigung der Speiseröhre vermuten lassen. Dies macht es für den Arzt erforderlich, mit einer der drei folgenden Untersuchungen einen tieferen Blick darauf zu werfen:

✔ Der **Bariumbreischluck**, eine nicht-invasive Röntgenuntersuchung (ohne Eindringen in den Körper) der Speiseröhrenschleimhaut. ***Wichtig!!!*** Hat der Arzt einen Verdacht auf ein

Loch in der Speiseröhrenwand, darf diese Untersuchung wegen der Gefahr einer Entzündung im Brustkorb (Mediastinitis) auf keinen Fall angewendet werden.

✔ Die **Magen-Darm-Passage (MDP)** ist eine nicht-invasive Röntgenuntersuchung der Speiseröhre, des Magens und des Dünndarms.

✔ Die **Ösophagoskopie (normalerweise wird meist eine komplette Gastroskopie (Magenspiegelung) durchgeführt)** ist eine invasive Untersuchung der Speiseröhre, des Magens und des Zwölffingerdarms, die es dem Arzt ermöglicht, eine Gewebeprobe für eine Biopsie zu entnehmen.

Diese Untersuchungsmethoden sind nach ihrem Aufwand geordnet. Welche davon der Arzt durchführt, hängt von der Art Ihrer Beschwerden ab.

Bariumbreischluck

Der Bariumbreischluck wird hauptsächlich bei Patienten durchgeführt, die häufigen Reflux oder Schluckbeschwerden haben. Bei dieser Untersuchung nehmen Sie einen Schluck eines flüssigen Bariumbreis (Barium ist ein metallisches Element). Wenn Sie den Brei schlucken, legt er sich als dünne Schicht um all die winzigen Fältchen und Spalten Ihrer Speiseröhrenschleimhaut. Diese können dann in einer *Durchleuchtung* sichtbar gemacht werden. Ein Fluoroskop ist ein Gerät, das Echtzeitaufnahmen der Röntgenstrahlung macht, die durch Ihren Körper wandert.

Vorbereitung auf die Untersuchung

Essen und trinken Sie mindestens 12 Stunden vor der Untersuchung nichts mehr.

Ablauf der Untersuchung

Bei dieser Untersuchung

1. stehen Sie hinter dem Leuchtschirm eines Durchleuchtungsgeräts.
2. trinken Sie einige Schlucke eines Bariumbreis.
3. werden Aufnahmen davon gemacht, wie der Brei aus dem Mund in den Rachen und dann die Speiseröhre hinunterfließt.

Manchmal werden Sie auch gebeten, ein Stück Weißbrot mit Bariumbrei zu schlucken, wodurch beobachtet werden kann, wie der »Happen« sich Ihre Speiseröhre hinunterbewegt. Dies wird eher bei Schluckbeschwerden durchgeführt.

Auswertung der Ergebnisse

Die Aufnahmen sollten eine glatte und gleichmäßige Verteilung des Bariumbreis auf der Speiseröhrenschleimhaut zeigen.

9 ➤ Die Speiseröhre und den Magen durchchecken lassen

 Eine ungleichmäßige Verteilung des Bariumbreis kann auf folgende Probleme hinweisen, die in Zusammenhang mit GERD auftreten (weitere Infos zu den Symptomen und Anzeichen von GERD finden Sie in Kapitel 3):

- ✔ Schwäche der Speiseröhrenmuskulatur, ein bekannter Risikofaktor für GERD
- ✔ *Speiseröhrenstriktur*, eine Verengung der Speiseröhre, die durch wiederholte Säureeinwirkung verursacht wird
- ✔ Speiseröhrentumoren, die bösartig (oder auch nicht) sein können
- ✔ Speiseröhren*geschwüre*, durch Reflux verursachte Erosionen (Schädigungen) der Speiseröhrenoberfläche
- ✔ Zwerchfellbruch (siehe Kapitel 4)

Radiologensprache sprechen

Fachärzte sprechen häufig eine ganz eigene Sprache. Radiologen (Röntgenmediziner) verwenden beispielsweise folgende Begriffe für bestimmte Röntgenuntersuchungen:

Röntgenaufnahme: Eine Aufnahme, die dadurch entsteht, dass ein Körper ionisierender Strahlung (Strahlung, die Moleküle in ihre einzelnen Atome spalten kann) ausgesetzt wird.

Fluoroskop: Ein Gerät, das Echtzeitaufnahmen der Röntgenstrahlung macht.

Kineradiographie: Eine Technik, die eine bewegte Röntgenaufnahme eines Organs oder Organsystems, wie dem Verdauungstrakt bei der Arbeit, zeigt.

MDP

Die MDP ist eine Röntgenuntersuchung von Speiseröhre, Magen und Dünndarm. Bei dieser Untersuchung wird ebenfalls nach Störungen der Nahrungspassage Ausschau gehalten, doch die MDP – für **M**agen-**D**arm – deckt einen größeren Bereich ab, auch ist die Schleimhaut nicht so gut wie im Bariumbreischluck beurteilbar. Diese Untersuchung kann im Gegensatz zum Bariumbreischluck auch durchgeführt werden, wenn der Arzt den Verdacht auf ein Loch in der Speiseröhre hat.

Vorbereitung auf die Untersuchung

Ernähren Sie sich zwei oder drei Tage vor der Untersuchung ballaststoffarm. Essen und trinken Sie mindestens 12 Stunden vor dem Test nichts mehr.

Ablauf der Untersuchung

Sie schlucken einen Bariumbrei. Dann legen Sie sich auf einen schwenkbaren Tisch, der zuerst so eingestellt wird, dass der Arzt oder MTA eine Röntgenaufnahme im Stehen machen kann.

Dann wird der Tisch auf verschiedene Winkel und Positionen eingestellt, so dass unterschiedliche Teile Ihres Verdauungstrakts mit der Röntgenkamera sichtbar gemacht werden können.

Auswertung der Ergebnisse

Eine gleichmäßige Verteilung des Bariumbreis auf der Schleimhaut von Speiseröhre, Magen und Dünndarm gibt erste Hinweise auf den oberen Verdauungstrakt. Das bedeutet, dass Sie zwar unter GERD leiden können, dies aber keine sichtbaren reflux-bedingten Schädigungen des Magen-Darm-Trakts hinterlassen hat.

Eine ungewöhnliche oder unregelmäßige Verteilung des Bariumbreis kann ein Hinweis sein auf:

- ✔ Schwäche der Speiseröhrenmuskulatur
- ✔ Speiseröhrenstrikturen
- ✔ Speiseröhrentumoren, die bösartig (oder auch nicht) sein können
- ✔ Speiseröhrengeschwüre
- ✔ Zwerchfellbruch (siehe Kapitel 4)

Gastroskopie

Wenn der Bariumbreischluck oder die MDR Anomalien der Speiseröhre aufzeigt, kann der Arzt eine Gastroskopie (wie weiter vorn angemerkt, würde man gleich eine komplette Gastroskopie machen) vorschlagen. Diese Untersuchungsmethode hat den Vorteil, dass der Arzt sich das Speiseröhrengewebe direkt anschauen kann. Außerdem kann er anhand dieser Methode Gewebeproben für eine Biopsie entnehmen, um zu untersuchen, ob die Gewebezellen *bösartig* (= Krebszellen) sind.

Der Arzt kann diese Untersuchung ebenfalls Menschen mit solchen Symptomen empfehlen, die im Abschnitt »MDP« weiter vorn in diesem Kapitel aufgeführt sind.

Tatsächlich ist es so, dass in zahlreichen Leitlinien nahe gelegt wird, die Ösophagoskopie bereits als erste Untersuchung durchzuführen, wenn bei dem betreffenden Patienten die Gefahr von Reflux-Komplikationen besteht. Der große Vorteil gegenüber Röntgenuntersuchungen ist der, dass bei der Endoskopie Gewebeproben (*Biopsie*) entnommen werden können.

Vorbereitung auf die Untersuchung

Essen und trinken Sie mindestens zwölf Stunden vor der Untersuchung nichts mehr. Falls Proben der Schleimhaut entnommen werden sollen, dürfen außerdem bestimmte Blutverdünnungsmittel (etwa Marcumar) vor der Untersuchung nicht mehr eingenommen werden. Dies sollten Sie vorab mit Ihrem Arzt besprechen.

Ablauf der Untersuchung

Die Person, die die Endoskopie durchführt, betäubt Ihren Rachen mit einem Spray und schiebt dann, wie Sie in Abbildung 9.1 erkennen können, ein dünnes, biegsames Kunststoffröhrchen, das man Endoskop nennt, durch den Mund in die Speiseröhre.

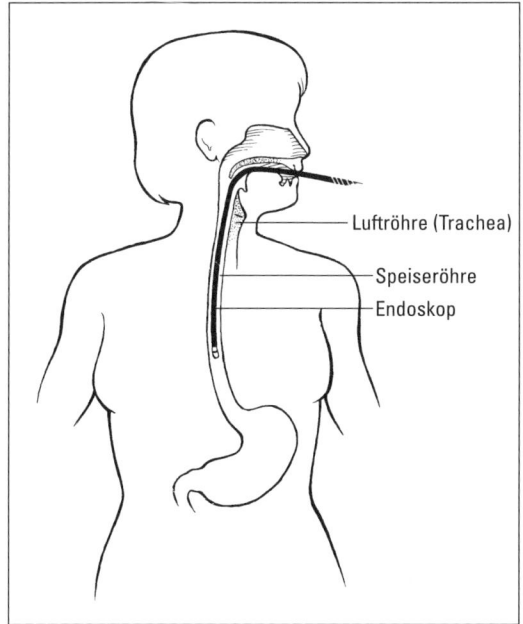

Abbildung 9.1: Das Endoskop kommt zum Einsatz.

Das Endoskop enthält eine Minikamera, die Bilder auf einen Monitor überträgt, auf dem der Arzt die Speiseröhrenschleimhaut betrachten kann. Wenn er etwas Ungewöhnliches sieht, wie zum Beispiel eine Wucherung, kann er mit einer pinzettenartigen Minizange eine Gewebeprobe für eine Biopsie entnehmen. Keine Angst, das tut nicht weh – in der Speiseröhre sitzen keine Nervenendigungen, die »Aua« schreien, wenn der Arzt die Probe entnimmt.

Wenn die Endoskopie zeigt, dass die Speiseröhre verengt ist, kann der Arzt eine Art Ballon oder eine andere Dehnvorrichtung über das Endoskop einführen und diese in Ihrer Speiseröhre aufblasen, um Ihre Speiseröhre an Ort und Stelle zu dehnen. Danach bleibt die Speiseröhre gedehnt, so dass Sie wieder besser schlucken können.

Auswertung der Ergebnisse

Bei glattem, unbeschädigtem Gewebe ist Ihre Speiseröhrenschleimhaut gesund. Anders ausgedrückt: Auch wenn Sie GERD haben, hat dies Ihre Speiseröhre nicht beschädigt.

Durch eine Speiseröhren-Biopsie können folgende Erkrankungen festgestellt werden:

✔ Bakterielle oder virale Infektionen

✔ Durch sauren Reflux verursachte Schädigungen

✔ Präkanzeröse (Vorkrebsstadium) oder bösartige Veränderungen des Speiseröhrengewebes

Nachdem Sie nun eine Diagnose in den Händen halten, kann der Arzt endlich mit der Behandlung beginnen.

Schmerzlinderung verschreiben

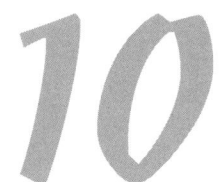

In diesem Kapitel
- Eine Auswahl an Reflux-Medikamenten
- Antazida ins Visier nehmen
- Reflux mit Blockern ausbremsen
- Reflux an der Pumpe stoppen
- Wechselwirkungen aufspüren

*H*alt! Wenn Sie sich dieses Kapitel vornehmen wollen, ohne vorher Kapitel 6 gelesen zu haben, sollten Sie zurückblättern und dies nachholen. Es ist nämlich unbedingt einen Versuch wert, Sodbrennen/Reflux durch eine Ernährungsumstellung in den Griff zu bekommen. Warum? Man sollte nicht die Möglichkeit verschenken, das nervtötende Brennen einfach durch eine Änderung des Speiseplans oder der Essgewohnheiten loszuwerden (ein Tipp: kleinere Mahlzeiten).

Wenn Sie die Ernährungsmethode bereits erfolglos probiert haben und Ihr Arzt meint: »Zeit für ein paar Pillen, Baby« oder – was wahrscheinlicher ist – »Vielleicht sollten wir eine medikamentöse Behandlung in Erwägung ziehen«, ist dieses Kapitel ein praktischer Leitfaden für rezeptfreie (so genannte *OTC-Präparate*, **O**ver **T**he **C**ounter) und verschreibungspflichtige Reflux-Medikamente.

Eine Bemerkung zu den Kosten von Sodbrennen

Die Amerikaner zahlen jährlich über eine Milliarde Dollar für rezeptfreie Mittel gegen Sodbrennen und sechs Milliarden (jawohl, Milliarden) für ein einziges verschreibungspflichtiges Medikament, nämlich Omeprazol (Antra). Irgendwie kommt man doch ins Grübeln, wenn man bedenkt, dass die Ausgaben der Amerikaner für Medikamente gegen Bauchschmerzen höher sind als das Bruttosozialprodukt mehrerer dutzend Staaten.

Damit möchte ich Reflux jedoch nicht als harmlosen kleinen Schmerz in der Brust abtun. Durch eine wirksame Behandlung kann das Risiko möglicherweise tödlicher Komplikationen, wie Krebs, gesenkt werden (siehe Kapitel 3).

Sich dazu durchzuringen, Medikamente zu kaufen und einzunehmen, die die Schmerzen und Speiseröhrenschädigungen durch reflux-bedingtes Sodbrennen verringern können – oder Sodbrennen und Reflux vielleicht sogar völlig ausmerzen –, ist eine vernünftige Entscheidung.

Die Medikamente, die wir uns in diesem Kapitel näher anschauen werden, kann man fein säuberlich den folgenden drei Kategorien zuordnen:

- ✔ Antazida
- ✔ Histamin-2-Rezeptoren-Blocker, eher als H2-Blocker bekannt
- ✔ Protonenpumpeninhibitoren (PPI)

Wie zu erwarten ist, wartet jede Kategorie mit ihren ganz eigenen Vor- und Nachteilen auf. Deswegen werden wir uns von einer Kategorie zur nächsten durchhangeln, um herauszufinden, welcher Medikamententyp für Sie am ehesten in Frage kommt.

Wenn Sie das passende Medikament gefunden haben, besprechen Sie vorher mit dem Arzt, ob Sie es wirklich einnehmen dürfen, in Ordnung? Blöde Frage, natürlich tun Sie das. Anständigerweise möchte ich Sie bereits an dieser Stelle darauf vorbereiten, dass das Sätzchen »Bitte vorher mit Ihrem Arzt besprechen« in diesem Kapitel noch häufiger auftauchen wird. Bei einer potenziell ernsten Erkrankung wie Sodbrennen/Reflux – und wann immer es um Medikamente geht – ist Ihr Arzt ein unschätzbarer Führer durch das oft undurchdringliche medizinische Dickicht.

Antazida sorgen für Neutralität

Tagtäglich, zu jeder einzelnen Mahlzeit, pumpt der Magen Säure hervor, als gebe es kein Morgen mehr. Diese Mühe nimmt er auf sich, um Nährstoffe abzubauen, zu verdauen und den unterschiedlichen Lebensmitteln, die man so wahllos zu ihm hinunterwirft, zu entreißen. Deswegen ist der Mageninhalt so extrem sauer. Nicht zu sauer für den Magen selbst, wohlgemerkt, da die Magenschleimhaut robust genug ist, um dem ätzenden Magensaft mit links Paroli zu bieten und dabei noch ein Liedchen zu pfeifen.

Wenn diese Magenbrühe jedoch versehentlich durch den unteren ösophagealen Sphinkter (UÖS) – Sie wissen schon, das ist der Schließmuskel, der nach dem Schlucken eigentlich wieder dicht schließen sollte, um den Magensaft vorm Zurückfließen abzuhalten – in die Speiseröhre zurückschwappt (Reflux) –, wird das nicht unbemerkt an Ihnen vorübergehen. Warum? Weil die Speiseröhrenschleimhaut viel empfindlicher ist als die Magenschleimhaut, und wenn Erstere mit Säure in Berührung kommt, kann das ziemlich wehtun.

Die Wirkung von Antazida

Antazida sind *Basen*, das chemische Gegenstück zu *Säuren*. Basische Verbindungen, wie Antazida, neutralisieren saure Lösungen, wie den Reflux in der Speiseröhre.

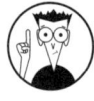

Anhand des pHs kann man den Säuregrad einer Lösung, wie Magensäure, Kaffee oder Abflussreiniger, erfassen. Säuren findet man dabei am unteren Ende der pH-Skala, Basen am oberen Ende. In Kapitel 2 finden Sie mehr Infos zu pH, Säuren und Basen. Fürs Erste reicht es, wenn Sie sich folgende einfache Formel merken:

Säure + Base = tut nicht mehr so weh

Antazida neutralisieren den Reflux, der durch den UÖS zurück in die Speiseröhre schwappt, doch sie verhindern nicht die natürliche und notwendige Säureproduktion des Magens. Das heißt, dass Antazida weder den Magen davon abhalten, Säure für die Verdauung zu produzieren, noch die Magensäure völlig neutralisieren. Doch sie sind wirklich gut darin, den Mageninhalt weniger ätzend für die Speiseröhre zu machen. Den Gastrogurus zufolge, die sich die Zeit genommen haben, diese Reaktion zu messen, können sie bis zu 99 Prozent der Säure im Reflux der Speiseröhre neutralisieren.

Doch das ist noch nicht alles, Antazida haben zur Bekämpfung von Sodbrennen noch ein paar weitere Asse im Ärmel:

✔ Antazida verlangsamen die Aktivierung von *Pepsin*, eines der natürlichen Verdauungsenzyme des Magens. Die Aktivität von Pepsin zu bremsen ist deswegen wichtig, weil dieses – wie der römische Gott Janus – zwei Gesichter hat, ein gutes und ein weniger gutes:

- Im Magen hilft Pepsin bei der Verdauung von Eiweiß (bravo!).
- In der Speiseröhre kann Pepsin die Schleimhaut schädigen (buuh!).

✔ Antazida können anregend wirken auf die natürliche Magenproduktion von:

- **Hydrogencarbonaten:** Natürlichen Antazida, welche die Magensäure neutralisieren.
- **Schleim:** Eine Substanz, welche die Magenschleimhaut schützt.
- **Prostaglandinen:** Natürlich vorkommenden Verbindungen, die Einfluss auf die Entspannung und Anspannung der *glatten Muskulatur* haben. Dieser Muskeltyp findet sich in den Wänden der Blutgefäße, in Organen wie der Gebärmutter und dem Darm, und, natürlich, im UÖS wieder.

Aus diesem Grund sind die Autoren des *Handbook of Nonprescription Drugs* (Handbuch der rezeptfreien Medikamente) der American Pharmaceutical Association der Überzeugung, dass Antazida den Muskeltonus des UÖS stärken können. So kann sich der UÖS besser schließen, wodurch der Reflux weniger Chancen hat, der Speiseröhre seine Aufwartung zu machen.

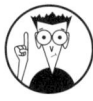Das Gegenteil von glatter Muskulatur ist *quergestreifte Muskulatur*, das Gewebe, das man in der Skelettmuskulatur, wie dem Trizeps, dem Bizeps, den Bauchmuskeln und so weiter, findet. Hatten Sie Bio-Leistungskurs? Dann haben Sie vielleicht den Unterschied durch das Mikroskop gesehen, durch das glattes Muskelgewebe glatt (Überraschung!) aussieht und quergestreiftes Muskelgewebe – raten Sie mal – genau, gestreift.

Die säureneutralisierenden Wirkstoffe von Antazida

Wenn Sie die Packungsbeilage sorgfältig lesen, fällt Ihnen wahrscheinlich auf, dass die Inhaltsstoffe gewöhnliche Mineralstoffe sind. Warum? Weil Mineralien wie die folgenden – ja, Sie haben es erraten – Basen sind.

Natriumhydrogencarbonat

Natriumhydrogencarbonat, besser bekannt als *Natron*, ist ein prominenter Inhaltsstoff der Antazida. Das weiße Pulver löst sich in Wasser im Nu auf. Sobald es geschluckt ist, neutralisiert die Natronlösung auch schon die Säure mittels einer Reaktion, deren offenkundigstes Ergebnis das Freiwerden von Kohlendioxid ist, einem Gas, von dem man aufstoßen muss.

Nachteil: Natriumhydrogencarbonat enthält viel Natrium, was bedeutet, dass Menschen, die sich natriumarm ernähren müssen, wahrscheinlich auch auf solche Produkte verzichten müssen. In Kapitel 7 wird Natriumhydrogencarbonat (Natron) als Hausmittel ausführlich beschrieben.

Kalziumcarbonat

Kalziumcarbonat ist ein wirksames Säureneutralisationsmittel mit einem zusätzlichen Zuckerl: Kalzium unterstützt den Knochenaufbau und wirkt der Osteoporose entgegen.

Nachteil: Kalziumcarbonat kann Verstopfung verursachen.

Aluminiumverbindungen

Aluminiumverbindungen wie Aluminiumhydroxid sind ebenfalls wirksame Neutralisationsmittel.

Nachteile: Aluminiumverbindungen lösen sich nur langsam auf und wirken auch verzögert. Dazu kommt, dass sich große Mengen an Aluminiumverbindungen in mehreren Teilen des Körpers, einschließlich der Knochen, an Phosphate (phosphorhaltige Verbindungen) binden. Das kann bei Menschen, die sich unausgewogen ernähren, zu einem Abbau von Phosphor aus den Knochen führen. Für Menschen mit Nierenerkrankungen sind Aluminiumverbindungen ebenfalls eher ungeeignet. Und hatte ich schon erwähnt, dass die häufigste Nebenwirkung von Aluminiumverbindungen Verstopfung ist? Wie man so sagt: Gut gewappnet ist die halbe Miete (oder so ähnlich).

Magnesiumverbindungen

Magnesiumverbindungen, wie Magnesiumhydroxid und Magnesiumtrisilikat, sind für gesunde Menschen unbedenkliche und wirksame Neutralisationsmittel.

Nachteile: Magnesiumverbindungen sind für Menschen mit Nierenerkrankungen nur bedingt geeignet. Außerdem können sie Durchfall verursachen.

Aluminium-/Magnesiumverbindungen

Aluminium-/Magnesiumverbindungen sind ebenfalls wirksame Neutralisationsmittel.

Nachteile: Diese Kombinationspräparate vereinen natürlich auch die Nebenwirkungen beider Produkte: Mögliche Verstopfung durch Aluminium und Durchfall durch Magnesium. Theoretisch gleicht sich dies ja ganz prima wieder aus, doch das ist wohl nicht ganz ernst zu nehmen. Die medizinische Erfahrung zeigt, dass der Durchfall vorherrscht, ganz besonders, wenn man eine zu hohe Dosis eingenommen hat.

Zitronensäure und Weinsäure

Eine Verbindung, die das Wort *Säure* enthält, scheint auf den ersten Blick nicht gerade geeignet dafür zu sein, als Antazidum zu wirken, doch sowohl die Zitronen- als auch die Weinsäure wirken tatsächlich neutralisierend und sind obendrein noch Aromastoffe.

Nachteil: Einige Personen reagieren empfindlich auf Zitronensäure, beispielsweise mit aufgesprungenen Lippen.

Andere Inhaltsstoffe von Antazida

Der Architekt Ludwig Mies van der Rohe, unter anderem weltberühmt für seinen Deutschen Pavillon bei der Weltausstellung in Barcelona (1929), fasste seine Lebensphilosophie in drei kleinen Worten zusammen. Nein, nein, nicht »Ich liebe dich«. Mies' wunderbar weise Worte waren »Weniger ist mehr«.

Leider haben moderne Medizinvermarkter Mies' Motto meist missverstanden. In den Regalen der Apotheken gibt's »weniger« immer weniger, während »mehr« immer mehr zu finden ist. Was dann gleichzusetzen ist mit »komplizierter«, »höhere Wahrscheinlichkeit für Nebenwirkungen« und, nicht zu vergessen, »teurer«. Es folgt eine Liste der »mehr«-Inhaltsstoffe, die einem Antazidum beigefügt sein können.

- ✔ **Analgetika (Schmerzmittel):** Aspirin und Paracetamol werden manchmal zur Bekämpfung von Kopfschmerzen, die mit einem verstimmten Magen einhergehen, beigemischt.

  Nachteil: Aspirin kann einen empfindlichen Magen reizen. Paracetamol tut das nicht.

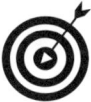

- **Schaumbildner:** *Alginsäure* (Natriumalginat) bildet eine gelartige Schaumbarriere rund um den UÖS. Diese Barriere ist bei einem Zwerchfellbruch, wenn der Magen sich durch eine Lücke im Muskel um den UÖS vorwölbt, äußerst hilfreich (mehr Informationen zum Thema Zwerchfellbruch finden Sie in Kapitel 4).

  Nachteil: Der Schaum der Alginsäure schwimmt oben auf dem Magensaft, also – stellen Sie sich dies einmal bildlich vor – muss man aufrecht stehen (oder sitzen), damit diese Schaumbarriere am UÖS bleibt. Anders formuliert: Nehmen Sie keine Antazida mit Alginsäure ein, wenn Sie sich hinlegen.

- ✔ **»Entlüfter«:** Simeticon ist ein Entschäumer, ein Inhaltsstoff, der Darmgase auflöst. Einige Studien haben erwiesen, dass es funktioniert; bei anderen Studien zeigte sich keine Wirkung. Und wenn der Reflux nicht mit Blähungen einhergeht? Lassen Sie das Simeticon einfach weg.

  Nachteil: Nicht ein einziger, ist das nicht fein?

✔ **Natrium:** Die meisten Antazida enthalten etwas Natrium, doch einige Antazida enthalten sehr viel Natrium.

Nachteil: Wenn Sie sich natriumarm ernähren müssen, sollten Sie die Packungsbeilagen von Antazida *sehr* sorgfältig lesen. Oder machen Sie's doch einfach so: Fragen Sie Ihren Arzt, ob dieses Produkt in Ihren persönlichen Einkaufskorb gehört.

Sehen Sie sich die Tabelle 10.1 an. Sie enthält grundlegende Angaben zu einer kleinen Auswahl frei erhältlicher OTC-Produkte, die einen oder mehrere der Inhaltsstoffe enthalten, die eben beschrieben wurden. Als weiteres Bonbon habe ich die Rufnummern der entsprechenden Firmen und (falls vorhanden) die Webadressen dazugepackt.

Markenname (Dosierung)	Säureneutralisierende Inhaltsstoffe	Andere aktive Inhaltsstoffe	Rufnummer	Webadresse
Alka-Seltzer				
Brausetablette	Natriumhydrogencarbonat (1.916 mg) Zitronensäure (1.000 mg)	Acetylsalicylsäure (324 mg)	0214/30-29539	www.bayervital.de
Almag von ct				
Suspension 10 ml	Aluminiumoxid (187 mg) Magnesiumhydroxid (348 mg)		030/409008-0	www.ct.-arzneimittel.de
Gaviscon Advance				
Suspension 10 ml	Kaliumhydrogencarbonat (200 mg)	Natriumalginat (2) (1.000 mg)	04826/59-0	www.pohl-boskamp.de
Hydrotalcit-ratiopharm				
Kautablette	Hydrotalcit (1) (500/1.000 mg)		0731/402-02	www.ratiopharm.de
Maalox 70 mVal				
Suspension 10 ml	Aluminiumoxid (900 mg) Magnesiumhydroxid (600 mg)	Simeticon	0221/120157	keine
Maaloxan Soft Tabs				
Kautablette	Aluminiumoxid (200 mg) Magnesiumhydroxid (400 mg)		0221/120157	keine
Magaldrat 400 Heumann				
Tablette	400 mg Magaldrat (3)		0700/43862667	www.heumann.de

10 ➤ Schmerzlinderung verschreiben

Markenname (Dosierung)	Säureneutralisierende Inhaltsstoffe	Andere aktive Inhaltsstoffe	Rufnummer	Webadresse
Progastrit				
10 ml	900 mg Aluminiumhydroxid		08024/908-0	www.hexal.de
	600 mg Magnesiumhydroxid			
Talcid forte LIQUID				
Suspension 10 ml	1.000 mg Hydrotalcit		0214/30-29539	www.bayervital.de

(1) Hydrotalcit ist eine Kombination aus einem Magnesium- und einem Aluminiumsalz, (2) Alginat ist das Salz der Alginsäure (3) Magaldrat ist ein aluminium- und magnesiumhaltiges Salz

Tabelle 10.1: Antazida

Das Brennen abblocken

Also gut. Sie haben Antazida ausprobiert und … es hat sich nichts getan. Das Sodbrennen nervt Sie immer noch mindestens zweimal wöchentlich, was Sie zu einer Person mit »häufigem Sodbrennen« qualifiziert. Das kann bedeuten, dass der Arzt Ihnen nun vorschlägt, auf der Leiter der Reflux-Medikamente eine Sprosse höher zu den Histamin-2-Rezeptor-Antagonisten, eher bekannt als H2-Blocker, zu klettern.

H2-Blocker sind Verbindungen, die H2-Rezeptoren besetzen. Das sind Bindestellen auf den Zellen in der Magen-Darmwand für das Gewebehormon Histamin. Sind diese Bindestellen blockiert, gibt die Magenschleimhaut weniger Säure ab, wodurch der Mageninhalt nicht so ätzend ist, wenn er in die Speiseröhre zurückfließt. Nein, H2-Blocker können Reflux nicht verhindern; sie verringern einfach die Säuremenge im Magen.

Studien zeigen, dass H2-Blocker (wie die Protonenpumpeninhibitoren, worüber Sie im Abschnitt »Die Pumpe drosseln« weiter hinten in diesem Kapitel mehr erfahren) möglicherweise reflux-bedingte Schädigungen der Speiseröhrenschleimhaut ausheilen lassen können. Wenn dies anhand weiterer Studien belegt werden kann und die Heilwirkung stark und zuverlässig ist, kann eine Einnahme dieser Medikamente das Risiko von reflux-bedingtem Speiseröhrenkrebs verringern. Bleiben Sie am Ball und verfolgen Sie die neueste Entwicklung. Oder sprechen Sie einfach Ihren Arzt darauf an.

Derzeit sind vier verschiedene H2-Blocker auf dem Markt:

- ✔ Cimetidin
- ✔ Famotidin
- ✔ Nizatidin
- ✔ Ranitidin

Rezeptfreie und verschreibungspflichtige H2-Blocker

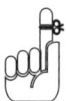

Ranitidin und Famotidin sind in niedriger Dosierung frei erhältlich, Nizatidin und Cimetidin nur mit einem ärztlichen Rezept. Welches sind nun die anderen Unterschiede zwischen den beiden Versionen (rezeptfrei und rezeptpflichtig)? Ganz einfach: Verwendung, Dosierung, Einnahmehäufigkeit, Nebenwirkungen und Kosten.

✔ **Verwendung:** Verschreibungspflichtige H2-Blocker sind für die Behandlung von gastrointestinaler Refluxkrankheit (GERD) und anderen schweren Erkrankungen wie rezidivierender (wiederkehrender) Magengeschwüre zugelassen. Die rezeptfreien Präparate sind für eine kurzzeitige Anwendung (bis zu sechs Tage) für Personen gedacht, die nur hin und wieder Sodbrennen haben – ein Fachausdruck, den man mit »weniger als zweimal pro Woche« übersetzen kann.

✔ **Dosierung:** Die Wirkstoffmenge verschreibungspflichtiger H2-Blocker ist bis zu viermal höher als die rezeptfreier Arzneimittel. Beispielsweise enthalten rezeptfreie Famotidin-Medikamente 10 Milligramm Famotidin, während in verschreibungspflichtigen Präparaten 20 beziehungsweise 40 Milligramm dieses Wirkstoffs enthalten sind.

✔ **Einnahmehäufigkeit:** Die rezeptfreien Produkte werden je nach Bedarf eingenommen, zum Beispiel kurz bevor man ein riesiges Stück Spanferkel mit mehreren Gläsern Bier hinunterspülen möchte. Oder wenn die Speiseröhre von Sodbrennen geplagt »Mach mich wieder gesund! Sofort!« jault. Das verschreibungspflichtige Präparat wird im Rahmen einer so genannten Basistherapie regelmäßig eingenommen.

✔ **Nebenwirkungen:** Je höher die Dosierung, desto wahrscheinlicher ist es, dass man die im folgenden Abschnitt aufgeführten Nebenwirkungen am eigenen Leibe erfährt. Dies wird niemanden überraschen.

✔ **Kosten:** Verschreibungspflichtige Präparate sind meistens teurer. Das ist auch nicht weiter überraschend. Es sei denn, die Krankenkasse erstattet nur verschreibungspflichtige Medikamente und keine rezeptfreien, ein Problem, über das Sie mehr im grauen Kasten »Das OTC-Dilemma« weiter hinten in diesem Kapitel nachlesen können.

In Tabelle 10.2 finden Sie einen kurzen Vergleich der rezeptfreien und der verschreibungspflichtigen H2-Blocker. Dies kann wichtig sein oder auch nicht. Viele Ärzte und Gastroforscher sind der Meinung, dass, solange man verschreibungspflichtige Produkte mit verschreibungspflichtigen Produkten und OTC-Produkte mit OTC-Produkten vergleicht, »ein H2-Blocker ein H2-Blocker ein H2-Blocker ist« und dass diese austauschbar sind.

Apotheken verkaufen rezeptfreie H2-Blocker, doch dies bedeutet noch lange nicht, dass diese Produkte keine echte Medizin sind. Die OTC-Version ist für einfaches Sodbrennen gedacht; wenn Sie Reflux haben, werden Sie vielleicht ein Rezept benötigen. Also, bevor Sie jetzt einen Dosierungsplan in Eigenregie aufstellen, gehen Sie lieber zum Arzt.

10 ➤ Schmerzlinderung verschreiben

	Cimetidin	Famotidin	Nizatidin	Ranitidin
Rezeptfreie Präparate (gegen Sodbrennen)				
Marke	(verschreibungspflichtig)	Famotidin ratiopharm	(verschreibungspflichtig)	Zantic
Dosierung (Tabletten)		10 mg		75 mg
Verschreibungspflichtige Produkte (gegen Reflux/GERD)				
Marke	Tagamet	Famotidin ratiopharm	Nizax	Zantic
Dosierung (Tabletten)	200 mg, 400 mg, 800 mg	20 mg, 40 mg	150 mg, 300 mg	150 mg, 300 mg
Wann man es nehmen soll	3 bis 4 x 400 mg	1 x 20 bis 40 mg, abends	1 x 150 bis 300 mg, zur Nacht	1 x 150 bis 300 mg, zur Nacht

Tabelle 10.2: H2-Blocker vergleichen

Mögliche Nebenwirkungen

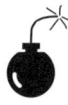

Jeder, der schlau genug war, *Sodbrennen und Reflux für Dummies* zu kaufen, ahnt tief in seinem Herzen, dass H2-Blocker höchstwahrscheinlich einige unangenehme Eigenschaften besitzen. Zu diesen zählen zum Beispiel der lange Zeitraum, bis sie wirken, was sie alles, selbst auf ihrem höchsten Leistungsniveau, nicht können und ihre unangenehmen Nebenwirkungen.

Sollten also alle, die Sodbrennen haben, H2-Blocker nehmen? Immer langsam! H2-Blocker sind mehr Medizin als Sie benötigen, wenn Sie nur ab und zu Sodbrennen haben. Anderseits sind sie nicht so wirksam wie Protonenpumpeninhibitoren (PPIs), wenn Sie häufigen Reflux oder GERD haben. Diese Entscheidung sollten Sie letztlich Ihrem Arzt überlassen.

Schmerzlinderung auf den Zeitpunkt bringen

H2-Blocker brauchen länger als Antazida, um in die Puschen zu kommen, doch wenn sie einmal auf Trab sind, wirken H2-Blocker stärker und länger (bis zu vier Stunden lang), während Antazida nur eine halbe bis eine Stunde wirken.

Was H2-Blocker nicht können

H2-Blocker können den UÖS nicht kräftigen und anders als die PPIs, die wir weiter hinten in diesem Kapitel besprechen werden, verringern sie nicht die Häufigkeit von Reflux. Anders ausgedrückt: Sie haben zwar nicht weniger Reflux, es tut jedoch nicht mehr so weh. Wie gesagt: Was man auf der einen Seite gewinnt, verliert man auf der anderen!

Unannehmlichkeiten

H2-Blocker haben ihr ganz eigenes Problempäckchen zu tragen. Die häufigsten Nebenwirkungen sind solche, die man auch von Magenmedikamenten her kennt:

✔ Verstopfung oder Durchfall

✔ Kopfschmerzen

✔ Übelkeit und Erbrechen

✔ Bauchschmerzen

Schwere Nebenwirkungen von H2-Blockern, die tatsächlich viel ernster als die »üblichen« Nebenwirkungen sind, umfassen:

✔ Verwirrtheit, Schwindelanfälle und Halluzinationen

✔ Leichte Anämie (Blutarmut)

✔ Leichter Blutdruckabfall

✔ Verringerung der Herzfrequenz (das Herz schlägt langsamer)

Glücklicherweise kommen diese Nebenwirkungen wirklich nur selten vor. Insgesamt liegt die Nebenwirkungsinzidenz bei H2-Blockern bei ungefähr 3 Prozent. Will heißen: Ungefähr drei von 100 Personen, die einen rezeptfreien oder verschreibungspflichtigen H2-Blocker einnehmen, haben mit Nebenwirkungen zu kämpfen. Ich kann mich nur wiederholen: Was man auf der einen Seite gewinnt, verliert man auf der anderen!

Sex und Fortpflanzung ins Visier nehmen

Wissenschaftler bringen einige nervige, unangenehme oder schlichtweg gefährliche Beeinträchtigungen der sexuellen Potenz und Fortpflanzungsfunktionen mit H2-Blockern in Verbindung. Tabelle 10.3 veranschaulicht, was damit gemeint ist.

Diese Tabelle enthält Informationen zur Unbedenklichkeit von Medikamenten für schwangere Frauen und ihre ungeborenen Kinder. 1979 hat die amerikanische Regulierungsbehörde FDA (Food and Drug Administration) fünf Risikokategorien für Medikamente in der Schwangerschaft herausgegeben. Diese basieren auf Ergebnissen von Studien an schwangeren Frauen oder Fortpflanzungsversuchen am Tier. Die Kategorien reichen von der unbedenklichsten Kategorie (Kategorie A) bis hin zur gefährlichsten (Kategorie X). Die FDA hat so gut wie jedes Medikament, das in den USA verkauft wird, entsprechend bewertet. Die Bewertungen in dieser Tabelle stammen von der FDA (2003). Das deutsche Standardwerk *Checkliste Arzneimittel 2006–2007 von D. Schneider und F. Richling (Thieme)* gibt elf verschiedene Gefahrengruppen für Medikamente in der Schwangerschaft und fünf verschiedene Gruppen für Medikamente in der Stillzeit an. Diese wurden den FDA-Kategorien in der Tabelle beigefügt.

10 ➤ Schmerzlinderung verschreiben

Wirkstoff (Bevölkerungsteil)	Bemerkungen
Cimetidin	
Männer und Frauen	Langzeiteinnahme kann zu Brustschwellung und Berührungsempfindlichkeit führen.
Männer	Kann zu Impotenz führen (selten).
	Kann zu Verringerung der Spermienanzahl führen.
Frauen	Obwohl die H2-Blocker in die Muttermilch übertreten, hat die Amerikanische Akademie der Kinderärzte Cimetidin in Kategorie B für Schwangere eingestuft. Dies bedeutet entweder, dass Tierversuche keinen Hinweis auf eine Schädigung der Tierembryos ergaben, jedoch keine gesicherten Studien am Menschen vorliegen, *oder* dass Tierversuche zwar auf embryonale Schädigungen hinwiesen, gesicherte Studien am Menschen jedoch belegen, dass keine Gefahr für den Säugling besteht.
	In Deutschland gilt für dieses Medikament eine strenge Indikation, das heißt, dass Schwangere und Stillende dieses Medikament nur nach ausführlicher Beratung mit ihrem Arzt einnehmen sollten.
Famotidin	
Männer	Kann zu Impotenz führen (selten).
Frauen	In gesicherten Studien konnte keinerlei Risiko für das Ungeborene festgestellt werden.
	Obwohl die H2-Blocker in die Muttermilch übertreten, sieht die Amerikanische Akademie der Kinderärzte dieses als unbedenklich an.
	In Deutschland ist die Einnahme dieses Medikaments bei Schwangeren und Stillenden kontraindiziert, das heißt, dass es nicht eingenommen werden soll, da keine ausreichenden Erfahrungen beim Menschen vorliegen. Der Tierversuch brachte keine Hinweise auf eine mögliche Schädigung des Embryos.
Nizatidin	
Männer und Frauen	Langzeiteinnahme kann zu Brustschwellung und Berührungsempfindlichkeit führen.
Männer	Kann zu Impotenz führen (selten).
Frauen	Bei Tierversuchen an Laborkaninchen verursachte Nizatidin Fehlgeburten und wurde in Kategorie C eingestuft. Kategorie C bedeutet entweder, dass sowohl bei Tierversuchen als auch beim Menschen Schäden am Ungeborenen festgestellt wurden, *oder* dass die Schädigung des Embryos die mögliche positive Wirkung des Medikaments überwiegt.
	Obwohl die H2-Blocker in die Muttermilch übergehen, sieht die Amerikanische Akademie der Kinderärzte dieses als unbedenklich an.
	In Deutschland ist die Einnahme dieses Medikaments bei Schwangeren und Stillenden kontraindiziert, das heißt, dass es nicht eingenommen werden soll, da keine ausreichenden Erfahrungen beim Menschen vorliegen. Der Tierversuch brachte keine Hinweise auf eine mögliche Schädigung des Embryos.

Wirkstoff (Bevölkerungsteil)	Bemerkungen
Ranitidin	
Männer und Frauen	Langzeiteinnahme kann zu Brustschwellung und Berührungsempfindlichkeit führen.
Frauen	Ranitidin ist in Kategorie B für Schwangere eingestuft worden. Dies bedeutet entweder, dass Tierversuche keinen Hinweis auf eine Schädigung der Tierembryos ergaben, jedoch keine gesicherten Studien am Menschen vorliegen, *oder* dass Tierversuche zwar auf embryonale Schädigungen hinwiesen, gesicherte Studien am Menschen jedoch belegen, dass keine Gefahr für das Ungeborene besteht.
	Obwohl die H2-Blocker in die Muttermilch übertreten, sieht die Amerikanische Akademie der Kinderärzte dieses als unbedenklich an.
	In Deutschland ist die Einnahme dieses Medikaments bei Schwangeren und Stillenden kontraindiziert, das heißt, dass es nicht eingenommen werden soll.

Tabelle 10.3: Die Geschlechter und die einzelnen H2-Blocker

Hilfe! Ich reagiere allergisch auf mein Reflux-Medikament!

Im Herbst 2003 meldete der britische Rundfunksender BBC, dass Wissenschaftler der Universität Wien überraschend auf eine unerwartete Nebenwirkung bei Freiwilligen, die den H2-Blocker Ranitidin eingenommen hatten, gestoßen seien: allergische Reaktionen, und zwar nicht auf den H2-Blocker, wohlgemerkt, sondern auf Lebensmittel.

In dieser Studie mit ungefähr 300 Freiwilligen traten Lebensmittelallergien bei denjenigen, die Ranitidin genommen hatten, häufiger auf als bei denen, die die wirkungslosen Placebos bekommen hatten. Die Professoren gaben an, dass die Fähigkeit von Ranitidin, die Magensäureproduktion zu hemmen, den natürlichen Verdauungsvorgang gestört haben könnte. Dadurch hätten die Allergene ungespalten und unbeschadet in den Dünndarm rutschen und so zu den oben erwähnten Allergien führen können.

Die Pumpe drosseln

Protonenpumpeninhibitoren, auch bekannt als PPIs, sind der neue Bombenerfolg im Krieg gegen Reflux. Im Augenblick kann Ihr Arzt auf fünf PPIs aus seiner Pharmakopöe – die medizinisch-wohlklingende Art, Arzneibuch zu sagen – zurückgreifen. Diese fünf sind:

✔ Omeprazol (Antra, Erstzulassung 1989)

✔ Lansoprazol (Agopton, Erstzulassung 1993)

✔ Rabeprazol (Pariet, Erstzulassung 1998)

- Pantoprazol (Rifun, Erstzulassung 1994)
- Esomeprazol (Nexium, 2000)

 Viele Studien geben Anlass zu der Vermutung, dass PPIs neben einer effektiven Verringerung der Magensäureproduktion auch die Ausheilung reflux-bedingter Speiseröhrenschädigungen unterstützen können. Wenn Sie sich jetzt am Kopf kratzen und in Ihren (vorhandenen oder nicht vorhandenen) Bart nuscheln: »Hmmm, das klingt mir doch ganz nach H2-Blockern«, die im vorangegangenen Abschnitt beschrieben wurden, dann haben Sie völlig Recht. Wenn zukünftige Studien bestätigen, dass PPIs ebenso heilen wie Säure reduzieren, dann wären das tolle Nachrichten.

 Das bedeutet jedoch nicht, dass PPIs und H2-Blocker sich aufs Haar gleichen. Das tun sie beileibe nicht.

- PPIs sind effektiver als H2-Blocker in Bezug auf die Drosselung der Säureproduktion. Außerdem halten sie den Säuregehalt relativ lange auf einem niedrigen Niveau.

- PPIs sind effektiver als H2-Blocker in Bezug auf die Ausheilung von refluxgeschädigtem Speiseröhrengewebe.

Was sind PPIs?

Manchmal sagt der Name ja alles, auch wenn man ein medizinisches Wörterbuch benötigt, um den Begriff zu übersetzen. Ein Beispiel:

Protonenpumpeninhibitoren sind Verbindungen, die

die Aktivität eines Enzyms – (H+, K+)-ATPase, um genau zu sein – *inhibieren* (hemmen), die wiederum

Protonen enthalten (positiv geladene Teilchen), die bestimmte Zellen in der Magenwand dazu befähigen,

Magensäure hochzu*pumpen*.

 Ich bringe es nicht übers Herz, diesen Absatz abzuschließen, ohne Ihnen verraten zu haben, dass H = Wasserstoff, K = Kalium, ATP = Adenosin-5-triphosphat und -ase die Endsilbe ist, die für *Enzym* steht. Wollten Sie das nicht schon immer wissen?

 PPIs neutralisieren den Magensaft nicht (wie Antazida) und verlangsamen auch nicht einfach die Säureproduktion (wie H2-Blocker). Tatsächlich sperren sie die übereifrigen Magenenzyme einfach weg. Dadurch verringert sich die Säuremenge, die der Magen herstellen kann, solange die Enzymmenge wieder auf den ursprünglichen Stand gebracht wird, ganz erheblich. Je nachdem, welchen PPI der Arzt Ihnen verschreibt, können Sie damit rechnen, dass Ihr Medikament

✔ zwei bis fünf Minuten nach der Einnahme anfängt, die Enzyme zu entfernen.

✔ den höchsten Blutspiegel in 30 Minuten bis ein oder zwei Stunden nach der Einnahme erreicht.

✔ Ihnen bis zu einen ganzen Tag lang Erleichterung verschaffen kann.

Angesichts dieser Vorteile bleibt den Antazida und H2-Blockern nichts anderes übrig, als sich ihre Niederlage einzugestehen. Höre ich Sie da gerade »Ich will mehr darüber wissen« sagen? Aber gerne!

PPIs vergleichen

Wie Sie sehen können, enden alle PPI-Wirkstoffe auf *-prazol*, was bedeutet, dass diese pharmakologisch miteinander verwandt sind. Doch selbst nahe Verwandte können sich voneinander unterscheiden, deswegen kann Ihnen Ihr Arzt sagen, welcher PPI

✔ am schnellsten wirkt.

✔ am längsten die Schmerzen lindert.

✔ am wirkungsvollsten beschädigtes Gewebe heilen kann.

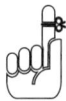

In Tabelle 10.4 erhalten Sie einen Überblick über diese Medikamente, doch nehmen Sie sich in Acht! Mit Ausnahme von Omeprazol, das schon seit etwa 1989 auf dem deutschen Markt ist, sind die PPIs noch relativ neu. Auch wenn bereits einige direkte Vergleichsstudien durchgeführt wurden, können sich die Ergebnisse widersprechen.

Im Oktober 2003 berichtete die amerikanische Fachzeitschrift für Pharmazeuten *U.S. Pharmacist* beispielsweise Folgendes:

✔ Einige klinische Versuche haben gezeigt, dass 30 Milligramm Lansoprazol schneller wirkten als 20 Milligramm Omeprazol.

✔ Einige klinische Versuche haben gezeigt, dass 40 Milligramm Esomeprazol schneller den Schmerz linderten und geschädigtes Speiseröhrengewebe vollständiger ausheilen ließen als 20 Milligramm Omeprazol.

✔ Einige Studien weisen darauf hin, dass 20 Milligramm Rabeprazol die Magensäure zweimal so lang auf einem niedrigen Niveau hielten wie 20 Milligramm Omeprazol.

✔ 40 Milligramm Esomeprazol vertrieben besser Reflux-Symptome als 30 Milligramm Lansoprazol.

✔ Bei anderen Studien konnte kein Unterschied – genau, **kein** Unterschied – zwischen den Wirkstoffen festgestellt werden.

✔ Bei einigen Studien, bei denen doch Unterschiede auftraten, wurden diese als so gering eingestuft (ungefähr 4 Prozent), dass sie als nicht aussagekräftig erachtet wurden.

Deshalb basiert auch vieles, was Ihnen derzeit über PPIs zu Ohren kommt, auf anekdotenhaften Einzelberichten, wie zum Beispiel »Der Bruder meiner Schwägerin hat den PPI (A) genommen und dann hat der Arzt ihm den PPI (B) verschrieben und er, ich meine jetzt den Bruder, hat gesagt, dass der PPI (B) bei ihm viel schneller gewirkt hätte«. Oder langsamer.

Früher oder später werden weitere Fakten die Geschichten von Freunden und Verwandten ersetzen, die genau zeigen, wie gut die unterschiedlichen PPIs sind. Fürs Erste ist jedoch Ihr Arzt der beste Ansprechpartner, um Aktualisierungen und Neuigkeiten zum Thema PPIs in Erfahrung zu bringen. In Tabelle 10.4 finden Sie einige Orientierungswerte zum Verhalten von PPIs, die in Deutschland übrigens allesamt rezeptpflichtig sind, doch bedenken Sie, dass das, was in dieser Tabelle steht, bestimmt nicht das letzte Wort ist.

PPI	Markenbezeichnung	Dosis	Erreicht den höchsten Blutwert in
Omeprazol	Antra	2 x 20 mg	0,5 bis 3,5 Stunden
Lansoprazol	Agopton	1 x 40 mg	1,7 Stunden
Rabeprazol	Pariet	2 x 10 – 20 mg	2 bis 5 Stunden
Pantoprazol	Rifun	1 x 40 mg	1 bis 3 Stunden
Esomeprazol	Nexium	1 x 20 mg	1,6 Stunden

Tabelle 10.4: PPIs miteinander vergleichen

Mögliche Probleme

Die Nebenwirkungen zusammenzustellen ist wie Claude Rains' Vorgehen in *Casablanca*, erst einmal »die üblichen Verdächtigen zu verhaften«. In diesem Fall sind die häufigsten Nebenwirkungen:

- ✔ Kopfschmerzen
- ✔ Durchfall
- ✔ Verdauungsstörungen
- ✔ Magenschmerzen

Diese Nebenwirkungen traten einem Artikel im *U.S. Pharmaceutical* zufolge bei den Probanden zumindest für kurze Zeit auf.

Die Liste der schweren Nebenwirkungen umfasst Folgendes:

- ✔ Blutarmut
- ✔ Brust- oder Gesichtsschmerzen
- ✔ Leberschäden
- ✔ Niedriger Blutzuckerspiegel
- ✔ Vergrößerung der männlichen Brust

- ✔ Seltene Berichte über allergische Reaktionen und Juckreiz
- ✔ Hefepilzinfektionen

Allerdings ist es so, dass die meisten PPIs noch so neu sind, dass die oben berichteten Nebenwirkungen nicht immer von gesicherten wissenschaftlichen Studien bestätigt worden sind. Anders ausgedrückt: Niemand kann mit Sicherheit sagen, welche Nebenwirkungen häufiger auftreten als andere.

Schwangere und Stillende müssen einige Dinge mehr beachten.

- ✔ Omeprazol hat bei Laborratten und -kaninchen zum Absterben der Embryos geführt, deswegen wurde es in die Kategorie C für Schwangere eingestuft. Kategorie C bedeutet entweder, dass Tierversuche zwar auf eine mögliche embryonale Gefährdung hinweisen, es jedoch keine gesicherten Studien am Menschen gibt, *oder* dass bisher weder entsprechende Studien am Menschen noch am Tier bekannt sind, so dass ein Risiko für das Ungeborene nicht ausgeschlossen werden kann.

- ✔ Die anderen vier PPIs sind in die Kategorie B für Schwangere eingestuft worden. Dies bedeutet entweder, dass Tierversuche keinen Hinweis auf eine Schädigung der Tierembryos ergaben, jedoch keine gesicherten Studien am Menschen vorliegen, *oder* dass Tierversuche zwar auf embryonale Schädigungen hinweisen, gesicherte Studien am Menschen jedoch belegen, dass keine Gefahr für das Ungeborene besteht.

- ✔ Sämtliche PPIs treten in die Muttermilch über, deswegen werden diese Medikamente stillenden Müttern nicht empfohlen, *ohne vorher einen Arzt zu Rate zu ziehen.*

Interessante Interaktionen

Wie gemein! Kaum hat man sein medizinisches Problem endlich wunderbar in den Griff bekommen, weil einem der Arzt ein tolles Medikament verschrieben hat, da taucht auch schon weiteres Unheil am Horizont auf: die gefürchtete Wechselwirkung.

Wie Tabelle 10.5 verdeutlicht, machen Medikamente gegen Sodbrennen und Reflux hierbei keine Ausnahme. Muss ich noch einmal betonen, dass Sie immer einen Arzt fragen sollten, bevor Sie mit der Einnahme eines Antazidums, H2-Blockers oder PPIs beginnen?

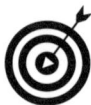
Wenn Sie sich die Tabelle 10.5 genauer anschauen, werden Sie merken, dass Cimetidin verschiedene Wechselwirkungen eingeht, während bei den anderen drei H2-Blockern keine einzige steht. Warum? Weil Cimetidin aufgrund seiner chemischen Struktur an viele Enzyme, die der Körper dazu benötigt, andere Medikamente abzubauen, andocken und diese außer Gefecht setzen kann. Famotidin, Nizatidin und Ranitidin verhalten sich anders.

10 ➤ Schmerzlinderung verschreiben

Schauen Sie noch einmal hin. Dann werden Sie feststellen, dass Omeprazol mehr Wechselwirkungen eingeht als die anderen vier PPIs. Nehmen Sie fürs Erste einfach mal hin, dass die PPIs zwar eine ähnliche chemische Struktur haben, Omeprazol anscheinend jedoch eher dazu neigt, mit anderen Medikamenten Wechselwirkungen einzugehen. Andererseits zeigen all die aktuellen Studien, dass die fünf PPIs sich in Bezug auf Unbedenklichkeit und Wirksamkeit stark ähneln, was bedeuten kann, dass das gute alte Omeprazol einfach nur deshalb beschuldigt wird, mehr Nebenwirkungen zu verursachen, weil es schon viel länger auf dieser Welt ist. Am Ende lassen Sie einfach Ihren Arzt entscheiden.

Tabelle 10.5 ist nur eine repräsentative Liste der Wechselwirkungen, die zwischen allgemein verwendeten Arzneimitteln und Medikamenten gegen Sodbrennen und Reflux entstehen können. Informationen zu Wechselwirkungen und Nebenwirkungen sind niemals wirklich abgeschlossen. Wenn Ärzte mehr über neue Wirkstoffe, einschließlich neuer Wirkstoffe gegen Sodbrennen, herausfinden, können auch Meldungen über neue Wechselwirkungen und Nebenwirkungen auftauchen. Wer weiß, welche Garstigkeiten das Morgen für uns bereithält? Ich nicht. Sie nicht. Und was am schlimmsten ist, auch die Leute nicht, welche die Medikamente herstellen, vermarkten und verschreiben. Deshalb ist diese Tabelle auch noch im Aufbau, ein Leitfaden zu aktuellem Wissen über die Wechselwirkungen zwischen Medikamenten gegen Sodbrennen und anderen Arzneimitteln. Fragen Sie Ihren Arzt nach dem aktuellsten Wissensstand.

Dieses Medikament gegen Sodbrennen/Reflux	geht Wechselwirkungen ein mit: Wirkstoff (Markenname)	das gegen folgende Erkrankung wirkt
Antazida		
Aluminiumverbindungen	Allopurinol (1)	Gicht
	Atenolol (1)	Herzerkrankungen
	Cimetidin (Tagamet)	Sodbrennen/Reflux
	Diazepam (Valium)	Angststörungen
	Digoxin (Lenoxin)	Herzerkrankungen
	Isoniazid (Isozid)	Tuberkulose
	Ketoconazol (Nizoral)	Pilzinfektionen
	Metoprolol (Lopresor)	Herzerkrankungen
	Prednison (1)	Entzündungen
	Propanolol (Dociton)	Herzerkrankungen
	Ranitidin (Zantic)	Reflux
	Sucralfat (Sucrabest)	Magengeschwüre
	Tetrazykline (1)	Bakterielle Infektionen
	Valproinsäure (Convulex)	Epileptische Anfälle

Dieses Medikament gegen Sodbrennen/Reflux	geht Wechselwirkungen ein mit: Wirkstoff (Markenname)	das gegen folgende Erkrankung wirkt
Kalziumverbindungen	Chinidin (Chinidin-Duriles ret.)	Herzrhythmusstörungen
	Ketoconazol (Nizoral)	Pilzinfektionen
	Sucralfat (Sucrabest)	Magengeschwüre
	Tetrazykline (1)	Bakterielle Infektionen
Magnesiumverbindungen	Digoxin (Lenoxin)	Herzerkrankungen
	Isoniazid (Isozid)	Tuberkulose
	Phenytoin (Epanutin)	Epileptische Anfälle
	Sucralfat (Sucrabest)	Magengeschwüre
	Tetrazykline (1)	Bakterielle Infektionen
	Valproinsäure (Convulex)	Epileptische Anfälle
	Warfarin (Coumadin)	Hemmung der Blutgerinnung
Aluminium/Magnesium-Kombinationen	Allopurinol (1)	Gicht
	Atenolol (1)	Herzerkrankungen
	Cimetidin (Tagamet)	Sodbrennen/Reflux
	Digoxin (Lenoxin)	Herzerkrankung
	Ketoconazol (Nizoral)	Pilzinfektionen
	Metoprolol (Lopresor)	Herzerkrankungen
	Prednison (1)	Entzündungen
	Ranitidin (Zantic)	Sodbrennen/Reflux
	Sucralfat (Sucrabest)	Magengeschwüre
	Tetrazykline (1)	Bakterielle Infektionen
	Valproinsäure (Convulex)	Epileptische Anfälle
Natriumhydrogencarbonat	Chinidin (Chinidin-Duriles ret.)	Herzrhythmusstörungen
	Ketoconazol (Nizoral)	Pilzinfektionen
	Sucralfat (Sucrabest)	Magengeschwüre

H2-Blocker

Cimetidin	Amitriptylin (Amineurin) (2)	Depressionen
	Chinidin (Chinidin-Duriles ret.)	Herzrhythmusstörungen
	Kalziumantagonisten	Herzerkrankungen
	Ketoconazol (Nizoral)	Pilzinfektionen
	Phenytoin (Epanutin)	Epileptische Anfälle
	Theophyllin (1)	Asthma
	Warfarin (Coumadin)	Hemmung der Blutgerinnung
Famotidin	Keine signifikanten Wechselwirkungen	
Nizatidin	Keine signifikanten Wechselwirkungen	
Ranitidin	Keine signifikanten Wechselwirkungen	

10 ➤ Schmerzlinderung verschreiben

Dieses Medikament gegen Sodbrennen/Reflux	geht Wechselwirkungen ein mit: Wirkstoff (Markenname)	das gegen folgende Erkrankung wirkt
Protonenpumpeninhibitoren		
Esomeprazol	Ketoconazol (Nizoral)	Pilzinfektionen
	Theophyllin (1)	Asthma
Omeprazol	Carbamazepin (Tegretal)	Epileptische Anfälle
	Diazepam (Valium)	Angststörungen
	Digoxin (Lenoxin)	Herzerkrankungen
	Ketoconazol (Nizoral)	Pilzinfektionen
	Methotrexat (Lantarel)	Schuppenflechte
	Nifedipin (Duranifin)	Bluthochdruck
	Phenytoin (Epanutin)	Epileptische Anfälle
	Theophyllin (1)	Asthma
	Warfarin (Coumadin)	Hemmung der Blutgerinnung
Pantoprazol	Digoxin (Lenoxin)	Herzerkrankungen
	Ketoconazol (Nizoral)	Pilzinfektionen
Rabeprazol	Diazepam (Valium)	Angststörungen
	Digoxin (Lenoxin)	Herzerkrankungen
	Ketoconazol (Nizoral)	Pilzinfektionen

*Viele Wirkstoffe werden unter verschiedenen Markennamen vermarktet; in dieser Tabelle wird eine bekannte Marke für jeden Wirkstoff aufgeführt.

(1) Dieser Wirkstoff wird meistens als Generikum verschrieben.

(2) Zu dieser Klasse zählen ebenfalls die Medikamente Doxepin (Aponal), Nortriptylin (Nortrilen) und Imipranin (Tofranil).

(3) Zu dieser Klasse zählen ebenfalls die Medikamente Nicardipin (Antagonil), Diltiazem (Dilzem), Amlodipin (Norvasc) und Nifedipin (Pidilat).

Quellen: Gastrogram, Frühling 2001 (UHIC: Protein Pump Inhibitors ... An Update); *The Handbook of Nonprescription Drugs*, 13th ed. (Washington, D.C.: American Pharmaceutical Association, 2002); *Physicians' Desk Reference*, 55th ed. (Montvale, N. J.: Medical Economics Company, 2001); Bruce T. Vanderhoff, Rundsarah M. Tahboub, »Proton Pump Inhibitors: An Update«, *American Family Physician*, July 15, 2002; Checkliste Arzneimittel 2006–2007 (Thieme).

Tabelle 10.5: Wechselwirkungen zwischen Medikamenten gegen Sodbrennen/Reflux und anderen Arzneimitteln

Das OTC-Dilemma

Rezeptfrei oder nicht rezeptfrei, das ist hier die Frage. Wie Weltenbummler wissen, sind viele nützliche Medikamente, die man in Deutschland nur mit einem ärztlichen Rezept bekommt, anderswo frei erhältlich. Einige denken, dass, wenn die Amerikaner, Franzosen und Briten mit »richtigen« Medikamenten umgehen können, die Deutschen das doch auch können werden. Andere sind der Meinung, dass jeder, egal in welchem Land, einen Arzt haben sollte, der eine genaue Diagnose stellt und Einnahmefehler zu vermeiden hilft, die ja verheerende Folgen haben können. Also einen Arzt, der das richtige Medikament zur Behandlung der entsprechenden Krankheit verschreibt und darauf achtet, dass man sich an den Behandlungsplan hält. Bricht man zum Beispiel die Einnahme von Antibiotika zu früh ab, weil man sich besser fühlt, dann hat man möglicherweise den infektiösen Organismus zwar schwer verwundet, aber nicht den tödlichen Schlag versetzt. Der richtet sich dann unter Umständen darauf ein, ein andermal anzugreifen, zum Beispiel wenn man das Antibiotikum zum zweiten Mal nimmt.

Der zweite Stolperstein auf dem Weg eines Präparats von verschreibungspflichtig zu OTC ist finanzieller Art. OTC-Produkte sind nicht unbedingt eine preiswerte Lösung. Die Kosten verschreibungspflichtiger Medikamente werden meistens von den Krankenkassen übernommen, zumindest zum Teil, rezeptfreie Medikamente seit Januar 2004 (bis auf wenige Ausnahmen in schweren Fällen) gar nicht mehr. Wenn man vorher also nur seinen Eigenanteil gezahlt hat, muss man jetzt den vollen Preis aus eigener Tasche bezahlen, und da kann sich einiges zusammenläppern.

Problempillen meiden

In diesem Kapitel

▶ Wie Medikamente Reflux verursachen können
▶ Der UÖS entspannt sich
▶ Langer Zwischenstopp im Magen
▶ Die Speiseröhre wird gereizt
▶ Sichere Einnahme von Medikamenten

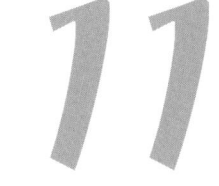

Wechselwirkungen und Nebenwirkungen sind die kleinen schmutzigen Geheimnisse der Medizin. Picken Sie sich irgendeine Pille heraus, egal welche, und ich wette mit Ihnen, dass Sie irgendwo auf der Packungsbeilage über einen Pferdefuß »pfallen« (oh, der war schlecht).

Wenn Sie sich kurz Zeit nehmen und sich diesen akkurat gefalteten Beipackzettel einmal näher anschauen, werden Sie feststellen, dass Magenverstimmungen sehr oft bei den häufigen Nebenwirkungen mitmischen. Nach Reflux und Sodbrennen werden Sie meist – ganz zu Unrecht – vergebens suchen.

Dieses Kapitel soll Sie vor pharmakologischen Quertreibern, die möglicherweise Reflux verursachen, Sodbrennen verschlimmern oder empfindliches Speiseröhrengewebe reizen, warnen. Des Weiteren finden Sie hier einige vernünftige Strategien, wie Sie Ihre Medikamente einnehmen können, ohne gleich die Großbrand-Kolonne der Feuerwehr in Alarmbereitschaft zu versetzen. Wer würde auch weniger von einem praktisch ausgelegten ... *für Dummies*-Buch erwarten?

Potenzielle Probleme aufzeigen

Stellen Sie sich vor, Sie hätten irgendein gesundheitliches Problem. Sie gehen zum Arzt, der Sie schultertätschelnd mit »Och, das ist keine große Sache« beruhigt und Ihnen ein Rezept ausstellt. Sie schlendern in die Apotheke, lächeln den netten Apotheker an, lösen das Rezept ein, nehmen das Medikament und plötzlich – rumms! – tobt die Mutter aller Sodbrennen in Ihrer Brust. Was um alles in der Welt ist da passiert?

Wie Ihr Arzt gesagt hat: »Och, das ist keine große Sache« – eine Erklärung zu finden, meine ich. Ein Medikament, von dem Sie Sodbrennen bekommen, stellt eines oder mehrere der folgenden üblen Dinge mit Ihnen an:

✔ Es lockert den unteren ösophagealen Sphinkter (UÖS), so dass den sauren Mageninhalt nichts mehr daran hindert, in die Speiseröhre zurückzufließen. Ein schlapper UÖS ist mit fast hundertprozentiger Sicherheit die wichtigste

Ursache für Reflux. (Was der UÖS überhaupt ist und welche Rolle er bei Sodbrennen spielt, ist in Kapitel 2 eingehend erklärt.)

✔ Es lässt die Nahrung länger in Ihrem Magen lungern. Der volle Magen drückt gegen den UÖS, wodurch Reflux ausgelöst wird, der Sodbrennen verursacht.

✔ Es reizt das empfindliche Speiseröhrengewebe (manchmal bis aufs Blut).

Wenn die Schmerzen anhalten, müssen Sie eventuell auf andere »sodbrennen-gerechte« Medikamente umsteigen. Aber nicht, ohne vorher folgenden Warnhinweis (und den Rest des Kapitels) gelesen zu haben.

Falls Sie das Medikament, das bei Ihnen Sodbrennen verursacht oder verschlimmert, regelmäßig einnehmen müssen (es also Teil einer Basistherapie ist, wie zum Beispiel das Insulin bei Diabetikern), dann sollten Sie jetzt aufmerksam lesen: Fragen Sie erst Ihren Arzt, bevor Sie in Eigenregie die Dosierung ändern oder von heute auf morgen die Tabletten in den Müll werfen.

Medikamente, die den UÖS schwächen

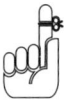

Auch wenn ich die Abkürzung *UÖS* und den Begriff *unterer ösophagealer Sphinkter* sowie die Wendung *»schwächen den UÖS«* immer und immer wieder verwende: Es ist wirklich wichtig zu wissen, dass alles, was den UÖS (die muskuläre Falltür zwischen Magen und Speiseröhre) entspannt, das Risiko erhöht, dass saurer Mageninhalt zurück in die Speiseröhre fließt.

Und – zack! – schon wieder schmeiß ich Ihnen die Abkürzung UÖS – ganz lässig aus dem Handgelenk – vor die Füße. Diesmal, um Ihnen zu erzählen, dass zu den vielen Dingen, die den UÖS lockern können, viele wirklich nützliche Medikamente zählen, die Sie unter Umständen täglich einnehmen. Dazu gehören die ausgewählten Medikamente im folgenden Abschnitt, die auf den UÖS ganz direkt entspannend wirken.

Wenn Sie sich nicht sicher sind, beraten Sie sich einfach mit Ihrem Arzt.

Asthmamedikamente

Das typische Symptom von Asthma ist ein *Bronchospasmus*, ein Krampfzustand der Atemwegsmuskulatur, der zu einer Verengung der Atemwege führt. Asthmamedikamente wirken entspannend und erweitern dadurch die Atemwege.

Das bekannteste Asthmamedikament *Theophyllin*, das zufällig auch die wichtigste anregende Substanz im guten alten Tee ist, wirkt lockernd auf den UÖS. Kaffee enthält auch Theophyllin, doch der wichtigste anregende Bestandteil von Kaffee ist eine verwandte Verbindung, das Koffein, ein weiteres UÖS-Entspannungsmittel. Genau, sowohl Kaffee als auch Tee können den UÖS schwächen.

Anticholinergika

Säugetiere, einschließlich der Menschen, besitzen zwei verschiedene Nervensysteme. Der erste Typ steuert die Muskeln, welche die verschiedenen Körperteile bewegen. Ist man gesund, kann man seine Arme und Beine bewegen, wie man will.

Das andere System nennt man *autonomes Nervensystem*. Diese Nerven steuern solch grundlegende Körperfunktionen wie

- ✔ Atmen
- ✔ Verdauen
- ✔ Schwitzen
- ✔ Speicheln
- ✔ Hormone absondern

Anticholinergika, wie Antihistaminika und Medikamente gegen Übelkeit, unterbrechen die Aktivität des autonomen Nervensystems, einschließlich der Nerven, die den UÖS öffnen und schließen. Und wenn diese Nerven nicht mehr zur Höchstleistung fähig sind, steigt das Reflux-Risiko.

Antidepressiva

Trizyklische Antidepressiva, wie Amitriptylin (Saroten), Doxepin (Aponal), Imipramin (Tofranil) und Nortriptylin (Nortrilen), stärken zwar die Psyche, doch sie können auch den UÖS schwächen. Verflixt! Das ist ganz schön deprimierend.

Blutdrucksenkende Mittel

Leiden Sie unter hohem Blutdruck, der sich nicht durch eine entsprechende Ernährung und Sport senken lässt? Dann wird Ihr Arzt Ihnen wahrscheinlich eines der folgenden Medikamente verschreiben:

- ✔ *Betablocker*, wie Atenolol (Atendol), Metoprolol (Lopresor) und Propanolol (Dociton), verringern die Kraft, mit der das Herz das Blut in die Arterien pumpt.
- ✔ *Kalziumantagonisten*, wie Amlodipin (Norvasc), Diltiazem (Dilzem), Felodipin (Felocor) und Nifedipin (Pidilat), unterstützen die Entspannung und Erweiterung der Blutgefäße, um einen freien Blutfluss zu ermöglichen.
- ✔ *Diuretika*, wie Furosemid (Lasix), erhöhen die Urinmenge und verringern logischerweise so die im Körper gespeicherte Flüssigkeitsmenge.

Betablocker und Kalziumantagonisten können ebenfalls (Überraschung!) eine Schwächung des UÖS verursachen. (Mehr Infos zu diesen Medikamenten gegen Bluthochdruck finden Sie im grauen Kasten »Was blockt ein Betablocker ab? Wer segelt durch die Kalziumkanäle?«.)

> **Was blockt ein Betablocker ab?**
> **Wer segelt durch die Kalziumkanäle?**
>
> Die schnelle Antwort für ganz Eilige: Betablocker blockieren die Aktivität der Beta-Adrenorezeptoren, und Kalziumantagonisten hemmen den Einstrom von Kalziummolekülen über die Kalziumkanäle. Was zwei weitere Fragen aufwirft, mein lieber Watson. Erstens, was sind diese Rezeptoren-Dingsdas? Zweitens, warum sollte jemand nicht so viel Kalzium wie möglich in diese Kanäle packen wollen?
>
> Beta-Adrenorezeptoren sind spezialisierte Zellen in Herz, Nieren, Lungen, Gebärmutter, Leber, Blutgefäßen und Fettgewebe. Sie steuern zum Beispiel die Herzschlagfrequenz oder die Stärke, mit der sich die glatte Muskulatur, wie die der Gebärmutter- und Blutgefäßwände, zusammenzieht. Die Betablocker genannten Medikamente blockieren diese Vorgänge. Dadurch können sie beispielsweise einen unnatürlich schnellen Herzrhythmus verlangsamen, Blutgefäße erweitern, um den hohen Blutdruck zu senken, oder Muskelkontraktionen der Gebärmutter schwächen, um frühzeitigen Wehen entgegenzuwirken.
>
> Kalziumkanäle sind Durchgänge, durch die Kalziummoleküle (richtig, das Mineral) in jede Zelle gelangen können, was ja eigentlich gut ist, da der Körper ohne Kalzium nicht funktionieren kann. Andererseits führen aktivierte Kalziumkanäle dazu, dass sich die Blutgefäße zusammenziehen. Bei überaktiven Kalziumkanälen können Blutgefäße sich sogar so stark zusammenziehen, dass wichtigen Muskeln, wie dem Herzen, zu wenig Blut zugeführt wird. Kalziumantagonisten sind Medikamente, die den Kalziumfluss begrenzen und so gegen *Angina pectoris* (Schmerz der Herzmuskulatur) wirken.

Medikamente gegen Parkinson

Levodopa (Dopaflex) ist eines der bekanntesten Mitglieder einer Medikamentenklasse, die gegen das unkontrollierbare Zittern der Parkinson-Krankheit hilft. Diese Medikamente können – ja, Sie haben völlig Recht – den UÖS lockern.

Weibliche Hormone

Gibt es etwas, was umfassender ist als die große weite Welt der weiblichen Hormone? Hormone zur Empfängnisverhütung, Hormone gegen Menstruationsbeschwerden, Hormone in den Wechseljahren – wo soll das alles noch hinführen? Unglücklicherweise genau an die Verbindungsstelle zwischen Magen und Speiseröhre, den guten alten UÖS.

Frauen, die orale Verhütungsmittel genommen haben, wissen oft aus eigener Erfahrung, dass die Pille den Magen in Mitleidenschaft ziehen kann. Kürzlich haben Wissenschaftler des Karolinska Instituts in Stockholm an einer Hormonstudie gearbeitet. Diese Hormone werden entweder in Form einer HET (einer Kombination von Östrogen und Gestagen) oder als Einzelhormon (Östrogen) gegen Beschwerden in den Wechseljahren eingesetzt.

11 ➤ Problempillen meiden

Pflastern oder nicht pflastern? Eine Geschichte zweier Studien

Das Rauchen ist eindeutig mit einem erhöhten Reflux-Risiko verbunden. Wie wär's denn, wenn Sie endlich anfangen würden, mit dem Qualmen aufzuhören? Sie werden es vielleicht nicht glauben, aber selbst der Versuch, aufzuhören, kann Sodbrennen auf den Plan rufen. »Wie das denn?«, werden Sie mit hochgezogenen Augenbrauen fragen. Und zwar dann, wenn Sie ein Nikotinpflaster verwenden, um Ihre Gier nach Nikotin während der ersten scheußlichen Entzugstage in Schach zu halten.

Diese Schlussfolgerung geht aus einer Studie hervor, die mit 20 tapferen Freiwilligen an der amerikanischen University of Louisville durchgeführt wurde. Bei dieser Studie brachten die Forscher entweder ein echtes Nikotinpflaster oder ein täuschend echt wirkendes, aber wirkungsloses Pflaster auf den Armen der Testpersonen an. Dann wurde der Säuregehalt 48 Stunden lang mit einem kleinen Röhrchen, das in die Speiseröhre eingeführt worden war, gemessen.

Die Ergebnisse zeigten, dass die Probanden mit echtem Nikotinpflaster mehr Säure in der Speiseröhre hatten und dass die Wirkung sich im Liegen verstärkte. Wenn Sie also ein Nikotinpflaster verwenden, um mit dem Rauchen aufzuhören, und Sie davon Reflux bekommen, sollten Sie das Pflaster vor dem Schlafengehen abziehen. Das klingt vernünftig. Bis 1999 die Ergebnisse der zweiten Studie veröffentlicht wurden.

Die Wissenschaftler von Louisville schrieben, dass ihre Studie zwar einen Zusammenhang zwischen Nikotinpflastern und Sodbrennen nachweise, jedoch auch ein paar klitzekleine Formfehler aufweise, weshalb eine neue Studie durchgeführt wurde, um ein genaueres Bild zu bekommen.

Die erste Studie hatten die Wissenschaftler sowohl mit Rauchern als auch mit Nichtrauchern durchgeführt, statt nur mit Rauchern oder nur mit Nichtrauchern. Zweitens hatten die Wissenschaftler nicht auf das Essen der Probanden geachtet, was bedeutet, dass diese sich theoretisch hemmungslos mit Nahrungsmitteln und Getränken, die Sodbrennen auslösen, vollgestopft haben konnten. Und schließlich hatte niemand aufgepasst, ob die Probanden sich nicht heimlich auf der Toilette eine Zigarette angesteckt hatten.

Also engagierten die Forscher wieder 20 Freiwillige, diesmal allesamt Raucher, einige erhielten Nikotinpflaster, die anderen Placebo-Pflaster. Drei Tage lang beobachteten die Forscher aus Louisville zusammen mit Forschern der Firma McNeil Consumer Products (welche zufälligerweise Nikotinpflaster herstellt und vertreibt) die Testpersonen. Am Ende fanden die Forscher in Bezug auf Sodbrennen, Brustschmerzen, Übelkeit oder Schluckbeschwerden keinen »statistisch signifikanten« Unterschied zwischen den Probanden mit echtem und denen mit »falschem« Pflaster.

Und die Moral von der Geschicht'? Wenn ein Reflux-Patient wählen muss, ob er weiter raucht oder ein Nikotinpflaster verwendet, scheint es vernünftiger zu sein, sich für das Pflaster zu entscheiden – wenn die Forscher sich nicht entschließen, eine dritte Studie durchzuführen und zu anderen Ergebnissen kommen. **Hinweis:** In Kapitel 14 finden Sie eine Liste der verschiedenen Nikotinpflaster, die in Deutschland verkauft werden.

Die Karolinska Studie umfasst Daten von über 60.000 norwegischen Männern und Frauen. Die Daten der Männer können Sie getrost außen vor lassen; dabei geht es nämlich um die Auswirkung von Übergewicht auf das Reflux-Risiko, und darüber habe ich in Kapitel 4 bereits berichtet. Doch die Studie enthält auch sehr interessante Informationen über weibliche Hormone und Reflux.

- In der Regel (ein echter Sparwitz!) bekommen Frauen vor den Wechseljahren (mit normalem Östrogenspiegel) häufiger Sodbrennen als Frauen nach den Wechseljahren.

- Frauen nach den Wechseljahren (ohne Regel), die eine Hormonersatztherapie (HET, Östrogen und Gestagen) machen, bekommen häufiger Reflux als Frauen, die keine Hormone nehmen.

- Frauen nach den Wechseljahren, die nur Östrogen einnehmen, bekommen mehr als doppelt so häufig Reflux wie Frauen, die nie Hormone genommen haben.

- Bei einer zweiten Studie stellte sich heraus, dass fettleibige Frauen, die Östrogen nehmen, 33-mal so häufiger Reflux bekommen als normalgewichtige Frauen, die keine Hormone genommen haben. Wie ist »fettleibig« eigentlich genau definiert? Schauen Sie in Kapitel 13 nach.

Wissenschaftler müssen die Ergebnisse des Instituts noch mit weiteren Studien belegen, doch angesichts der nicht enden wollenden Kabbelei über die Sicherheit der Hormonersatztherapie können die Karolinska-Daten wissenschaftlich gleichbedeutend mit einer Hitzewallung sein.

Betäubungsmittel

Betäubungsmittel sind sehr starke Schmerzmedikamente. Werden sie korrekt und unter ärztlicher Aufsicht angewendet, sind sie das Nonplusultra der Schmerzbehandlung. Sie helfen chronisch Kranken und Schwerverletzten dabei, den unerträglichen Schmerz zu überleben. Oder stellen Sie sich einmal eine Operation ohne Narkosemittel vor …

Angesichts dieses Segens sind die Unannehmlichkeiten von Reflux, der natürlich auch durch Betäubungsmittel verursacht werden kann, wirklich Kleinkram. Der Vollständigkeit halber muss ich jedoch noch erwähnen, dass einige Betäubungsmittel, einschließlich Pethidin (Dolantin), den UÖS lockern können. Andererseits werden Betäubungsmittel meist nur zur kurzzeitigen Behandlung verschrieben. Dadurch wird die Gefahr einer Medikamentenabhängigkeit so gering wie möglich gehalten, und der Reflux sagt unter Umständen nur kurz »Hallo« und ist auch schon wieder weg.

Nitrate

Angina pectoris sind Brustschmerzen, die durch einen verminderten Blutfluss aufgrund einer kurzzeitigen Verengung der Blutgefäße, die das Herz versorgen, verursacht werden. *Nitrate* sind Wirkstoffe, welche die Blutgefäße erweitern und die Blutversorgung des Herzens verbessern, wodurch sie den Schmerz der chronischen Angina pectoris lindern.

Das bekannteste Nitrat ist *Nitroglycerin*. Wie auch andere in dieser Klasse, wie zum Beispiel Isosorbidmononitrat, kann Nitroglycerin – Überraschung – den UÖS lockern. (Sie wussten, dass ich das sagen würde, oder?)

Beruhigungsmittel und Tranquilizer

Diazepam (Valium) und andere Kurzzeitmedikamente gegen Angststörungen bekommen die Angst ganz toll in den Griff – außer vielleicht die schlotternde Angst vor einem schlabberigen UÖS, die nach der Einnahme dieses Medikaments auftreten kann.

Verkehrsbehinderungen ins Visier nehmen

Ein lockerer UÖS ist mit fast hundertprozentiger Sicherheit die wichtigste Ursache von Reflux. Die Medikamente, die im vorhergehenden Abschnitt »Medikamente, die den UÖS schwächen« aufgeführt sind, wirken ganz direkt auf den UÖS. Viele dieser Medikamente erhöhen das Reflux-Risiko in zweifacher Hinsicht, indem sie zusätzlich den Aufenthalt der Nahrung im Magen verlängern.

 Je länger sich das Essen im Magen herumdrückt, desto länger drückt der volle Magen gegen den UÖS, wodurch sich das Reflux-Risiko ganz bestimmt nicht verdrückt.

Weiter vorn in diesem Kapitel konnten Sie beispielsweise lesen, wie anticholinerge Medikamente die Aktivität des autonomen Nervensystems unterbrechen oder verlangsamen. Gut, das ist zufälligerweise auch die Nervengruppe, welche die *Peristaltik*, die Muskelbewegungen der Darmwand, steuert. Die Peristaltik sorgt dafür, dass die Nahrung aus dem Magen in den Dünndarm, dann zum Dickdarm transportiert und anschließend aus dem Körper hinausgeschoben wird. Werden die peristaltischen Kontraktionen abgeschwächt und der Magen wird nicht so geleert, wie es sein sollte, haben Sie ein Problem.

Neben den Anticholinergika verlangsamen auch folgende Medikamente die Peristaltik:

✔ Medikamente gegen Angststörungen

✔ Betäubungsmittel

✔ Beruhigungsmittel

Andererseits haben diese Medikamente vom Typ »zwei auf einen Schlag« den Vorteil, dass sie normalerweise nicht reizend auf die Speiseröhrenschleimhaut wirken. Das ist Aufgabe der Medikamente, die im nächsten Abschnitt erwähnt werden.

Reizende Pillen und Nahrungsergänzungsmittel

Die Magenschleimhaut ist so aufgebaut, dass sie unempfindlich gegenüber der ätzenden Wirkung der Magensäure ist, was logisch ist, wenn man bedenkt, dass Säure zur Verdauung der Nahrung unabdingbar ist. Doch die Speiseröhrenschleimhaut ist da nicht so fein raus. Dieses glitschige Gewebe ist ideal dafür, das Essen sanft und geschmeidig die Speiseröhre hinunter in den Magen rutschen zu lassen, nicht jedoch, es auf dem Weg nach unten zu verdauen. Deshalb muss die arme Speiseröhrenschleimhaut qualvoll leiden, wenn der saure Mageninhalt durch den offenen UÖS zurück in die Speiseröhre fließt. Wenn Sie genau hinhören, können Sie vielleicht sogar ihre Hilfeschreie hören.

Sie merken es nicht unbedingt immer, wenn die Säure die Speiseröhre verätzt, doch je anhaltender der Reflux ist und je länger Sie mit ihm leben, desto ernster können die durch die Säure verursachten Schäden sein. In einigen Fällen ist die Verletzung so stark, dass ein *Barrett-Ösophagus* (siehe Kapitel 3) entsteht, eine vorkrebsartige Veränderung der Zellen, welche die Speiseröhre auskleiden. Im schlimmsten Fall gehen diese Veränderungen in Speiseröhrenkrebs über.

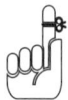

Wenn Ihre Speiseröhre bereits durch Sodbrennen geschädigt ist, müssen Sie ganz besonders auf Medikamente und Erkrankungen achten, die Ihrer Speiseröhre weiteren Schaden zufügen können. In diesem Abschnitt erfahren Sie alles Wissenswerte über einige dieser Medikamente – inklusive einer Bemerkung über die Medikamente, die die Speiseröhre *und* den Magen reizen können.

Angesichts der Tatsache, dass der Magen so widerstandsfähig gegenüber der Magensäure ist, die in der Speiseröhre verheerenden Schaden anrichtet, mag es Sie erstaunen zu hören, dass einige Medikamente ähnliche Schäden in Ihrem Magen verursachen können. Wie bitte? Eine Magenschleimhaut, die Säure produziert, die stark genug ist, alles von Pommes bis hin zu Bratwürsten niederzumachen, soll vor einer oder zwei bedeutungslosen kleinen Pillen zu Kreuze kriechen? Mit einem Wort: Jaha!

Obwohl die Schädigung der Magenschleimhaut nicht das Reflux-Risiko erhöht oder die Schäden in der Speiseröhre verschlimmert, trägt diese Tatsache entschieden zu Ihrem Unwohlsein bei. Das ist Grund genug, diese Medikamente hier zu erwähnen.

Analgetika (Schmerzmittel)

Die nichtsteroidalen Antirheumatika (NSAR) sind eine große Familie, zu der Acetylsalicylsäure (Aspirin), Ibuprofen (Optalidon), Diclofenac (Voltaren), Indometacin (Indo-paed), Naproxen (Dolormin) und Piroxicam (Rheumitin) gehören. Diese nützlichen Schmerzmittel sind berüchtigt dafür, die Magenschleimhaut anzugreifen, manchmal sogar bis zu dem Ausmaß anhaltender Blutungen, Geschwüre oder sogar eines lebensbedrohlichen Blutsturzes.

Und habe ich bereits erwähnt, dass diese Medikamente möglicherweise noch zwei weitere Wirkungen aufweisen? Sie können Ihren Magen durcheinander bringen und sie können das Reflux-Risiko erhöhen. Obwohl viele Patienten bei Einnahme eines NSAR irgendeine reizende Wirkung spüren, bekommt nicht jeder Reflux davon. Wenn Sie von einem dieser Medikamente Reflux bekommen, bitten Sie den Arzt, Ihnen ein anderes NSAR zu empfehlen, das vielleicht verträglicher als das erste ist. Oder Sie können es mal mit Paracetamol (Ben-u-ron) versuchen, das magenschonender ist, dabei aber nicht die entzündungshemmende Wirkung der NSARs besitzt.

Wie üblich sind die Dinge jedoch nicht immer so einfach wie sie auf den ersten Blick scheinen. Da die NSARs die Magenschleimhaut reizen, könnte man verständlicherweise annehmen, dass sie auch die Speiseröhrenschleimhaut angreifen und die vom Reflux angerichteten Schäden verschlimmern. Weit gefehlt.

Aktuelle Studien weisen darauf hin, dass bei Patienten, die NSARs nehmen, weniger häufig Zellveränderungen auftreten, die zu Speiseröhrenkrebs führen können. Einige Forscher verwenden diese Medikamente sogar, um bei Patienten mit Barrett-Ösophagus (präkanzeröse Veränderungen des Speiseröhrengewebes, siehe Kapitel 4) einer Verschlimmerung entgegenzuwirken. Ein weiterer Grund dafür, am Ball zu bleiben – und all Ihre Medikamente vor der Einnahme mit dem Arzt zu besprechen.

Antibiotika

Wenn Sie jemals Azithromycin (Zithromax), Clarithromycin (Biaxin), Erythromycin (Erycinum) oder irgendein Tetrazyklin-Antibiotikum eingenommen haben, kennen Sie wahrscheinlich diese Pillen, die den Magen durcheinander bringen und das Reflux-Risiko erhöhen.

Dann wissen Sie wahrscheinlich auch, dass Sie die Nebenwirkungen etwas entschärfen können, indem Sie sich an die Dosierungsanleitung des Beipackzettels halten und die Antibiotika zusammen mit etwas Nahrung einnehmen. Doch die Antibiotika zum Essen zu nehmen ist, nicht immer die Methode der Wahl, deshalb sollten Sie lieber Ihren Doktor fragen, bevor Sie an Ihrer Einnahmemethode herumdoktern.

Medikamente zur Knochenstärkung

Täglich zerstört der Körper alte Knochenzellen und stellt neue her. Dieser natürliche Vorgang wird von den *Osteoklasten* (den »Terminators«) und den *Osteoblasten* (den Baumeistern) gesteuert. Wenn man altert, machen Erstere munter weiter, während die anderen ein bisschen nachlassen. Deshalb wird bei älteren Menschen nicht so schnell neue Knochensubstanz auf- wie alte Substanz abgebaut wird. Die unvermeidliche Folge davon ist *Osteoporose*, eine Schwächung der Knochensubstanz, die das Risiko von Knochenbrüchen erhöht.

Alendronsäure (Fosamax) und Risedronsäure (Actonel) sind *Biphosphonate*, Verbindungen, die die Osteoklasten daran hindern, alte Knochen anzuknabbern. Dadurch bleibt der vorhandene Knochen erhalten, während neue Knochensubstanz aufgebaut wird.

Tja, wie es in der Medizin so oft der Fall ist, ist jede gute Nachricht mit einer Prise nicht ganz so guter Nachrichten gewürzt. Und auch hier sind wir nicht überrascht: Biphosphonate können die Speiseröhre reizen.

Sie können *vielleicht* diese Reizung verhindern, wenn Sie die Pille ganz schnell in den Magen kullern lassen. Ein Vorschlag: Nehmen Sie Ihre Medikamente morgens auf leeren Magen mit einem großen Glas Wasser ein. Halten Sie Ihren Oberkörper mindestens 30 Minuten lang aufrecht – also nicht wieder zurück in die Falle klettern und noch ein kleines Nickerchen machen.

Andere Angreifer auf die Speiseröhre

Wenn Sie Ihre Tablette ohne Wasser schlucken, kann sie an einer Seite der Speiseröhre stecken bleiben. In Extremfällen kann dies die Speiseröhrenschleimhaut schädigen. Einige Medikamente können die Speiseröhre sogar bei korrekter Einnahme reizen:

✔ Chinidin (Chinidin-duriles), ein Medikament gegen Herzrhythmusstörungen

✔ Tetrazyklin-Derivate, Antibiotika zur Behandlung von Infektionen

Wenn Sie eines dieser Medikamente nehmen, sollten Sie dies unbedingt mit viel Wasser tun. Wenn das Schlucken plötzlich wehtut oder Sie das Essen nicht herunterbekommen, rufen Sie sofort Ihren Arzt an.

Nahrungsergänzungsmittel

Einige ganz alltägliche Nahrungsergänzungsmittel scheinen den Magen (und die Speiseröhre) als Herausforderung anzusehen. Kaum haben Sie eine Vitamin-C-, Eisen- oder Kalium-Pille eingeworfen, schon denkt der kleine Flegel, während er Ihren Schlund hinabrutscht: »Hey, was stelle ich heute an?«

Sowohl Vitamin C als auch Eisen können zu Magenbeschwerden führen und die Speiseröhre reizen. Um ihrer natürlichen Neigung, für Ärger zu sorgen, entgegenzuwirken, nehmen Sie

✔ eine vernünftige Dosis ein (2.000 Milligramm Vitamin C sind aggressiver als 100 Milligramm).

✔ die Tablette mit viel Wasser zum Essen ein.

Mehr über Vitamine, Mineralstoffe und andere Nahrungsergänzungsmittel erfahren Sie in Kapitel 5.

Erkrankungen, bei denen Medikamente häufiger stecken bleiben

Fällt es Ihnen schwer, harte Drogen zu schlucken? Nein, nicht *diese* harten Drogen. Ich meine *Pillen*, *Tabletten* und *Kapseln*. Wenn das der Fall ist, kann es sein, dass Ihr Medikament auf einer Seite der Speiseröhre stecken bleibt. Das ist eine unangenehme, ja sogar schmerzhafte Angelegenheit, die eine Reizung der Speiseröhrenschleimhaut verursachen kann. Dieses Problem tritt besonders häufig bei Menschen mit folgenden Erkrankungen auf:

- ✔ *Achalasie*, eine elegante Umschreibung für schwache oder unregelmäßige Kontraktionen der Speiseröhrenmuskulatur. Dies führt dazu, dass die Nahrung (Pille) langsamer vom Mund zum Magen transportiert wird.

- ✔ *Speiseröhrenkrämpfe*, das sind Muskelkontraktionen, die die Speiseröhre plötzlich verengen, wodurch die Nahrung – oder Tablette – an Ort und Stelle stecken bleibt.

- ✔ *Ösophagusstriktur*, eine physikalische Verengung der Speiseröhre, die durch vorangegangene Schädigungen des Gewebes verursacht wird. Die Verengung behindert naturgemäß den freien Durchgang von Nahrung – oder der Tablette.

In allen Fällen kann es dazu kommen, dass die Tablette stecken bleibt. Dadurch entstehen Reizungen des Speiseröhrengewebes, die manchmal zu Blutungen, Perforationen (einem Loch in der Wand) oder einer Verengung führen.

Mit einem großen Glas Wasser können Sie vielleicht dafür sorgen, dass die Pille leichter in den Magen rutscht. Doch Achalasie, Krämpfe und Strikturen sind echte Erkrankungen. Fragen Sie Ihren Arzt, bevor Sie einfach nur immer mehr Wasser in das Glas schütten. Ein anderes Medikament kann hier die bessere Lösung sein.

Schluckbeschwerden sind ein Warnzeichen für die gastroösophageale Refluxkrankheit (GERD). Wenn Sie Probleme beim Schlucken von Nahrung oder Flüssigkeit haben, gehen Sie nicht, rennen Sie sofort zum Arzt.

Unentbehrliche Medikamente und Sodbrennen

In diesem Teil stelle ich Ihnen ein paar Regeln dazu vor, wie man das durch Problempillen erhöhte Reflux-Risiko reduzieren kann. Natürlich handelt es sich dabei um ganz grundlegende Regeln, und ich wette mit Ihnen, dass Sie diese schon tausendmal gelesen haben. Eine kleine Wiederholung kann jedoch nie schaden.

Die Pillen nicht zerbeißen

Wenn in der Packungsbeilage »Nehmen Sie die Tablette unzerkaut ein« steht, dann zerbeißen Sie die Pille nicht. Zerdrücken Sie sie auch nicht. Viele bekannte Medikamente haben eine *magensaftresistente Beschichtung*. Diese Hülle schützt die Tablette vor der aggressiven Magensäure, so dass sie unbeschadet durch den Magen in den Dünndarm gelangen kann, wo sie sich schließlich auflöst. Andere Tabletten können durch den Magensaft unwirksam werden; die Wirkung einer Tablette mit verzögerter Freisetzung kann sich gefährlich verstärken, wenn alle Wirkstoffe auf einmal freigesetzt werden.

Übrigens, wenn auf der Verpackung oder in der Packungsbeilage »Kautablette« steht, können Sie obige Regel getrost vergessen. Bedenken Sie, dass es keine Regel ohne Ausnahme gibt.

Die Tablette nicht im Liegen einnehmen

Sie haben das Ziel, Ihr Medikament so schnell und so sanft wie möglich vom Mund in den Magen zu bekommen und es auch dort zu behalten. Um das hinzubekommen, müssen Sie dafür sorgen, dass der Weg vom Mund durch die Speiseröhre in den Magen möglichst gerade, möglichst steil nach unten führt.

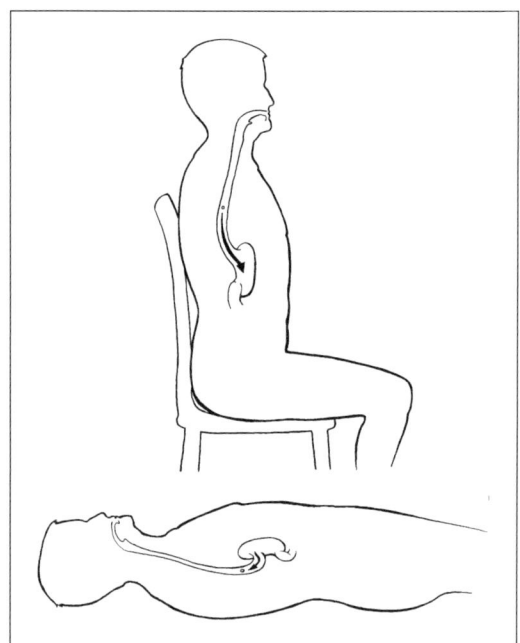

Abbildung 11.1: Aufrecht sitzen verhindert, dass die Tablette wieder zurück in die Speiseröhre rutscht.

Wie Abbildung 11.1 veranschaulicht, erreichen Sie dies am besten dadurch, dass Sie aufrecht sitzen oder die Tablette im Stehen einnehmen. Wenn Sie sich hinlegen, kann die Tablette ganz leicht wieder aus dem Magen in die Speiseröhre zurückflutschen, besonders bei einem schlappen UÖS. Auch wenn Ihr Kopf wie verrückt wehtut, setzen Sie sich auf, nehmen Sie Ihre Medikamente und halten Sie sich mehrere Minuten lang aufrecht.

Genau, auch hier gibt es eine Ausnahme. Wenn in der Packungsbeilage steht »Bleiben Sie 30 Minuten lang nach der Einnahme dieses Medikaments aufrecht sitzen« (siehe »Medikamente zur Knochenstärkung« weiter vorn in diesem Kapitel), dann setzen Sie sich auf. Und beachten Sie, dass der einzige Weg, Ihre Medikamente sicher und wirksam zu nehmen, darin besteht, zuerst die Packungsbeilage zu lesen. Auch wenn Sie dazu zuerst ein riesiges Vergrößerungsglas herausholen müssen, um die winzige Schrift entziffern zu können.

Das Wasser nicht vergessen

Die Tablette mit einem vollen Glas simplen Wassers zu nehmen, hilft dabei, die Pille schnell durch die Speiseröhre in den Magen zu befördern. Kein Steckenbleiben in der Speiseröhre ist gleich geringeres Reizungsrisiko.

Warum ausgerechnet Wasser? Weil man von einfachem Wasser – bitte keines mit Blubberbläschen – nicht aufstoßen muss wie etwa von Limonaden. Wasser hat keine Kalorien, so dass man keine zusätzlichen Pfunde auf der Hüfte beklagen muss. Der Nachteil von Milch ist, dass sie die Wirkung einiger Medikamente hemmt; Tee und Kaffee sind heiß, man kann sie also nicht in einem Zug hinunterkippen. Also, einfaches Wasser ist wirklich das Getränk der Wahl.

Etwas dazu essen

Wenn in der Packungsbeilage steht »Nehmen Sie das Medikament zum Essen ein«, bedeutet das, dass das Medikament entweder mit gefülltem Magen wirksamer ist oder dass dieser durch das Medikament nicht so sehr gereizt wird. Dadurch wird das Reflux-Risiko gemindert und die Speiseröhre geschützt.

 Andererseits: Wenn in der Packungsbeilage steht, dass Sie dieses Medikament auf leerem Magen einnehmen müssen, dann sollten Sie das auch tun. Manchmal kann sich ein Medikament nicht richtig auflösen, wenn der Magen voll ist. Dadurch gelangt es nicht zu dem Körperbereich, in dem es eigentlich wirken soll.

Chirurgische Möglichkeiten ausloten

12

In diesem Kapitel

▶ Passende Kandidaten für den OP-Tisch nominieren

▶ Das OP-Programm

▶ Das Ergebnis unter die Lupe nehmen

▶ Endlich zu Hause

▶ Ein Blick in die Zukunft

Zunächst einmal sollten Sie wissen, dass die Antirefluxchirurgie noch ziemlich umstritten ist. Immerhin fühlen sich bis zu 90 Prozent der Menschen mit Sodbrennen/Reflux bereits besser, wenn sie einfach auf »gefährliche« Nahrungsmittel verzichten, aufhören zu rauchen, ihr Gewicht kontrollieren und die entsprechenden Medikamente nehmen.

Für das sehr kleine Grüppchen von Menschen, deren schwerer Reflux allen oben beschriebenen Maßnahmen die kalte Schulter zeigt, kann ein chirurgischer Eingriff eine Alternative sein. Doch das entscheidende Wörtchen in diesem Satz ist *kann*. Die meisten Fachleute für Sodbrennen stimmen darin überein, dass Antirefluxchirurgie fast immer ein freiwilliges Verfahren ist. Nahezu niemand *muss* sich unters Messer legen. Demzufolge ist selbst das Unterfangen, zu entscheiden, wer aus solch einem Unterfangen einen Nutzen ziehen könnte, an sich schon kompliziert genug (wie auch dieser Satz).

Offen gesagt, wenn Ihr Reflux durch eine Ernährungsumstellung, entsprechende Medikamente und/oder Änderungen der Lebensgewohnheiten ganz zahm und lieb wird, sollten Sie Besseres zu tun haben, als dieses Kapitel zu lesen. Wenn Sie es trotzdem lesen, dann behalten Sie bitte im Hinterkopf, dass es gleichzeitig mit folgendem Warnhinweis versehen ist: Was Sie hier lesen werden, ist nur zu Informationszwecken gedacht. Ihr Arzt, die Person, die am besten mit Ihrer Krankengeschichte vertraut ist, ist der Einzige, der eine chirurgische Behandlung – ein Verfahren, das Fundoplicatio genannt wird, zu dem ich weiter hinten mehr sagen werde – empfehlen kann und soll.

Kandidaten für die Antirefluxchirurgie nominieren

Diese Wahl möchte wohl niemand gewinnen. Auch wenn diese Maßnahme Antirefluxchirurgie genannt wird, ist sie nicht für Leute gedacht, die ab und an mal ein Zwacken in der Speiseröhre verspüren, selbst nicht für solche, die weniger als zwei- oder dreimal in der Woche Reflux haben.

Sie sollten auch nicht die chirurgische Alternative ins Auge fassen, bevor Sie nicht die weiteren bewährten Maßnahmen, die ich an anderen Stellen in diesem Buch beschrieben habe, ausprobiert haben:

✔ Ihre Ernährung umstellen und auf aggressive Nahrungsmittel und Getränke verzichten (siehe Kapitel 6)

✔ Sich anders betten, wenn Sie sich schlafen legen (siehe Kapitel 16)

✔ Aufhören zu rauchen und weniger Alkohol trinken (siehe Kapitel 14)

✔ Abnehmen, um den Druck auf die Speiseröhre zu verringern (siehe Kapitel 13)

✔ Medikamente nehmen, um den sauren Reflux aus Ihrem Magen zu neutralisieren oder zu reduzieren (siehe Kapitel 10)

Wenn keine dieser Maßnahmen den gewünschten Erfolg zeigt, kann das Wort Operation – oder korrekter *chirurgische Maßnahme* – plötzlich im Behandlungsraum Ihres Arztes Gestalt annehmen. Keine Panik. Bevor Ihr Arzt Sie auf den OP-Tisch verfrachtet und aufschneidet, müssen Sie noch mehrere medizinische Tests bestehen (oder nicht bestehen?). Diese entscheiden dann darüber, ob Sie ein geeigneter Kandidat für die Chirurgie sind.

Dazu müssen zunächst einmal Ihre Symptome und Ihre Speiseröhre beäugt werden. Der erste Schritt besteht darin, den richtigen Arzt hierfür zu finden. In diesem Fall suchen Sie einen *Gastroenterologen*, einen Arzt, der auf Erkrankungen des Verdauungstrakts, wie Reflux, spezialisiert ist. Der Gastroenterologe kann gleichzeitig auch Chirurg sein, doch Sie werden sich niemals direkt von Ihrem Hausarzt auf den OP-Tisch legen lassen. Ihr Hausarzt ist der Pförtner, doch die Person, welche die Tür aufschließt, sollte ein Spezialist sein. (Wie Sie den passenden Arzt finden, lesen Sie in Kapitel 8.)

Wenn die medikamentöse Behandlung nicht anschlägt

Bei folgenden Faktoren, die mit der medikamentösen Behandlung zusammenhängen, können chirurgische Maßnahmen in die engere Wahl gezogen werden:

✔ **Anhaltende Symptome:** Auch wenn die meisten Menschen mit Sodbrennen ihr Problem mit Medikamenten in den Griff bekommen, schlagen diese bei einigen nicht an. Solche ausdauernden Symptome können vom Reflux herrühren, aber auch auf andere Erkrankungen, wie Lungeninfekten oder einer Allergie der Atemwege, zurückzuführen sein. Wenn tatsächlich Reflux die Ursache dieser Symptome sein sollte, kann man eine chirurgische Behandlung ins Auge fassen. Und wie kann man hundertprozentig sicher sein, dass Reflux der Übeltäter ist? Mit den Untersuchungen, die in Kapitel 9 besprochen werden.

✔ **Starke Abneigung gegen Pillen:** Ein chirurgischer Eingriff kann auch eine Alternative für Menschen sein, denen es völlig gegen den Strich geht, Tabletten zu nehmen. (Ihnen kommt es ganz gelegen, wenn sie an einem Tag die Einnahme »vergessen« und/oder sie ertragen den Gedanken, für den Rest Ihres Lebens Tag für Tag Tabletten nehmen zu müssen, einfach nicht.) Kommt Ihnen das bekannt vor?

12 ➤ Chirurgische Möglichkeiten ausloten

 Warten Sie! Sie wollen sich tatsächlich nur unters Messer legen, weil Sie keine Lust haben, täglich eine Pille zu schlucken? Dann sollten Sie sich vielleicht mit einem geeigneten Therapeuten zusammensetzen, um Ihren Medikamentenhass aufzuarbeiten. Ein chirurgischer Eingriff ist nie ganz risikolos. Eigentlich liegt es doch auf der Hand, dass Tabletten gegen Sodbrennen weniger gefährlich sind als eine Operation, solange die Medikamente nicht zu unerträglichen Nebenwirkungen führen. Und es ist doch nur solch ein winzig kleines Pillchen. Überschlafen Sie Ihren Entschluss doch noch einmal.

✔ **Nebenwirkungen:** Wie andere Medikamente gehen auch Medikamente gegen Sodbrennen Hand in Hand mit – hauptsächlich leichten – Nebenwirkungen. Die da wären? Zum Beispiel:

- Bauchschmerzen
- Berührungsempfindlichkeit der Brust
- Verstopfung
- Impotenz
- Übelkeit
- Kopfschmerzen

Normalerweise sind diese Symptome nicht so extrem tragisch, doch jeder Mensch ist anders. Wenn die Nebenwirkungen bei Ihnen so unangenehm sind, dass Sie regelmäßig den Drang verspüren, diese Tabletten auf Nimmerwiedersehen die Toilette hinunterzuspülen (nicht ohne sie vorher genüsslich zu Staub zertrampelt zu haben), dann kann eine chirurgische Maßnahme vielleicht doch angebracht sein.

Die Schäden an der Speiseröhre begutachten

 Wenn die Speiseröhre ständig der Magenflüssigkeit ausgesetzt ist, kann die Schleimhaut schwer geschädigt oder verätzt werden. Im allerschlimmsten Fall kann dies zu Speiseröhrenkrebs führen. Wenn Ihre Speiseröhre durch den Reflux so stark in Mitleidenschaft gezogen ist, dass Ihr Krebsrisiko dadurch steigt, kann ein chirurgischer Eingriff eine sinnvolle Alternative sein.

Bevor Ihr Arzt Sie unters Messer legt, wird er feststellen wollen, ob der Reflux Ihre Speiseröhrenschleimhaut schon in Mitleidenschaft gezogen hat oder ob Ihre Speiseröhrenschleimhaut bereits die typischen Erosionsschäden oder präkanzerösen Zellveränderungen aufweist. Dazu kann er eine oder mehrere der medizinischen Untersuchungen, die ich in Kapitel 9 beschreibe, durchführen (lassen). Die vier Untersuchungen, unter denen er wahrscheinlich wählen wird, sind:

✔ **24-Stunden-pH-Metrie:** Bei dieser Untersuchung führt der Arzt ein sehr kleines Röhrchen in die Speiseröhre ein, um über einen Zeitraum von 24 Stunden ihren Säuregehalt zu bestimmen. Wenn der Säuregehalt höher als normal ist, kann der Arzt sich für einen chirurgischen Eingriff entscheiden, um Ihre Gefährdung durch Reflux, der die Speiseröhre schädigen würde, zu verringern.

- ✔ **Bariumbreischluck:** Bei dieser Untersuchung schlucken Sie eine breiige Flüssigkeit, die das Element Barium enthält. Die Flüssigkeit legt sich wie ein gleichmäßiger Film auf Ihre Speiseröhre. Bei der anschließenden Röntgenuntersuchung treten alle Unregelmäßigkeiten, wie eine Speiseröhrenverengung oder Geschwüre, vom Barium klar umrissen zutage.

- ✔ **Ösophagusmanometrie:** Um diese Untersuchung durchzuführen, fädelt Ihr Arzt ein schmales biegsames Röhrchen durch Ihre Nase in die Speiseröhre und den Magen ein. Damit kann er den Druck in der Speiseröhre und die Kraft der Speiseröhrenmuskulatur messen. Anhand der Ergebnisse entscheidet der Arzt, ob Ihre Speiseröhre stark genug wäre, die Nahrung durch die chirurgisch verengte Öffnung zwischen Speiseröhre und Magen zu drücken.

- ✔ **Gastroskopie:** Anhand dieser Untersuchung kann der Arzt die Speiseröhren-, Magen- und Dünndarmschleimhaut durch ein kleines Röhrchen beziehungsweise eine winzige Kamera live und in Großaufnahme anschauen. Dabei kann er offensichtliche Schädigungen der Schleimhaut mit der Kamera betrachten. Wenn er Stellen findet, die auf vorkrebsartige Veränderungen hinweisen, wird er kleine Gewebeproben entnehmen, um Zellveränderungen zu untersuchen. Dieses Verfahren nennt man *Biopsie*.

Halt, nicht wegrennen! Ja, diese Untersuchungen klingen ganz furchtbar, und sie sind auch wirklich kein Spaziergang. Doch eine sachgerechte Betäubung macht das Ganze weniger schlimm und durchaus erträglich.

Weitere Faktoren in Betracht ziehen

Wenn Sie beurteilen wollen, ob Antirefluxchirurgie bei Ihnen angebracht ist, ist es sinnvoll, auch andere Faktoren in Betracht zu ziehen, wie zum Beispiel den Zustand von

- ✔ **Ihrem Zwerchfell:** Wenn Sie einen ausgedehnten Zwerchfellbruch haben (eine Muskellücke an der Stelle, an der die Speiseröhre auf den Magen trifft), kann der Reflux eventuell chirurgisch behoben werden. Ein Zwerchfellbruch muss ansonsten jedoch nicht operiert werden.

- ✔ **Ihrer Gesundheit:** Wenn Sie Asthma haben oder ständig heiser sind und husten müssen, obwohl Sie Reflux-Medikamente nehmen, werden Sie vielleicht mit einem chirurgischen Eingriff liebäugeln. Vorher sollten Sie jedoch unbedingt eine Erkrankung der Atemwege ausschließen, die man anders behandeln kann. Wie anders? Da kommen einem schnell Antibiotika bei Infekten oder Antihistaminika bei jahreszeitlich bedingten Allergien in den Sinn.

Die chirurgische Alternative vom Tisch fegen

Bei folgenden Patienten kann man die chirurgische Alternative gleich vom Tisch (genauer gesagt vom OP-Tisch) fegen:

✔ **Bei älteren Menschen, die gesundheitlich angeschlagen sind:** Da die Lebenserwartung immer höher wird, hat sich auch die Definition von »alt« geändert. Mittlerweile muss man über 80 sein, bevor man sich »alt« nennen darf. Gleichzeitig ermöglichen die Fortschritte bei der Narkose und den chirurgischen Techniken es auch älteren Patienten, sich solch aggressiven Behandlungsmethoden wie ihre Kinder und Kindeskinder zu unterziehen.

Eine Ausnahme kann eine ältere Person mit einer langen Liste gesundheitlicher Probleme sein, wie Herzkrankheit oder Kreislauf- und Atemwegsprobleme, die durch die Narkose und den chirurgischen Eingriff verschlimmert werden könnten. Doch beachten Sie das Wörtchen *könnten*! Die einzige unverrückbare Tatsache in der Medizin heißt: Man kann nie wissen.

✔ **Bei Menschen mit schwacher Speiseröhre:** Menschen, deren Speiseröhrenmuskulatur so schwach ist, dass sie nur mit Mühe die Nahrung durch die Speiseröhre drücken können, wären mit einem straffen UÖS noch schlechter dran. Wie ich oben schon erwähnt habe, untersuchen kluge Ärzte zunächst die Kraft der Speiseröhrenmuskulatur, bevor sie Antirefluxchirurgie empfehlen.

Einen chirurgischen Ablaufplan aufstellen

Wenn Ihr Gastroenterologe glaubt, dass Ihre gastroösophageale Refluxkrankheit (GERD) durch einen chirurgischen Eingriff erfolgreich behandelt werden kann, besteht der nächste Schritt darin, einen Chirurgen zu finden, der antirefluxchirurgische Eingriffe vornimmt. Oft werden Sie nicht allzu lange suchen müssen. Ihr Gastroenterologe ist vielleicht gleichzeitig auch Chirurg. Falls nicht, kann er Ihnen bestimmt einen Chirurgen seines Vertrauens empfehlen. Da der Eingriff freiwillig ist, sollten Sie sich die Zeit nehmen, seine Auswahl zu überprüfen, und sicherstellen, dass Sie sich bei dem neuen Arzt gut aufgehoben fühlen.

Einen Chirurgen aussuchen

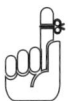

In Kapitel 8 finden Sie einige grundlegende Regeln, wie Sie einen Arzt finden und aussuchen. In der Medizin, wie auch in anderen Berufsfeldern, erreicht man durch größere Erfahrung entsprechend bessere Ergebnisse. Je mehr Eingriffe Ihr Arzt durchgeführt hat, desto besser sind Ihre Chancen auf einen erfolgreichen Ausgang. Wie viel ist *mehr*? Fachleute ziehen die Untergrenze für Antirefluxchirurgie bei ungefähr 50 Operationen.

Da Sie über eine Operation nachdenken, nach der Sie einige Zeit im Krankenhaus bleiben müssen, werden Sie auch wissen wollen, wo Sie operiert werden sollen. Und natürlich auch, wie vertraut der Chirurg mit dem Eingriff ist, den er an Ihnen vornehmen soll. In einem Krankenhaus, in dem Ärzte, Krankenschwestern und Anästhesisten jährlich tausende von Eingriffen gegen Sodbrennen vornehmen, wird man solche Operationen aus dem Effeff beherrschen.

Eine Möglichkeit, ein Krankenhaus in Ihrer Nähe zu finden, das zig Operationen gegen Sodbrennen durchgeführt hat, finden Sie auf der Website der AOK www.klinik-konsil.de. Dort klicken Sie unter »Suchen Sie Krankenhäuser ...« die Option »... zu einer Diagnose (ICD)« an. Aus dem folgenden Menü wählen Sie dann »K00 – K93 XI: Krankheiten des Verdauungssystems«, anschließend »K20 – K31 Krankheiten des Ösophagus, des Magens und des Duodenums«. Schließlich müssen Sie nur noch »Suchen« unter »K21 Gastroösophageale Refluxkrankheit« anklicken. Daraufhin erscheint ein Formular, in das Sie die Postleitzahl Ihres Wohnortes eintragen. Nachdem Sie diese Eingabe abgeschickt haben, erhalten Sie eine Liste aller Kliniken in Ihrer Nähe, die GERD behandeln und wie häufig die entsprechende Behandlung durchgeführt worden ist.

Sich auf den Eingriff vorbereiten

Alle Untersuchungen sind abgeschlossen. Sie haben Ihren Chirurgen getroffen, der gesagt hat: »Lassen Sie uns den Eingriff vornehmen«. Sie sind auf dem Weg. Doch wohin führt dieser Weg?

Den meisten Menschen erscheinen die Tage oder Wochen zwischen »Ziehen wir's durch« und »Skalpell, bitte« wie ein düsterer medizinischer Irrgarten. Es ist völlig normal, wenn man in dieser Zeit auf den Fingernägeln kaut. Doch bevor Sie sich völlig von Ihrer Angst überwältigen lassen, sollten Sie ganz in Ruhe die Beine hochlegen – jawohl, in Ruhe – und sich den Ablauf, der vor Ihnen liegt, vor Augen führen.

Der erste Schritt: Ihr Arzt legt einen Termin für die Operation fest. Danach kann die Schwester beziehungsweise der Assistent

✔ einen Termin für Bluttests mit Ihnen machen, bevor Sie stationär aufgenommen werden

✔ einen Termin für ein Gespräch mit dem Anästhesisten machen. (Dieses Gespräch kann auch im Krankenhaus direkt vor dem Eingriff erfolgen.)

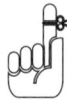
Ihnen ein Informationsblatt mit wichtigen Anweisungen und Informationen geben. *Verlassen Sie den Behandlungsraum nicht ohne diesen unglaublich wichtigen Zettel.* Wenn Sie völlig von der Rolle sind – zum Beispiel wenn der Arzt gerade einen Termin für die OP mit Ihnen gemacht hat –, können Sie sich nicht auf Ihr Gedächtnis verlassen. Auf dem Blatt, das Sie beim Arzt bekommen, steht, wann und wohin Sie sich zu dem Eingriff einfinden müssen und wie Sie sich darauf vorbereiten. Oft darf man zum Beispiel 12 Stunden vor dem Eingriff nichts mehr essen und trinken.

Wenn der große Tag gekommen ist und Sie hungrig, durstig und in einem Hemd, das über Ihrem Allerwertesten auseinander fällt, dasitzen ... schließen Sie einfach Ihre Augen. Kramen Sie ein paar schöne Erinnerungen aus den Tiefen Ihres Gedächtnisses hervor und versuchen

Sie, sich zu entspannen. Die nächsten Stunden gehören Ihrem Chirurgen – vergessen Sie nicht, dass er der Fachmann ist.

Rudolf Nissen, 1898 – 1981

1930, im Jahr, in dem Rudolf Nissen als Medizinprofessor an das angesehene Berliner Charité Krankenhaus berufen wurde, sah es so aus, als läge eine goldene Zukunft vor ihm. Doch als Adolf Hitler 1933 an die Macht kam, wurden »nicht arische« Fachleute von ihrem Arbeitsplatz, aus ihrem Zuhause und oft auch in den Tod getrieben.

Nissen war einer der wenigen Glücklichen, die entkommen konnten. Unter dem Vorwand, in Urlaub zu fahren, flohen er und seine Frau in die Schweiz. Dieses Land sollte der erste Zwischenstopp auf ihrem Weg in die USA sein. Doch nachdem die beiden die Schweizer Grenze überschritten hatten, bekam Nissen eine Einladung der türkischen Regierung, sich der Fakultät der Universität von Istanbul anzuschließen. Er nahm das Angebot an und arbeitete dort bis 1937 als Chirurg und Dozent. Als die Türkei und Deutschland sich dann für den Zweiten Weltkrieg verbündeten, sah er sich erneut gezwungen zu fliehen.

Diesmal erreichte Nissen zusammen mit einer Welle tausender deutscher Flüchtlinge, zu der führende Wissenschaftler wie Albert Einstein (ein Patient von Nissen), die Künstler Max Ernst und Marc Chagall und der Architekt Ludwig Mies van der Rohe gehörten, die USA. Nach zwei Jahren, in denen er als Forschungsassistent in Boston gearbeitet und die englische Sprache gelernt hatte, wurde Nissen eingeladen, seine chirurgische Karriere in Brooklyn, New York, wieder aufzunehmen. Dort schloss er sich dem Jüdischen Krankenhaus an, während er gleichzeitig als Professor am Long Island College of Medicine arbeitete.

Nach Kriegsende strebte die Berliner Charité nach Wiedergutmachung und lud Nissen ein zurückzukehren. Er lehnte ab und zog es stattdessen vor, 1951 wieder in die Schweiz zu gehen, um den chirurgischen Lehrstuhl an der Universität von Basel zu übernehmen. In den folgenden Jahren perfektionierte er zahlreiche Operationstechniken der Speiseröhre, unter anderem, selbstredend, die Fundoplicatio nach Nissen. 1966, im Jahr bevor er in den Ruhestand ging, nahm Nissen schließlich die Ehrendoktorwürde an, welche die Berliner Humboldt Universität ihm verliehen hatte.

Ausschneiden und Einfügen: Fundoplicatio

Ganz egal, welches Kapitel Sie in diesem Buch zuerst lesen, Sie werden immer auf einen Abschnitt stoßen, der gerade die Funktion (und die Fehlfunktion) des *unteren ösophagealen Sphinkters* erklärt. Dieser Schließmuskel, auch als UÖS bekannt, ist die Falltür zwischen Speiseröhre und Magen. Nach dem Schlucken zieht sich der UÖS wieder fest zusammen, um zu verhindern, dass der saure Mageninhalt zurück in die Speiseröhre fließt (Reflux).

Der häufigste Grund für Reflux, der Sodbrennen verursacht, ist ein schlapper UÖS. Also seien Sie nicht überrascht, wenn Sie hören, dass bei einem Antirefluxeingriff der Bereich rund um den UÖS gestrafft wird, damit sich die Falltür nach dem Schlucken wieder dicht verschließen kann.

Medizinische Fachbücher und Wörterbücher quellen förmlich über vor Krankheiten, Organen und Verfahren, die nach den Leuten benannt worden sind, die sie identifiziert, entdeckt oder erfunden haben. Der Eingriff gegen Sodbrennen wird *Fundoplicatio* genannt. Die erste, etwas einfachere Form dieser Operation ist die *Fundoplicatio nach Nissen*. Das ist das Verfahren, das Rudolf Nissen 1951 erfand– daher heißt es auch Fundoplicatio nach Nissen und nicht etwa Fundoplicatio nach Schulze.

 Die Fundoplicatio nach Nissen ist der chirurgische Goldstandard (die für eine Erkrankung geeignetste Maßnahme) für GERD-Patienten. Bei diesem Verfahren faltet und vernäht der Chirurg den oberen Teil des Magens (Fundus) um den unteren Teil der Speiseröhre. Dadurch erreicht er eine Verengung rund um den UÖS. Nach dem Eingriff hilft diese Hülle dem UÖS dabei, nicht aufzugehen, und verhindert Reflux sogar dann, wenn man gerade gegessen hat und der Magen voll ist.

War diese Erklärung nicht verständlich genug? Tja, wie ein cleverer Bursche irgendwann einmal gesagt hat: »Ein Bild sagt mehr als tausend Worte«. Daher finden Sie in Abbildung 12.1 nicht eins, nicht zwei, nein, sogar drei anschauliche Bilder, die Ihnen zeigen, wie anhand der Fundoplicatio nach Nissen die Speiseröhre verengt wird.

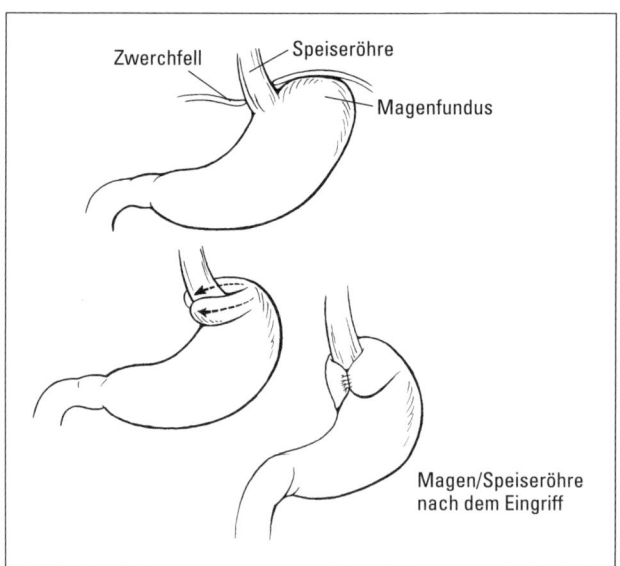

Abbildung 12.1: Sodbrennen »wegfalten«: Der Magenfundus wird um die Basis der Speiseröhre gelegt.

Der Arzt kann die Fundoplicatio nach Nissen ebenso dazu verwenden, einen Zwerchfellbruch zu flicken. Bei einem Zwerchfellbruch quillt der Magen durch eine Lücke im Zwerchfell in den Brustraum hinein und erzeugt so einen Druck auf den UÖS. Dieser kann durch den Druck aufspringen und so Reflux Tür und Tor öffnen. (Mehr über Zwerchfellbrüche und deren Rolle bei Reflux erfahren Sie in Kapitel 4.)

Eröffnungszüge

Vier Jahrzehnte lang, seit der Einführung des Verfahrens durch Rudolf Nissen 1951, wurde die Fundoplicatio als »offenes« Operationsverfahren durchgeführt – das heißt mit einem relativ großen (15 bis 20 Zentimeter langen) Einschnitt.

1991 führten belgische und amerikanische Chirurgen neuere, weniger traumatische laparoskopische Methoden ein. Dabei kann der Chirurg, der eine laparoskopische Fundoplicatio durchführt, statt eines langen Schnittes

✔ vier oder fünf kleine Einschnitte in den Bauch machen.

✔ einen Trokar (ein dünnes Röhrchen) in jeden Einschnitt einführen.

✔ ein Laparoskop (einen dünner Metallstab mit einer kleinen Videokamera) durch ein Trokar fädeln, um eine Videoüberwachung Ihres Innenlebens durchzuführen.

✔ vier weitere Trokare einführen, um die speziellen chirurgischen Instrumente unterzubringen, die zur Durchführung der Operation benötigt werden.

In Abbildung 12.2 sehen Sie die Platzierung der Einschnitte für die laparoskopische Fundoplicatio. Um sich den offenen Eingriff vorzustellen, verbinden Sie einfach die Punkte, ähm, Einschnitte, miteinander.

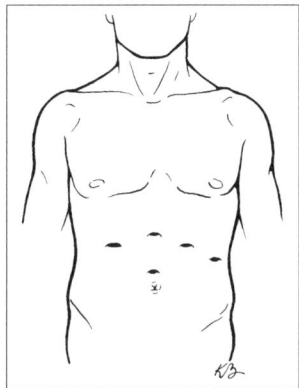

Abbildung 12.2: Chirurgische Einschnitte für die laparoskopische Fundoplicatio nach Nissen

Wie Tabelle 12.1 veranschaulicht, bietet die laparoskopische Fundoplicatio mehrere Vorteile gegenüber einem offenen Eingriff.

 Aber – es gibt immer irgendein *Aber* – Laparoskopie ist bei Patienten, die bereits einen chirurgischen Eingriff hinter sich haben, nicht immer das Mittel der Wahl. Das Narbengewebe des ersten Eingriffs kann nämlich das Verfahren komplizieren. Ihr Arzt, die Person, die mit Ihrem Gesundheitszustand am meisten vertraut ist, kann am besten entscheiden, welche Methode für Sie in Frage kommt.

	Offener Eingriff	Laparoskopie
Einschnitt	Einer, 15 bis 20 cm	Vier bis fünf, je 1,3 bis 2,5 cm
Einschnitt schließen	Naht	Tapeverband
Schmerzpegel	Höher	Niedriger
Narbe(n)	Lang	Kurz
Tage im Krankenhaus	9 bis 11	4 bis 5
Rückkehr an den Arbeitsplatz nach	3 bis 4 Wochen	1 Woche
Zeit bis zur vollständigen Wiederherstellung	6 Wochen	1 bis 2 Wochen

Tabelle 12.1: Vergleich offener Eingriff – Laparoskopie

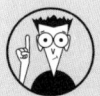

Fundoplicatio? Was ist das denn für ein Wort?

Der Begriff *Fundoplicatio* ist nichts anderes als ein zusammengesetztes Wort, das Erleichterung für Patienten mit Sodbrennen bedeutet. Fundoplicatio beginnt mit Fundo (*Fundus* = oberer Teil des Magens) und wird gefolgt von -plicatio (*plica*, lateinisch für *gefaltet*), was zusammen ein Wort ergibt, das »den oberen Teil des Magens falten« bedeutet.

Die Bauch-Baustelle besuchen

Ob Sie oder Ihr Arzt sich für offene oder laparoskopische Chirurgie entscheiden, die Grundzüge des Verfahrens sind dieselben.

Wenn der Chirurg Ihren Bauch erst einmal, mehr oder weniger, geöffnet hat,

1. hebt er zunächst die Leber an, damit er den Magenfundus gut sehen kann.
2. schneidet er vorsichtig das Gewebe durch, das den Fundus mit der Milz, die hinter dem Magen liegt, verbindet.
3. zieht er den Fundus nach vorn und wickelt ihn äußerst vorsichtig um die Basis der Speiseröhre. Dabei passt er sehr darauf auf, dass das Gewebe nicht gequetscht wird, um zusätzliche Schmerzen bei der späteren Heilung zu vermeiden.
4. näht er den gefalteten Magen fest.

5. schließt er den/die Einschnitt/e. Ein offener Einschnitt wird genäht. Laparoskopische Einschnitte sind klein genug, um mit einem Tapeverband geschlossen zu werden.

Anschließend kriegen Sie einen adretten Verband und eine Freifahrt auf einem rollenden Tisch (fahrbare Krankentrage) in den Aufwachraum, von der Sie selbst allerdings nichts mitbekommen werden.

Namen nennen: Fundoplicatio-Varianten

Dieser Kasten enthält eine Zusammenfassung der verschiedenen Varianten der grundlegenden Fundoplicatio-Technik, die in diesem Kapitel geschildert wurden (Quelle: National Institute of Diabetes and Digestive and Kidney Diseases). Sie unterscheiden sich, auch wenn bei jeder Fundoplicatio-Variante der UÖS-Bereich gestrafft wird, folgendermaßen:

- ✔ Bei der Fundoplicatio nach Nissen wird der Fundus vollständig um die Basis der Speiseröhre gefaltet.
- ✔ Bei der Semifundoplicatio nach Toupet wird der Fundus nur halb um die Basis der Speiseröhre gefaltet.
- ✔ Bei der Hill-Operation wird die Speiseröhre am Magen befestigt, und nicht der Magen um die Speiseröhre gewickelt.
- ✔ Bei der Fundoplicatio nach Belsey-Mark wird der Fundus zu zwei Dritteln um die Speiseröhre gelegt und der Umbruch am Zwerchfell festgenäht.

Der Morgen danach

Ihr Arzt hat die Schwerstarbeit vollbracht. Jetzt liegen die Skalpelle wieder säuberlich sortiert in der Schublade, und Sie haben zurück ins (Halb-)Bewusstsein gefunden, bereit, das Kommando über Ihre Genesung zu übernehmen. Oder wenigstens bereit, darüber nachzudenken, was als Nächstes kommt.

Ins wirkliche Leben zurückfinden

Während die Betäubung langsam schwindet und Sie blinzelnd Ihre hübschen Äuglein öffnen, ist Ihr erster bewusster Gedanke wahrscheinlich »Mensch, das war doch gar nicht so schlimm«.

Es kann sein, dass Ihr Arzt noch ein Röhrchen in Ihrer Nase zurückgelassen hat, das bis in den Magen reicht. Durch dieses Röhrchen kann *jegliche* Luft, die noch an der operierten Stelle festsitzt, leicht entweichen, wodurch ein unangenehmer Blähbauch verhindert werden kann. (Mehr zum Thema Blähbauch finden Sie im Abschnitt »Bei blähender Gesundheit?« weiter hinten in diesem Kapitel.)

Den Schmerz lindern

Die nächste Überraschung: Sie haben keine Schmerzen. Oder fast keine. Ja, kleine laparoskopische Einschnitte sind meistens weniger schmerzhaft als große, offene Einschnitte. Doch so oder so sorgt die Schwester dafür, dass sie ausreichend mit Schmerzmitteln versorgt sind. Sollten Sie doch Schmerzen haben, seien Sie nicht schüchtern, bitten Sie um mehr Medikamente.

Nach der Operation verzichten einige Supermänner auf Schmerzmittel, weil sie befürchten, davon abhängig zu werden. Diese Heldentat ist unkluges Draufgängertum. Bei Schmerzen werden sämtliche Systeme in Alarmbereitschaft versetzt. Das strapaziert den ohnehin schon geplagten Körper, was die Genesung in die Länge zieht. Anders ausgedrückt: *Angemessene Schmerzbehandlung ist gute medizinische Praxis.* Wenn etwas wehtut, bitten Sie um Hilfe. Ihre Kurzzeit-Schmerzbehandlung ist genau das: eine Kurzzeit-Behandlung, nicht der Weg in die Verdammnis.

Entlassen werden

Vielleicht denken Sie:»Wann kann ich endlich hier raus?« Wenn Sie mit *hier* »Bett« meinen, lautet die Antwort: schon ganz bald. Tatsächlich werden Sie wahrscheinlich ruck, zuck auf den Beinen sein – vielleicht schon ein paar Stunden später. So bald wie möglich aufzustehen und herumzulaufen verringert das Risiko von Komplikationen wie Blutgerinnseln.

Wenn Sie mit *hier* »Krankenhaus« meinen, dann hängt die Länge Ihres Aufenthalts vom Operationsverfahren ab. Nach einem offenen Eingriff wird Ihr Aufenthalt wahrscheinlich in Tagen bemessen, mindestens drei und höchstens sechs Tage. Nach einem laparoskopischen Eingriff wird Ihr Aufenthalt in Stunden bemessen, wie zum Beispiel 36 bis 48. Manche können sogar noch am Tag der Operation nach Hause gehen. Natürlich ist es so, dass jeder einzelne Körper auch individuell reagiert, so dass diese Zeitangaben nur Richtlinien sind.

Wieder essen

Erinnern Sie sich noch daran, wie hungrig und durstig Sie waren, als Sie im Krankenhaus angekommen sind? Erinnern Sie sich noch daran, wie Sie sich für danach ein Gourmet-Essen versprochen haben? Werden Sie sich mit einigen Schlucken einer einfachen Flüssigkeit und mit einer weichen Masse – denken Sie an Gelatine – zufrieden geben, bevor Sie nach Hause gehen? Das habe ich mir doch gedacht.

Da Reflux so oft mit Essen in Zusammenhang gebracht wird, könnten Sie meinen, dass Wackelpudding alles ist, was Sie eine ganze Zeit lang essen dürfen. Doch dem ist nicht so, es ist nur die erste Mahlzeit am ersten Tag. Dadurch soll Übelkeit vermieden werden, solange Ihr Magen noch mit den letzten Auswirkungen der Narkose beschäftigt ist. Außerdem wird so verhindert, dass Ihr Inneres, das ja noch ein bisschen wund von der Operation ist, gereizt wird.

Endlich daheim

 Sie können es nicht erwarten, endlich wieder die Behaglichkeit Ihres Zuhauses wiederzuhaben. Ihr eigenes Kissen. Ihr eigenes Essen. Ihr eigenes Leben. Genießen Sie jede Einzelheit, aber:

- ✔ Vermeiden Sie schweres Heben.
- ✔ Jagen Sie weder Katz noch Kind.
- ✔ Legen Sie sich hin, wenn Sie müde und erschöpft sind.
- ✔ Gehen Sie's langsam an.

 Selbst der gesündeste Körper benötigt mindestens ein oder zwei Wochen, um wieder auf die Beine zu kommen und sich von dem laparoskopischen Eingriff zu erholen. Bei einem offenen Eingriff sind es bis zu sechs Wochen, die der Körper zur Erholung benötigt. In der Zwischenzeit kann es erwartungsgemäß zu einer oder mehrerer der folgenden häufig auftretenden Reaktionen kommen.

Schweres Schlucken

Einige Ärzte sind der Meinung, dass jeder Fundoplicatio-Patient in den ersten Tagen oder Wochen nach dem Eingriff unter Schluckbeschwerden leidet. Andere behaupten, dass die *Dysphagie* (fachchinesisch für »Schluckbeschwerden«) bei ungefähr einem von fünf Patienten vorkommt.

Wenn der *Eine* Sie sind, liegt die Häufigkeit natürlich bei hundert Prozent, deswegen werden Sie sich freuen zu hören, dass die Beschwerden bei den meisten Menschen, die nach der Fundoplicatio Schluckprobleme haben, nur kurzzeitig und geringfügig sind.

Ein kleiner Prozentsatz leidet jedoch möglicherweise unter langfristigen Schluckbeschwerden, einem Zustand, der möglicherweise entweder eine *Dilatation* (Erweiterung) der Speiseröhre oder – seltener – einen zweiten Eingriff erforderlich machen kann. Ihnen ist hoffentlich nicht entgangen, dass hier immer nur von »möglicherweise« die Rede ist. Vergessen Sie nicht, dass jeder Körper anders ist und unterschiedliche Ansätze erforderlich sind.

Reflux kehrt wieder

Nach einem Antirefluxeingriff nehmen die meisten Patienten eine Weile Reflux-Medikamente/Antazida ein, um das empfindliche Gewebe zu schützen. Keine große Sache.

Eine kleine Anzahl an Fundoplicatio-Patienten bekommt ihren Reflux kurz nach der Operation wieder zurück, meistens aber nur mit leichten Symptomen. Bei einer noch geringeren Anzahl Patienten ist ein zweiter Eingriff erforderlich. Schließlich kann mit der Zeit das Flickwerk wieder aufgehen. Bei einer Studie stellte sich heraus, dass zwei Drittel der operierten Patienten ungefähr zehn Jahre nach der Operation wieder Reflux-Medikamente einnahmen.

Bei blähender Gesundheit?

Bei der Fundoplicatio wird der UÖS gestrafft, was bedeutet, dass Sie unter Umständen kräftiger schlucken müssen, um das Essen hinunterzubekommen. Wenn Sie kräftiger schlucken, gelangt dabei wahrscheinlich mehr Luft in den Magen. Letzten Endes werden Sie später normal und weniger luftgeschwängert schlucken, doch so kurz nach der Operation werden Sie vermutlich stärker unter vermehrter Gasbildung leiden. Na gut, dann stößt man eben einfach auf, stimmt's? Nicht ganz. Unmittelbar nach dem Eingriff kann Aufstoßen noch schwierig sein. Also lungert das Gas weiter herum, und Sie fühlen sich aufgebläht und unwohl.

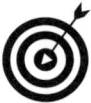

Weiche Nahrung, wie Rührei oder Apfelmus, kann die Blähungen vielleicht etwas mildern. Weiches Essen rutscht leichter hinunter, man muss nicht mehr so stark drücken, wodurch man weniger Luft schluckt. Langsamer zu essen ist ebenfalls eine altehrwürdige Strategie gegen Blähungen.

Wenn Sie ein Schnellesser sind – eine Person, die ein Viergänge-Menü unter normalen Umständen in vier Minuten vernichtet – stopp! Machen Sie langsam. Kauen Sie jeden Happen einhundert Mal. Na gut, dann eben nur fünfzig Mal. Bevor Sie das Essen unzerkaut hinunterschlucken, ist es immer noch besser, wenn Sie es wenigstens zehn Mal kauen. Und schmeckt das Essen nicht gleich viel besser, wenn Sie sich die Zeit nehmen, es zu genießen? Logo.

Nutzen und Gefahren abwägen

Warum ist dieses Kapitel so vorsichtig mit dem Thema Antirefluxchirurgie? Weil kein chirurgischer Eingriff ganz frei von Gefahren ist. Eine Fundoplicatio umfasst auch ein geringes Todesrisiko. Der Tod ereilt laut der berühmten Mayo-Klinik weniger als einen von 500 Patienten. Ernste Komplikationen können bei vier von hundert Patienten, die sich einer laparoskopischen Fundoplicatio unterzogen haben, auftreten (bei einem offenen Eingriff ist die Häufigkeit vermutlich höher). Die folgende Liste enthält einige der möglichen schweren Komplikationen nach einem chirurgischen Eingriff, von denen einige speziell bei einer Fundoplicatio auftreten:

✔ Narkoseunverträglichkeit

✔ Außergewöhnlich starke Blutungen während oder nach der Operation, die eine Bluttransfusion erforderlich machen

Wenn Ihr Arzt einen Operationstermin festlegt, fragen Sie ihn, ob Sie nicht eine Eigenblutspende machen können, die dann für den Fall der Fälle verwahrt wird. Dadurch können die Risiken einer Bluttransfusion vermieden werden.

✔ Unbeabsichtigte Verletzung des Magens oder der Speiseröhre

✔ Infektion der Wunde, die zu Fieber und Schmerzen führen kann

✔ Postoperative Lungenentzündung

- ✔ Blutgerinnsel in den Beinen
- ✔ Verrutschen der Fundus-Manschette (erfordert eine erneute Operation)
- ✔ Verrutschen des Fundus durch das Zwerchfell in den Brustraum (erfordert eine erneute Operation)

 Lesen Sie sich diese Liste sorgfältig durch. Aber lassen Sie dabei nicht folgende Tatsache außer Acht: Beim Zusammenstellen dieser Liste fanden die Experten der Mayo-Klinik auch heraus, dass 98 Prozent der Personen, die sich einer Fundoplicatio unterzogen hatten, ein Jahr später zufrieden mit dem Ergebnis waren.

Das Für? Wenn Ihr Reflux so schlimm ist, dass Ihr Arzt Ihnen eine chirurgische Behandlung empfiehlt, kann der Nutzen – Schmerzfreiheit, keine weitere Schädigung der Speiseröhre – die Gefahren aufwiegen. Das Wider? Es ist Ihr Körper. Sie allein treffen die Entscheidung.

In die Reflux-Kristallkugel schauen

Bei der Vorhersage der Zukunft in puncto Behandlung von Sodbrennen und Reflux gewährt die amerikanische FDA (Food and Drug Administration) in ihren Bekanntmachungen jedes Mal einen Blick in die Kristallkugel. Kürzlich hat die FDA zwei neue interessante chirurgische Verfahren anerkannt.

Die verschwommene Wolke in der Kristallkugel zeigt, dass derzeit noch keine langfristigen Statistiken erhältlich sind, welche die Wirksamkeit dieser neuen Techniken belegen. Doch in einem Land mit Millionen von Reflux-Patienten können Sie darauf wetten, dass die hiesigen Gastrogurus – und die auf der ganzen Welt – sehnlichst darauf warten, zu sehen, was die Zukunft bringt.

Zukunftsaussicht Nr. 1

Bei dem von der Firma Bard entwickelten EndoCinch-Verfahren näht der Chirurg winzige Plättchen in den UÖS, um den Schließmuskel zu verstärken. Dieses Verfahren scheint die Reflux-Symptome zu verringern und wurde zur allgemeinen Anwendung zugelassen. Trotzdem bleibt die Frage über die langfristige Wirksamkeit bei der Reflux-Kontrolle noch ungeklärt. Mindestens eine weitere Firma produziert und vermarktet eine andere »Nähmaschine« für die Behandlung von Reflux.

Zukunftsaussicht Nr. 2

Das Stretta-Verfahren basiert auf einer Elektrode, mit der man winzige Oberflächenschnitte in den UÖS macht. Dadurch bildet sich Narbengewebe, das den Muskel versteifen soll. Es wurde bereits nachgewiesen, dass mit diesem System die Symptome tatsächlich verringert werden können. Doch schwere Nebenwirkungen (einschließlich einiger Todesfälle) im Zusammenhang mit der Verwendung dieses Instruments wurden ebenfalls bekannt. Dennoch wird es weiterhin verwendet und untersucht.

Teil IV

Einen Lebensstil mit Wohlfühlfaktor schaffen

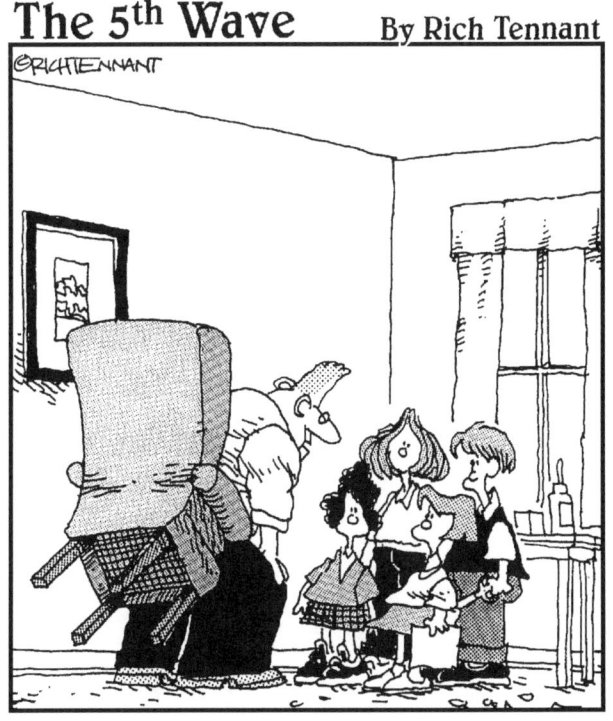

»Und ihr sagt eurer Mutter, dass ihr überhaupt keinen Grund seht, warum ich abnehmen sollte.«

In diesem Teil ...

Ihr allgemeiner Gesundheitszustand, Ihre guten (und schlechten) Gewohnheiten und – ob Sie's glauben oder nicht – die Kleidung und das Make-up, ganz zu schweigen von den Möbeln, auf denen Sie sitzen oder schlafen, all das kann Sodbrennen beeinflussen. In diesem Teil erfahren Sie, wie Sie Ihren Alltag darauf ausrichten können, Ihr Reflux-Risiko so gering wie möglich zu halten.

Auf den Körper achten

In diesem Kapitel
▶ Ab wann das Gewicht zum Problem wird
▶ Eine Auswahl verschiedener Diäten
▶ Welche Übungen bei Reflux drin sind

*H*aben Sie Sodbrennen?

Leider kann man sein Innenleben nicht einfach mit einem Fingerschnippen wieder ins Lot bringen, insbesondere den unteren ösophagealen Sphinkter (UÖS) nicht. Die äußere Verpackung kann man jedoch sehr wohl so ummodeln, dass man sich schnell besser fühlt. Ein paar Kilo weniger auf den Rippen können den Reflux verursachenden Druck auf den UÖS wesentlich verringern. Und mit einem vernünftigen Trainingsprogramm kann man Stress, eine andere Ursache für Sodbrennen, bekämpfen.

Sport und Diät sind die beste und effektivste Kombination, um einen schlankeren, rankeren und gesünderen Körper zu erschaffen. In diesem Kapitel steht, wie Sie dieses Ziel mit einer gesunden und wirksamen Diät und einem Trainingsprogramm, in dem verbreitete Reflux-Fallstricke vermieden werden, erreichen können.

Die Frage Nummer eins: Wann ist man überhaupt übergewichtig?

Ein paar Pfunde zu viel auf den Rippen können das Risiko vieler Erkrankungen erhöhen, einschließlich

✔ Arthritis

✔ Diabetes

✔ Herzkrankheit

✔ Beschwerden der Knochen und Gelenke

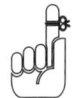
Richtig, diese Extrakilos können auch das Risiko für Sodbrennen erhöhen. Der Mechanismus ist klar: Extrapfunde rund um die Gürtellinie drücken auf den unteren Teil der Speiseröhre. Der höhere Druck bewirkt, dass der UÖS, die Öffnung zwischen Speiseröhre und Magen, schneller aufspringt; der saure Magensaft kann zurück in die Speiseröhre fließen, und schon hat man den Reflux-Salat.

Ist eine Gewichtsreduktion eine Lösung? Vielleicht. Doch bevor Sie sich an eine Schlankheitskur machen, um Kilos loszuwerden, nehmen Sie sich erst einmal ein wenig Zeit, um herauszufinden, ob Sie wirklich überflüssige Kilos mit sich herumschleppen. Woher Sie wissen sollen, ob dem so ist? Na ja, Schönheit ist bekanntlich Ansichtssache, doch der tatsächliche Fettgehalt ist im Body Mass Index (BMI) zu sehen. Der Body Mass Index wurde 1990 in den USA vom National Heart, Lung, and Blood Institute (NHLBI), einem Mitglied des National Institute of Health (NIH), eingeführt.

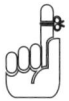

Der BMI ist eine geschlechtsunabhängige Einheit und gibt das Verhältnis zwischen Körpergewicht und Körpergröße an. Mit dem BMI kann man sein Risiko für Krankheiten abschätzen, die mit Übergewicht zusammenhängen (Diabetes, Bluthochdruck, Herzkrankheiten, Schlaganfall, Gallenblasenerkrankungen oder Arthritis).

Im letzten Jahrzehnt haben wiederholte Studien gezeigt, dass der BMI genauer als ein schneller Sprung auf die Waage angibt, wer übergewichtig ist und wer ein erhöhtes Risiko für Erkrankungen hat, die mit Übergewicht zusammenhängen. Auf den Punkt gebracht: Je höher Ihr BMI, desto höher Ihr Risiko. Also, nun wird nicht mehr um den heißen Brei geredet: Welchen BMI haben Sie?

Übergewichtige Körper in Zahlen

Einige Menschen sind der Meinung, dass die wirklichen Verursacher der globalen Erwärmung die Millionen gut gepolsterter Europäer, Amerikaner und Kanadier sind. Wenn der Trend weiter so verläuft, behaupten sie, wird der ganze verflixte Planet – pufffff! – bald einfach so in Flammen aufgehen.

Ein Witz? Na ja, nicht ganz. Dem *Bundesministerium für Ernährung, Landwirtschaft und Verbraucherschutz* (BMELV) zufolge sind in Deutschland derzeit 67 Prozent der Männer, 53 Prozent der Frauen und 15 Prozent der Kinder übergewichtig (BMI größer oder gleich 25). Und die Tendenz ist steigend.

Den BMI berechnen

Die Formel zur Berechnung des BMI lautet: BMI = Gewicht (G) geteilt durch Körpergröße (K) zum Quadrat. Wenn Sie zum Beispiel 63,5 Kilogramm wiegen und 1,626 Meter groß sind, dann rechnen Sie:

$BMI = G/K^2 =$

63,5 kg/(1,626 m x 1,626 m) =

63,5 kg/2,644 m^2 =

24,01

In welcher Gewichtsklasse kämpfen Sie?

Nachdem Sie Ihren BMI ausgerechnet haben, können Sie in der folgenden Liste nachschauen, in welcher Gewichtsklasse Sie kämpfen. Ausgehend von Angaben der NIH, Health Canada und der WHO (Weltgesundheitsorganisation) zeigt diese Liste, wie die Amerikaner, Kanadier und andere internationale Experten Ihren Körper beurteilen.

- ✔ **Untergewicht:** BMI unter 18,5
- ✔ **Normalgewicht:** BMI zwischen 18,5 und 24,9
- ✔ **Übergewicht:** BMI zwischen 25,0 und 29,9
- ✔ **Fettleibigkeit:** BMI über 30

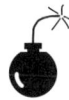

Der BMI ist ein prima Werkzeug, doch wie jeder begeisterte Heimwerker weiß, ist selbst das beste Werkzeug nicht für jede Aufgabe geeignet – oder in diesem Fall, für jeden Körper. Schauen Sie sich folgende Bereiche an, in denen der BMI nicht immer anwendbar ist:

- ✔ **Sportler:** Der BMI ist bei Sportlern zu ungenau. Muskelgewebe ist dichter und schwerer als Fettgewebe; ein schlanker Leistungssportler kann mehr wiegen als ein molliger Stubenhocker und dabei jedoch ein viel geringeres Risiko für Krankheiten haben, die mit Übergewicht zusammenhängen.
- ✔ **Kinder:** Der BMI ist für Kinder ungeeignet. Pummelige Kinderkörper sind noch im Wachstum und ständig in Veränderung. Übergewichtige Kinder und Jugendliche sollten nur unter ärztlicher Überwachung abnehmen.
- ✔ **Schwangere oder stillende Frauen:** Der BMI ist für schwangere oder stillende Frauen nicht unbedingt geeignet. Das zusätzliche Gewicht ist kein nutzloses Fett, es ist die nächste Generation!
- ✔ **Ältere Mitbürger:** Ein BMI, mit dem eine jüngere Person als leicht moppelig gilt, kann ab einem Alter von 65 durchaus von Vorteil sein, wenn das schützende Fettpolster Stürze auf zerbrechliche Hüftknochen abfedert.

Eine gesunde Diät auswählen

Wollnse abnehmen? Hörnse auf zu essen. Ups, unvollständige Frage, falsche Antwort. Wie wär's mit »Wollnse abnehmen *und dabei gesund bleiben*«? Sie haben drei brauchbare Möglichkeiten:

- ✔ Eine fettreduzierte Diät auf der Basis von Kohlenhydraten (KH)
- ✔ Eine eiweißreiche, KH-arme Diät
- ✔ Alles andere

Warten Sie, ganz da hinten sehe ich eine Hand. Oh, Sie wollen etwas über kalorienarme Diäten wissen. Na ja, erzählen Sie's niemandem, aber der einzige Trick so gut wie aller Diäten, die tatsächlich funktionieren, ist das Kaloriensparen. Beachten Sie, dass ich »so gut wie« gesagt habe. Im Abschnitt »Kalorien zählen« weiter hinten in diesem Kapitel erfahren Sie nämlich, wie seriöse Studien über eine umstrittene Diät zu einem ziemlich rätselhaften Ergebnis zum Thema Kalorienzählung gekommen sind.

Kalorien zählen

Maschinen verbrennen Treibstoff, wie Benzin oder Kerosin, um die Energie (Hitze) zu produzieren, von der sie angetrieben werden (siehe auch *Ernährung für Dummies*, ebenfalls im Verlag Wiley-VCH erschienen). Lebewesen – Hunde, Katzen, Frettchen, Bakterien, Sie und ich – verbrennen (verstoffwechseln) Nahrung, um Energie (Hitze) zu produzieren, um uns bewegen zu können. Ernährungswissenschaftler messen die Energie, die Menschen aus der Nahrung gewinnen, in Einheiten, die man Kalorien nennt.

Wenn Sie mehr Kalorien aufnehmen, als Sie täglich verbrauchen, legen Sie an Gewicht zu. Nehmen Sie weniger auf, dann verlieren Sie Gewicht. Haut Sie das nicht aus den Pantoffeln?

Die magische Zahl ist 3.500 – so vielen Kalorien entspricht ein Pfund Körperfett. Wenn Sie Ihre Kalorienaufnahme um 500 Kalorien am Tag verringern, sogar ohne groß aktiv dabei zu sein, werden Sie in sieben Tagen ungefähr ein Pfund abnehmen. Wenn Sie umgekehrt 500 Kalorien pro Tag zusätzlich aufnehmen, ohne mehr Energie zu verbrauchen, dann werden Sie sieben Tage später ein Pfund mehr wiegen.

Um Ihr Gewicht zu kontrollieren, müssen Sie wissen, wie viele Kalorien Sie benötigen, um ein gesundes Gewicht aufrechtzuerhalten. Glücklicherweise hat die amerikanische Academy of Sciences den mathematischen Teil für Sie übernommen. Die neuesten Empfehlungen der Akademie, die Sie in Tabelle 13.1 finden, wurden auf der Grundlage von (zum ersten Mal überhaupt) tatsächlichen Messungen aufgestellt. Und zwar wurde dazu ermittelt, wie viele Kalorien gesunde Menschen mit normalem Körpergewicht (BMI zwischen 18,5 und 24,9) tagtäglich verbrennen. Beachten Sie, dass bei gleicher Größe das geringere Gewicht einem BMI von 18,5 und das höhere einem BMI von 24,9 entspricht.

Wie der BMI sind auch diese empfohlenen Kalorienmengen geschlechtsunabhängig, sie beruhen nur auf Gewicht und Körpergröße. Doch Herr Mustermann hat relativ gesehen mehr Muskelmasse als Frau Mustermann, so dass er täglich ungefähr zehn Prozent mehr Kalorien schlemmen darf, ohne zuzunehmen. In der Regel sollte sich deswegen die Kalorienzahl einer Frau am unteren Ende des Bereichs bewegen, die eines Mannes am oberen Ende. Hey, keiner hat jemals behauptet, dass das Leben gerecht sei!

13 ➤ Auf den Körper achten

Wenn Sie Ihre Körpermaße in dieser Tabelle nicht wiederfinden – Sie sind beispielsweise ein Mann, der 196 cm groß ist und 105 Kilo wiegt, und diese Tabelle geht nur bis 190,5 cm –, fragen Sie Ihren Arzt, wie viele Kalorien Sie benötigen, um Ihre Energie am Dampfen und Ihr Gewicht im grünen Bereich zu halten.

Größe und Gewicht (aktive Männer und Frauen)	Empfohlene tägliche Kalorienaufnahme
155 cm / 49 kg	2104 – 2305
155 cm / 62 kg	2290 – 2615
160 cm / 52 kg	2185 – 2397
160 cm / 70,5 kg	2383 – 2727
165 cm / 55,5 kg	2267 – 2490
165 cm / 75 kg	2477 – 2842
170 cm / 59 kg	2350 – 2586
170 cm / 79,5 kg	2573 – 2959
175,25 cm / 62,5 kg	2434 – 2683
175,25 cm / 84,5 kg	2670 – 3078
180,3 cm / 66 kg	2519 – 2782
180,3 cm / 89 kg	2769 – 3200
185,4 cm / 69,5 kg	2605 – 2883
185,4 cm / 94 kg	2869 – 3325
190,5 cm / 73,5 kg	2693 – 2986
190,5 cm / 99,5 kg	2971 – 3452

Tabelle 13.1: Benötigte Kalorien, um ein gesundes Gewicht beizubehalten

Die Pfunde mit Kohlenhydraten purzeln lassen

Bei Diäten, die auf Kohlenhydraten (KH) und einer kontrollierten Fettmenge beruhen, wie dem Programm der *Bundeszentrale für gesundheitliche Aufklärung* (BZGH) »Abnehmen mit Vernunft«, werden fettarme KH-haltige Nahrungsmittel wie Getreide, Obst und Gemüse (50 bis 55 Prozent) und kleinere Portionen eiweißreicher Nahrungsmittel wie Fleisch, Fisch und Geflügel (15 bis 20 Prozent) sowie fettarme Milchprodukte bevorzugt. Der Fettanteil soll dabei nicht über 30 Prozent steigen.

Der wissenschaftliche Ausdruck für diese Art von Schlankheitskur ist *kohlenhydratbasierte/cholesterinreduzierte/fettkontrollierte Diät*. Die beiden ersten Ausdrücke verstehen sich von selbst, aber warum heißt es *fettkontrolliert* statt *fettreduziert*? Weil bei diesem Diättyp Fette, welche die Arterien verstopfen (gesättigte Fettsäuren), durch Fette, die das Herz schützen (ungesättigte Fettsäuren), ersetzt werden sollen. Sind Sie sich nicht ganz sicher, was gesättigt und ungesättigt genau bedeutet? Dann schauen Sie in *Ernährung für Dummies* (ebenfalls bei Wiley-VCH erschienen) nach, in dem sich ein ganzes Kapitel nur mit dem Unterschied von guten, schlechten und total fürchterlichen Fetten in Nahrungsmitteln beschäftigt (Sie finden dort sogar Abbildungen der echten Moleküle).

Vorteile einer fettkontrollierten KH-Diät

Menschen, die sich auf der Basis von Kohlenhydraten fettkontrolliert ernähren, genießen folgende Vorzüge:

- ✔ **Diese Diät schmeckt gut.** Bei dieser Diät dürfen Sie beinahe jedes Lebensmittel, das die Speisekammer so bietet, essen. Das Einzige, bei dem Sie den Gürtel enger schnallen müssen, sind die Portionen. Zum Beispiel darf man sogar fettreiches, cholesterinhaltiges rotes Fleisch essen, solange man dies nur ab und zu und in kleinen Portionen – 85 Gramm, entspricht ungefähr der Größe eines Kartenspiels – tut.

- ✔ **Diese Diät ist wirklich gesund.** Bei dieser großen Vielfalt an Nahrungsmitteln sind Sie über das Essen – nicht über Nahrungsergänzungsmittel – mit praktisch allen Vitaminen und Mineralstoffen versorgt. Wenn Sie besonders viele pflanzliche Produkte essen, erhalten Sie als zusätzliches Bonbon jede Menge *Phytochemikalien* (sekundäre Pflanzenstoffe). Diese haben den Ruf, unter vielen anderen positiven Wirkungen, das Krebsrisiko zu senken und das Sehvermögen zu schützen.

Varianten der fettkontrollierten KH-Diät

Der Pritkin-Plan und die Ornish-Diät, benannt nach ihren Erfindern Nathan Pritkin und Dean Ornish, sind strengere Ausführungen der fettkontrollierten KH-Diät. Bei Pritkin dürfen nur 15 Prozent der Kalorien aus Fett stammen, bei Ornish sogar nur jämmerliche 10 Prozent.

Dadurch ist die Auswahl an Nahrungsmitteln dermaßen begrenzt, dass selbst die American Heart Association kritisiert, dass die Ornish-Diät für die meisten Menschen zu einschränkend sei. Wenn Sie jedoch ein krankes Herz haben, Ihr Vater noch vor seinem 50. Lebensjahr einen Herzinfarkt hatte (Ihre Mutter vor dem 60.), oder bei einem hohen Cholesterinwert, der sich auch nicht durch die gemäßigte Version der fettkontrollierten KH-Diät senken lässt, dann können Sie Ihren Arzt auf Pritkin und Ornish ansprechen. Doch ohne ärztliche Überwachung sollten Sie sich nicht in die Gefilde dieser Diäten wagen.

Im letzten Jahrzehnt hat die Nahrungsmittelindustrie die Beliebtheit der gemäßigten Varianten der fettkontrollierten KH-Diät dazu genutzt, »fettfreie« Nahrungsmittel unter die Leute zu bringen. Allerdings ersetzen die Produzenten fettfreier Nahrungsmittel das Fett durch andere geschmacksgebende Zutaten (sprich: Zucker), das ein Diätprodukt in eine Diätfalle verwandeln kann. Vergessen Sie nicht, *alle* Kalorien zu zählen. Ob die Kalorien nun aus Fetten oder aus Kohlenhydraten stammen, sie summieren sich zu Kilos.

Fett mit Eiweißen bekämpfen

Wie Tabelle 13.2 zeigt, ist eine KH-arme Eiweißdiät, wie die Atkins- oder die South-Beach-Diät, das genaue Gegenteil der fettkontrollierten KH-Diät. Wirkt sich die KH-arme Eiweißdiät dann ebenfalls gegenteilig auf die Gesundheit aus?

Merkmale	KH-Diät	Eiweißdiät
Nahrungsmittelauswahl	Normale Auswahl: Pflanzliche Nahrungsmittel werden bevorzugt	Eingeschränkte Auswahl: Tierische Nahrungsmittel werden bevorzugt
Portionsgröße	Gemäßigte Portionen	Keine Beschränkung bei eiweißreichen Nahrungsmitteln, KH-reiche Nahrungsmittel nur begrenzt
Gesamtfettgehalt	Niedrig	Hoch
Cholesteringehalt	Niedrig	Mäßig bis hoch
Gehalt an gesättigten Fettsäuren	Niedrig	Mäßig bis hoch

Tabelle 13.2: Vergleich von KH-Diät und Eiweißdiät

Ganz intuitiv sagt Ihnen Ihr Verstand: »Jaja. Wenn ich ganz fettig und eiweißreich esse, werde ich selber fett und mein Cholesterinwert steigt in den Himmel. Ganz zu schweigen davon, dass mein Arzt mir immer sagt, dass fettreiches Essen meinen UÖS schlapp macht und mein Sodbrennen verschlimmert.«

Wenn ich diese Abschnitte einige Jahre früher geschrieben hätte, wäre ich der gleichen Meinung wie Ihr Verstand gewesen. Obwohl die gängige Meinung besagt, dass der hohe Anteil an fettreichen Nahrungsmitteln bei einer Eiweißdiät Sodbrennen verschlimmern müsste, widersprechen dem Erfahrungswerte von Menschen, die diese Diät ausprobiert haben. Vielleicht fallen die verlorenen Pfunde bei Sodbrennen ja mehr ins Gewicht als fettreiche Nahrungsmittel. Bleiben Sie am Ball. Früher oder später wird irgendjemand oder irgendeine Studie dieses Rätsel lösen.

Was das Cholesterin angeht, wurden 2003 eine Unmenge neuer Studien veröffentlicht. Diese weisen zur ungeheuren Überraschung von Ernährungsexperten der gesamten Welt darauf hin, dass KH-arme Eiweißdiäten tatsächlich ungeliebte Pfunde schmelzen lassen und den Cholesterinspiegel senken.

✓ Zunächst teilten Forscher des Programms für Gewichts- und Essstörungen einiger amerikanischer Unis eine Anzahl übergewichtiger Personen mit einem Durchschnittsgewicht von 108 Kilo in zwei Gruppen ein. Die erste Gruppe probierte die Atkins-Diät aus, die zweite Gruppe eine kalorienarme KH-Diät. In den ersten drei Monaten verloren die Atkins-Leute zweimal so viel Gewicht wie die KH-Leute. Dasselbe Spiel nach sechs Monaten. Nach einem Jahr hatten beide Gruppen ungefähr gleich viel abgenommen, doch bei den Atkins-Leuten war der HDL-Wert (»gutes« Cholesterin) signifikant höher und die Triglycerid-Werte, ein weiterer Risikofaktor für Herzinfarkt, waren niedriger.

✔ Eine weitere Gruppe von Wissenschaftlern des Philadelphia VA Medical Center führte eine sechsmonatige Studie mit denselben Diätarten durch. Die Ergebnisse sahen ähnlich aus: höhere Gewichtsverluste und niedrigere Triglycerid-Werte bei den Atkins-Leuten.

✔ Forscher der Duke University berichteten von einer Studie mit 120 Teilnehmern, bei der die Probanden entweder die eiweißreiche Atkins-Diät oder die KH-Diät machen sollten. Nach sechs Monaten hatten die Atkins-Leute durchschnittlich 15 Kilo verloren, die KH-Leute nur 10 Kilo. Bei den Teilnehmern an der Atkins-Diät stiegen die HDL- und sanken die Triglycerid-Werte.

Wie ist das möglich, fragte sich das Ernährungsestablishment und kratzte sich am Hinterkopf. Vielleicht liegt es einfach an den Kalorien: Da eine eiweißreiche Ernährung befriedigender und sättigender ist, isst man letztendlich vielleicht einfach weniger. Oder die Auswahl an Lebensmitteln ist bei der eiweißreichen Diät so begrenzt, dass man möglicherweise schneller die Nase voll hat und weniger isst.

Also ist eine KH-arme Eiweißdiät genau das Richtige für mich, stimmt's? Immer langsam mit den jungen Pferden!

Kalorien zusammenzählen

Bei der Harvard-Studie wurden zwölf Wochen lang 21 übergewichtige Freiwillige in drei Gruppen beobachtet:

✔ Die Gruppe Nr. 1 machte eine fettreduzierte KH-Diät, wobei den Frauen täglich 1.500 Kalorien und den Männern 1.800 Kalorien erlaubt waren.

✔ Die Gruppe Nr. 2 führte eine KH-arme Eiweißdiät mit derselben Kalorienanzahl durch.

✔ Die glücklichere Gruppe Nr. 3 führte die KH-arme Eiweißdiät mit 300 zusätzlichen Kalorien durch, die sich nach zwölf Wochen zu einem Gesamtwert von 25.200 Extrakalorien zusammenläppern. Bei 3.500 Kalorien pro Pfund Körpergewicht ergibt sich daraus ein zusätzliches Gewicht von sieben Pfund.

Doch raten Sie mal! Die Testpersonen der Gruppe Nr. 3 verloren genauso viel Gewicht wie die Testpersonen der Gruppe Nr.1. Ganz schön interessant, finden Sie nicht?

Das Ernährungsestablishment war wieder extrem überrascht über die Ergebnisse (und kratzte sich weiter am Hinterkopf). Deshalb griffen die Ernährungsexperten in das Schatzkästchen der physiologischen Chemie, um diese unerwarteten Ergebnisse zu erklären.

Mit Chemie kontern

Der Körper wird von der Energie angetrieben, die er aus *Glukose* (Zucker) gewinnt. Die wichtigste Glukosequelle sind die Kohlenhydrate. Energie aus Fetten und Proteinen zu gewinnen erfordert harte Arbeit, bei der viele Abfallprodukte in Form von Wasser entstehen. Dies erklärt, warum man bei einer KH-armen Eiweißdiät häufiger für kleine Dummies muss.

Der Wasserverlust führt zu einer schnellen, befriedigenden Gewichtsabnahme – manchmal sogar von bis zu sieben Pfund in vier Tagen. Wenn Sie wirklich, wie einige KH-arme Eiweißdiäten versprechen, sieben Pfund in vier Tagen abnehmen, können Sie vernünftig betrachtet davon ausgehen, dass

✔ ein oder zwei Pfund davon Fett sind.

✔ fünf oder sechs Pfund davon Wasser, Muskelgewebe, wasserlösliche Vitamine und Mineralstoffe sind (richtig, deshalb werden bei diesen Diäten Nahrungsergänzungsmittel empfohlen).

Die Fettpfunde können ja tatsächlich wegbleiben, doch der Wasserverlust ist nur vorübergehend. Wenn Sie anfangen, wieder Kohlenhydrate zu essen, dann wird Ihr Körper wieder glücklich Wasser speichern, indem er Energie aus Zucker und Stärke gewinnt. Man könnte meinen, dass das alte Gewicht wieder zurück auf die Rippen hüpft, doch tatsächlich ist es nur der normale Wasserhaushalt, der einfach wieder aufgebaut wird.

Kann das vielleicht die Lösung dafür sein, dass die Menschen bei KH-armen Eiweißdiäten sogar dann abnehmen, wenn sie zusätzliche Kalorien aufnehmen? Tut mir Leid, ich habe keine Ahnung. Doch die hat zurzeit auch sonst niemand. Warten Sie einfach noch ein paar Jährchen ab. Ein paar übereinstimmende Studien werden diese Frage hoffentlich klären können. Die Wissenschaft besitzt entsprechende Mittel und Wege.

Bei all ihren Vorteilen ist eine KH-arme Eiweißdiät so geizig mit den Kohlenhydraten, dass es an wichtigen Nahrungsmitteln wie Milch, Obst und Gemüse fehlt. Doch diese enthalten so lebenswichtige Nährstoffe wie:

✔ **Kalzium für den Knochenaufbau:** Doch, Sie dürfen zwar Käse essen, aber Käse enthält einfach, egal wie Sie ihn drehen und wenden, weniger Kalzium als Milch.

✔ **Folsäure für ein gesundes Herz:** Am Anfang dürfen Sie drei Tassen Salat und Gemüse täglich essen. Diese Menge enthält weniger als die Hälfte der empfohlenen täglichen Aufnahmemenge an Folsäure, einem B-Vitamin, das nicht nur das Herz schützt, sondern auch das Risiko von Geburtsschäden verringert.

✔ **Kalium:** Und wieder einmal führt der Gemüsegeiz zu einem bedenklichen Nährstoffmangel. Eine unzureichende Kaliumzufuhr kann Schwindelgefühle verursachen, schwerer Kaliummangel kann sogar dazu führen, dass das Herz aufhört zu schlagen.

Um die fehlenden Nährstoffe zu ersetzen, wird bei den meisten Eiweiß-Diäten die tägliche Einnahme von Vitamin- und Mineralstoffpräparaten empfohlen, zumindest in der ersten, strengen »Einweihungsphase« der Diät. Schlagen Sie den ernst gemeinten Rat nicht in den Wind: Beraten Sie sich mit Ihrem Arzt. Versprochen? Gut.

Einfach kontra komplex

Einige KH-arme Eiweißdiäten wie die South-Beach-Diät machen ein großes Trara um gute und schlechte Kohlenhydrate, mit denen sie Zucker (schlecht) und andere Kohlenhydrate (gut) meinen.

Tatsächlich ist es so, dass alle Kohlenhydrate aus Zuckereinheiten aufgebaut sind. Doch nicht alle Kohlenhydrate schmecken süß, da sich in diesem Fall das Wörtchen »Zucker« auf eine spezifische chemische Struktur bezieht, nicht auf den Geschmack.

Um das näher zu erklären, muss ich erst einmal einige Punkte zu den Kohlenhydraten klären. Sie können auch in meinem Buch *Ernährung für Dummies* (Sie wissen schon, das auch bei Wiley-VCH erschienen ist) nachschlagen, wenn Sie etwas tiefer in das Thema einsteigen möchten.

- ✔ Tatsache Nr. 1: Das Wort Kohlenhydrat setzt sich aus Kohle (sieh an!) und Wasser (*hydr-*) zusammen.

- ✔ Tatsache Nr. 2: Alle Kohlenhydrate setzen sich aus Zuckereinheiten zusammen.

- ✔ Tatsache Nr. 3: Ein Kohlenhydrat ist entweder *einfach* oder *komplex*, je nachdem, aus wie vielen Zuckereinheiten es zusammengebaut ist oder wie diese Einheiten miteinander verbunden sind.

Ein einfaches Kohlenhydrat ist aus nur ein oder zwei Zuckereinheiten aufgebaut. Ein Kohlenhydrat mit nur einer Zuckereinheit nennt man *Monosaccharid* (*mono* = eins, *Saccharid* = Zucker). Beispiele für Monosaccharide sind *Fruktose* (Fruchtzucker) und *Glukose* (Blutzucker – der Zucker, der bei der Verdauung von Kohlenhydraten entsteht).

Ein Kohlenhydrat aus zwei Zuckereinheiten nennt man *Disaccharid* (*di* = zwei). Das bekannteste Disaccharid ist Saccharose (Rohrzucker), er besteht aus einer Fruktose- und einer Glukose-Einheit.

Komplexe Kohlenhydrate, die auch *Polysaccharide* (*poly* = viel) genannt werden, bestehen aus mehr als zwei Zuckereinheiten. *Raffinose*, ein komplexes Kohlenhydrat in Kartoffeln, Bohnen und Rüben, enthält jeweils eine Einheit aus Galaktose, Glukose und Fruktose. *Stachyose*, ein komplexes Kohlenhydrat in Gemüse, setzt sich aus einer Fruktose-, einer Glukose- und zwei Galaktose-Einheiten zusammen. *Stärke*, ein komplexes Kohlenhydrat in Kartoffeln, Pasta und Reis, setzt sich aus vielen Glukose-Einheiten zusammen.

Ballaststoffe, eine ganz spezielle Kohlenhydratgruppe, sind Polysaccharide. Dem menschlichen Darm fehlen jedoch die nötigen Enzyme, um es in seine Zuckereinheiten zu zerlegen, so dass Ballaststoffe weder Energie (Kalorien) noch Nährstoffe liefern.

Der Körper verdaut einfache Kohlenhydrate schneller als komplexe Kohlenhydrate. Deswegen sorgt zum Beispiel Saccharose für einen schnelleren Energieschub als Stärke. Letztendlich werden jedoch alle Kohlenhydrate in Glukosebausteine zerlegt, was bedeutet, dass alle Kohlenhydrate gute Energielieferanten sind.

All die anderen Kampf-den-Kilos-Diäten begutachten

Wenn Sie sich ernsthaft mit KH- und Eiweiß-Diäten zur Gewichtsreduktion beschäftigt haben, kann es sein, dass sich ein komischer Gedanke in Ihrem Hirn breit gemacht hat. Sie werden sich vielleicht fragen: Sind diese ganzen Diäten nicht entweder ein Abklatsch der obigen Diäten oder sogar einen Tick verrückt? Hier ist die Rede von

- ✔ Diäten, die sich auf ein Nahrungsmittel oder eine Nahrungsmittelgruppe beschränken, wie Grapefruits, Sellerie, Obst oder Gemüse. Das »magische« Lebensmittel oder die »magische« Lebensmittelgruppe kann angeblich supertoll Fett verbrennen oder den Stoffwechsel auf Touren bringen. Das Ergebnis des Ganzen ist ein sehr kalorien- und nährstoffarmer Speiseplan, der so gähnend langweilig ist, dass ihn niemand länger als eine Woche lang durchhält.

- ✔ Diäten, die vorschreiben, welche Lebensmittel man miteinander kombinieren darf. Beispielsweise soll man Obst nicht zusammen mit Fleisch essen, »weil der Körper nicht zwei verschiedene Nahrungsmitteltypen auf einmal bewältigen kann«. (Der Körper verwendet unterschiedliche Enzyme zur Verdauung von Kohlenhydraten aus Obst und von Eiweißen und Fetten aus Fleisch, und Sie sind absolut in der Lage, beim Laufen Kaugummi zu kauen … nein, ich meine, beide Enzymsorten auf einmal zu produzieren.)

- ✔ Diäten, für die man ganz spezielle geheime Produkte braucht, die nur von dem Guru verkauft werden, der sie erfunden hat. Raten Sie mal, wer hiervon mehr profitiert?

Eine vernünftige Schlankheitskur aussuchen

Kohlenhydrate kontra Eiweiße. Eiweiße kontra Kohlenhydrate. Welche Methode gewinnt? Vielleicht ist die beste Methode ein vernünftiger Kompromiss zwischen beiden Mitstreitern.

Die KH-arme Eiweißdiät ist toll, wenn man schnell ein paar Kilos abspecken möchte. Dadurch bekommt man das Gefühl, dass man es diesmal ganz bestimmt schafft, das Gewicht loszuwerden, das einen so nervt. Doch die paar Lebensmittel, die man essen darf, werden nach einer Weile stinklangweilig. Dann bekommen Sie langsam das Gefühl, dass Sie auf der Stelle sterben werden, wenn Sie nicht schnell irgendwo ein paar Kohlenhydrate herbekommen, und wenn auch nur in Form einer trockenen Scheibe Toast. Ich kann das gut verstehen. Ich habe es selbst durchgemacht.

Die fettkontrollierte KH-Diät braucht ein wenig länger, um ihren Wert unter Beweis zu stellen, doch sie umfasst einen großartigen Speiseplan, der einem wenigstens kleine Portionen aller nur denkbaren Lebensmittel erlaubt. Sie können damit leben. Vertrauen Sie mir. Auch das habe ich durchgemacht.

Wie wäre es also, mit Eiweißen anzufangen und dann – nach und nach – auf Kohlenhydrate umzustellen? (Eine allmähliche Umstellung ist wichtig, da dies einen sofortigen Rückschlag verhindert, wenn sich Ihr Körper wieder an die zusätzlichen Kohlenhydrate gewöhnt.) Wie die alten Griechen immer gesagt haben: »Alles, aber in Maßen«.

Der 30/30-Traum

Kann man 30 Pfund in 30 Tagen abnehmen? Vergiss es, sagen die Jungs und Mädels der American Society of Bariatric Physicians, eine Gruppe von Ärzten, die sich auf die Gewichtskontrolle spezialisiert haben. Sie betonen, dass man seine Kalorienaufnahme um 3.500 Kalorien verringern muss, um ein Pfund Körpergewicht zu verlieren. Um 30 Pfund in 30 Tagen abzunehmen, müsste man 105.000 Kalorien sparen (30 x 30 Kalorien = 105.000 Kalorien). Eine Person, die 2.800 Kalorien pro Tag verschlingt (mehr als die meisten amerikanischen Frauen an einem Tag essen), nimmt nur 84.000 Kalorien in 30 Tagen auf. Wenn diese Person also 30 Tage lang rein gar nichts mehr essen würde, müsste sie immer noch weitere 21.000 Kalorien loswerden, um auf 105.000 zu kommen.

Den Reflux wegtrainieren

Normalerweise ist Sport gesund. Viel Bewegung stärkt Muskeln und Knochen, bringt das Hirn auf Touren, hält das Immunsystem auf Trab und wirkt sich üblicherweise positiv auf Ihre Laune aus. Um Zeit und Platz zu sparen, sind diese ganzen Vorteile in Tabelle 13.3 zusammengestellt, die genau zeigt, wie ein regelmäßiges Trainingsprogramm Ihre diversen Körperbereiche aufmöbelt.

Körperbereich	Was Sport bewirkt
Blut(fette)	Senkt den Gesamtcholesterinwert
	Senkt den LDL-Wert (Lipoproteine geringer Dichte, »schlechtes« Cholesterin)
	Hebt den HDL-Wert (Lipoproteine hoher Dichte, »gutes« Cholesterin)
	Senkt den Triglycerid-Wert
Blutgefäße	Erhöht den Blutfluss
	Erweitert die Blutgefäße
	Verringert das Bluthochdruck-Risiko
	Verringert das Schlaganfall-Risiko
Knochen	Verringert den natürlichen Abbau von Knochengewebe
	Senkt das Osteoporose-Risiko
Gehirn	Erhöht die Versorgung des Hirngewebes mit sauerstoffreichem Blut
	Verbessert die Hirnfunktion
	Erhöht die Produktion von *Endorphinen*, körpereigene Beruhigungsmittel, die die Stimmung aufhellen und Schmerzen lindern
	Verbessert den Schlaf

13 ➤ Auf den Körper achten

Körperbereich	Was Sport bewirkt
Verdauungstrakt	Beschleunigt den Transport der Nahrung durch den Verdauungskanal
	Wirkt Verstopfung entgegen
Fettgewebe	Reduziert die Menge
Immunsystem	Verbessert die Immunantwort
Lungen	Erhöht die Elastizität des Lungengewebes
	Verstärkt die Atmung
Muskeln	Stärkt und vergrößert die Muskelsubstanz
Verschiedenes	Beschleunigt den Stoffwechsel
	Fördert den Gewichtsverlust
	Erhöht die Körpertemperatur

Tabelle 13.3: Aufmöbeln und ankurbeln

Schauen Sie genau hin. Was fehlt in dieser Liste? Aha! Sie haben es! Sport bringt zwar dem Verdauungstrakt Vorteile, doch Reflux zu verhindern gehört nicht dazu. Tatsächlich kann Sport sogar die gegenteilige Wirkung haben.

Nach www.sodbrennen-welt.de, eine der nützlichen Websites, die in Kapitel 21 aufgelistet sind, kommen besonders Sodbrennen und Durchfall bei anstrengender Ausdauerbelastung in einer Häufigkeit von 20 bis 50 Prozent vor.

✔ Bei Langstreckenläufern traten in 36 Prozent der Fälle Sodbrennen, Aufstoßen und Erbrechen auf. Bei Radsportlern sogar in 64 Prozent der Fälle.

✔ In Nordirland, während eines »Belfast City Marathon«, traten bei 83 Prozent der Teilnehmer Magen-Darm-Symptome auf. Demnach (und nach anderen Untersuchungen) seien Magen-Darm-Symptome bei Langstreckenläufern sehr häufig.

Doch welcher Zusammenhang genau besteht zwischen Sport und Reflux?

✔ **Körperliche Aktivität:** Bei körperlicher Aktivität wird die Nahrung langsamer aus dem Magen in den Darm transportiert, weswegen jede Menge Essen zurückbleibt, das hin- und herschwappt und allzeit bereit ist, in die Speiseröhre zurückzufließen, sobald Sie sich nur umdrehen.

✔ **Muskelanspannung:** Wenn man die Bauchmuskeln anspannt (beispielsweise um Gewicht hochzuheben), wird der Magen gegen den UÖS gedrückt, wodurch dieser erschlafft – und schon haben wir die Hauptursache für Reflux und Sodbrennen! Einfaches Aerobic kann dasselbe Elend verursachen.

✔ **Ein gebeugter Körper:** Vornüberbeugen (wie beim Radfahren) verkürzt den Abstand zwischen Magen und Speiseröhre, wodurch genau dasselbe passiert wie beim Anspannen der Muskeln.

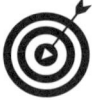

Ihre Aufgabe besteht darin, ein Trainingsprogramm und einen Ernährungszeitplan zu finden, mit dem der Reflux nicht noch verschlimmert wird. Was? Sie haben von mir erwartet, dass ich Ihnen rate, den Sport komplett sausen zu lassen? Bei all den Vorteilen, die in Tabelle 13.3 aufgelistet sind – keine Chance!

Clever essen für ein Training mit Wohlfühlfaktor

Wenn Sport bei Ihnen Sodbrennen auf den Plan ruft und wenn selbst der Gedanke an körperliches Training bei Ihnen das Bedürfnis weckt, davonzulaufen und sich in einer Flasche Antazida zu verstecken, dann sollten Sie sich die Tipps in den folgenden Abschnitten nicht entgehen lassen. Auch auf der folgenden Webseite finden Sie wertvolle Informationen:

```
http://www.sodbrennen-welt.de/news/200211-Auch-Sport-kann-Sodbrennen-
ausloesen.htm
```

Wahrscheinlich hat auch Ihre Mutter von Ihnen verlangt, nach dem Essen noch eine Stunde mit dem Sprung ins kühle Schwimmbadnass zu warten. Für Erwachsene mit Sodbrennen ist es sogar noch sicherer, mit dem Sport zwei Stunden nach dem Essen zu warten. Als einzige Ausnahme ist ein gemächlicher Verdauungsspaziergang nach dem Essen erlaubt. Ja, man bewegt sich dabei, aber in aufrechter Position, eine wirksame Strategie zur Vermeidung von Sodbrennen.

Fettarme Mahlzeiten essen - in kleinen Portionen

Wenn Sie vor dem Sport essen wollen, tun Sie dies möglichst fettarm.

- ✔ Fettreiche Nahrungsmittel lungern länger im Magen herum, wie Gäste, die noch nicht einmal dann zum Aufbruch zu bewegen sind, wenn man mit dem Zaunpfahl vor ihrer Nase herumwedelt. Je länger das fettreiche Essen herumlungert, desto größer die Gefahr, dass es durch den UÖS zurückflutscht und Sodbrennen verursacht.

- ✔ Fettarme Kohlenhydrate benehmen sich besser. Sie bleiben nie länger als zur Begrüßung, stattdessen verlassen sie den Magen im Eiltempo. Darauf beruht auch der alte Witz darüber, dass einem eine Stunde nach chinesischem Essen – oft KH-reiche, fettarme Gemüsemahlzeiten – wieder der Magen knurrt. Jetzt wissen Sie, dass der Witz kein Witz ist, sondern eine verdauungstechnische Tatsache.

Und essen Sie nur kleine Portionen. Der Grund für diesen Tipp liegt auf der Hand. Kleine Portionen haben den Magen schneller wieder verlassen. Dadurch wird derselbe positive Effekt erzielt wie bei den fettarmen Nahrungsmitteln.

Persönliche Auslöser von Sodbrennen meiden

In Kapitel 6 habe ich viele altbekannte Übeltäter, die Sodbrennen verursachen, zusammengestellt. Dazu gehören Zitrussäfte, Schokolade, Minze, Koffein und kohlensäurehaltige Getränke (wie Limo oder sogar Sprudelwasser).

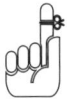
Doch vergessen Sie nicht, dass jeder von uns einzigartig ist. Sie reagieren vielleicht auf ein Nahrungsmittel, das in meinem Verdauungstrakt noch nicht einmal das kleinste Alarmglöckchen in Schwingung versetzen würde. Und umgekehrt genauso. Deswegen ist diese Liste offen für persönliche Zusätze und Abzüge. Ziehen Sie die Lebensmittel von Ihrer Liste ab, die sich bei Ihnen zu Sodbrennen aufrechnen.

Viel Wasser trinken

Wasser gehört zu einem erfolgreichen Trainingsprogramm einfach dazu. Wasser gleicht nicht nur den Flüssigkeitsverlust durch Schwitzen wieder aus, es hilft auch der Nahrung, schneller durch den Verdauungstrakt zu rutschen, immer weg von dem anfälligen UÖS. Wenn Sie Ihr Sportgetränk mit Wasser mischen, verdünnen Sie gleichzeitig den hohen Gehalt an Kohlenhydraten, dadurch leert sich der Magen schneller wieder. *Vergessen Sie nicht:* Je weniger Essen und Flüssigkeit in Ihrem Magen herumschwappt, desto geringer das Reflux-Risiko.

Ein Antazidum zum Nachtisch

Wenn Sie nicht regelmäßig eine 24-Stunden-Tablette einnehmen, wie einen H2-Blocker oder einen Protonenpumpeninhibitor (PPI), werden Sie vielleicht feststellen, dass ein rezeptfreies Antazidum vor dem Sport viel dazu beitragen kann, die Häufigkeit und Stärke Ihres sportlichen Refluxes zu verringern. Dasselbe gilt, wenn Sie ein Antazidum während (oder nach) dem Sport nehmen.

Fragen Sie Ihren Arzt, bevor Sie zu irgendeinem neuen Medikament greifen. Und wenn Sie nicht sicher sind, was ein H2-Blocker oder ein PPI überhaupt ist, dann können Sie natürlich in Kapitel 10 nachschlagen.

Das Sportprogramm auf Ihr Sodbrennen zuschneiden

Definieren Sie den Begriff *Sport*. Keine Angst, das ist keine Falle. Viele Leute verbinden mit Sport Leistungssport, wie zum Beispiel einen 16-Kilometer-Lauf oder ein »Hops bis du robbst«-Training einer dieser Promis. Diese Leute liegen völlig daneben.

Sport bedeutet einfach Bewegung. Sie müssen nicht für die Olympiade trainieren; Ihr Lieblingssport – Radfahren, Wandern oder sogar Pingpong – tut's genauso. Das Haus zu putzen ist auch ein gutes Training, besonders dann, wenn Sie »energisch« putzen. Vielleicht zu Ihrer Lieblingsmusik?

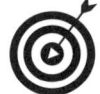
Nordic Walking ist ebenfalls ein gutes Training. Nein, Nordic Walking ist besonders für Menschen mit Reflux ein *ausgezeichnetes* Training. Anders als Joggen, bei dem sämtliche Innereien durchgerüttelt werden, ist Nordic Walking ein sanftes Wechselspiel der Muskeln, bei dem beinahe jeder Körperbereich in Bewegung versetzt wird. (Schwingen Sie Ihre Arme! Verdrehen Sie Ihre Augen! Schütteln Sie Ihren Kopf!)

Nordic Walking ist für Leute mit Sodbrennen auch deswegen so grandios, weil dabei weder der Körper gebeugt noch die Muskeln angespannt werden müssen – Manöver, die so häufig Reflux verursachen (siehe Abbildung 13.1).

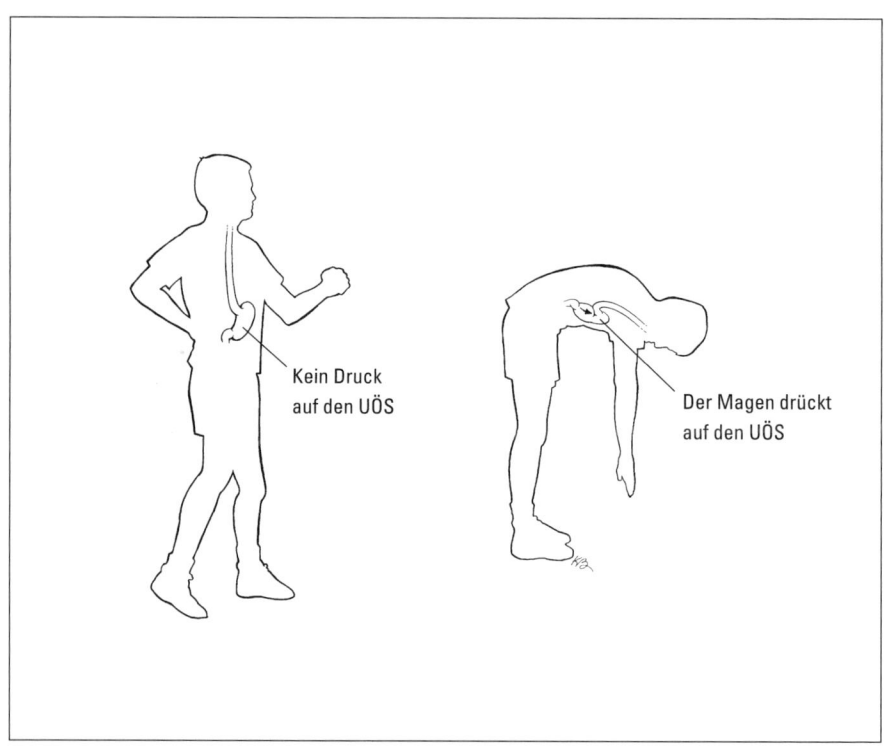

Abbildung 13.1: Das aufrechte Trainingsprogramm

Abbildung 13.2 zeigt ganz deutlich, wie man mit einfachen Veränderungen einige Sportarten magenfreundlicher gestalten kann.

13 ➤ *Auf den Körper achten*

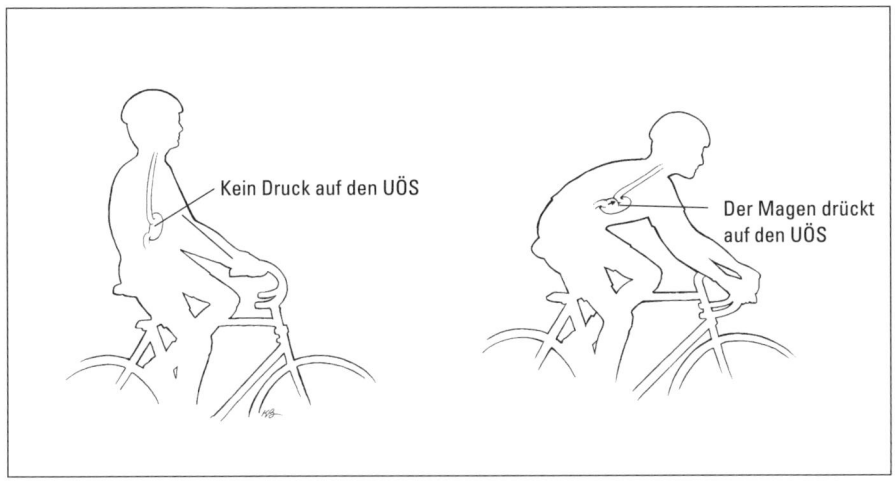

Abbildung 13.2: Das kleine Einmaleins des Radfahrens bei Reflux

Erkennen, wann Sport dem Reflux nichts ausmacht

 Einige Leute mit Sodbrennen haben niemals Probleme, wenn sie Sport machen. Die Glücklichen kann ich nur beglückwünschen! Wenn Ihr Arzt Ihnen zum Beispiel ein 24-Stunden-Medikament verschrieben hat, kann es sein, dass Sie mit egal welcher Sportart absolut kein Problem haben. Hopsen, springen, hüpfen, joggen Sie, tun Sie, was Sie wollen – die neuen Medikamente gegen Sodbrennen können so gut wirken, dass Sie sich in alle Positionen drehen und wenden können, ohne in Ihrer Speiseröhre Feueralarm auszulösen. Ist die medizinische Wissenschaft nicht fa-bel-haft?

Einige vernünftige Trainingsstandards setzen

Tun Sie doch einmal so, als hätten Sie noch nie von den Begriffen *Sodbrennen* und *Reflux* gehört. Sie haben aber ganz bestimmt schon von Sport gehört, und Sie möchten etwas ausprobieren, um

- ✔ einige Pfunde wegzutrimmen,
- ✔ einige Muskeln zu stärken,
- ✔ Ihren Kreislauf zu verbessern,
- ✔ sich allgemein besser zu fühlen.

 Wie gehen Sie das an? Na ja, machen Sie nicht einfach irgendetwas. Setzen Sie sich hin! Ja, Sie haben mich richtig verstanden. Sport effektiv und sicher auszuüben heißt nicht, kopflos ins Schwimmbecken zu hüpfen und darauf zu bauen, dass man schon nicht untergehen wird. Die beste Methode besteht darin, die verschiedenen Möglichkeiten zu erwägen, einige Grundregeln aufzustellen, die Schwimmflügel überzustreifen – und dann zu springen. Zum Beispiel:

Vernünftig sein

Sie haben nicht vor, Profi zu werden; Sie wollen sich nur besser fühlen, was einschließt, dass Sie Ihr Sportprogramm auf Ihr Sodbrennen zuschneiden. Also halten Sie sich an solch einfache Dinge wie Walken statt Joggen oder Stretching für Yoga oder Pilates (lesen Sie alles darüber in *Yoga für Dummies* von Georg Feuerstein und Larry Payne oder *Pilates für Dummies* von Ellie Herman, beide ebenfalls bei Wiley-VCH erschienen), anstatt auf einem Treppchen herumzuhüpfen. Das zu tun bedeutet nicht, dass man aufgibt. Es bedeutet vielmehr, dass man etwas im Kopf hat.

Ein Spiel aussuchen, das Spaß macht

Ja, Sie haben richtig gehört, ich habe *Spiel* gesagt. Die American Heart Association nennt Spiel »Aktivitäten, die Spaß machen, nicht erschöpfen«. Wenn Sie Fußball nicht mögen, Jogging hassen, Aerobic verabscheuen und es einfach nicht ausstehen können, wenn Ihre Haare beim Schwimmen nass werden, dann würde ein Trainingsprogramm, zu denen diese Sportarten gehören, noch nicht einmal ein Wochenende lang halten. Kurz gesagt, wozu wären diese Sportarten langfristig gesehen nütze? Zu nichts, also suchen Sie sich etwas aus, das Ihnen auch Spaß macht.

Einen Trainingsplan aufstellen und sich daran halten

Sie müssen *regelmäßig* trainieren, um etwas davon zu haben. Täglich eine Stunde lang spazieren zu gehen ist besser als ein »Mach sie platt«-Marathon einmal im Jahr. Und ob Sie's glauben oder nicht, Sie müssen diese Stunde nicht am Stück runterreißen. Sie können sie in drei 20-Minuten-Power-Spaziergänge aufteilen und dieselben Vorteile daraus ziehen.

Ihren Standard aufrechterhalten

Wenn Sie sich dazu entschließen, an einem Fitnessprogramm teilzunehmen oder sich in einem Fitnessstudio anzumelden, dann achten Sie auf einen seriösen Hintergrund. Haben die Trainer eine Ausbildung absolviert? Haben sie vielleicht sogar Sportwissenschaften studiert oder sind sie staatlich geprüfte Sportlehrer? Auch viele private Berufsakademien führen Ausbildungen für Fitnessprofis durch. Also halten Sie Ausschau nach eingerahmten Diplomen an den Wänden Ihrer Trainer. Keine Diplome? Dann vergessen Sie es!

Ihren Arzt fragen

Fangen Sie nicht mit Ihrem Trainingsprogramm an, bevor Sie sich nicht von Ihrem Arzt grünes Licht haben geben lassen.

Gesunde Lebensgewohnheiten gegen Sodbrennen

In diesem Kapitel

▶ Rauchfrei gegen Sodbrennen

▶ Pro und Kontra von gemäßigtem Alkoholgenuss

▶ Richtig schlafen

D ieses kurze Kapitel enthält Weisheiten, die Sie wahrscheinlich schon zigmal gehört oder gelesen haben. Man kann aber kein Buch über Reflux schreiben, ohne erwähnt zu haben, dass man Sodbrennen lindern kann, indem man (a) das Rauchen aufgibt, (b) seinen Alkoholkonsum herunterschraubt (oder ebenfalls aufgibt) und (c) nachts richtig schläft.

Also, lassen Sie mich doch einfach machen. Auch wenn Sie bereits Ihr ABC gelernt haben, nehmen Sie sich ein wenig Zeit, um diese Seiten durchzublättern. Wer weiß? Vielleicht entdecken Sie ja doch noch etwas Interessantes.

Sodbrennen auslöschen

In der Vietnam-Ära skandierten einst Demonstranten »Krieg ist für Kinder und andere Lebewesen ungesund«. Richtig, und Rauchen ist für Kinder und andere Lebewesen ebenfalls ungesund.

Fachleute schätzen, dass Tabakrauch nicht weniger als 4.000 chemische Substanzen enthält, zu denen auch *Kanzerogene* (Substanzen, die Krebs erzeugen) gehören. Die drei Hauptbestandteile von Tabakrauch sind jedoch Teer, Nikotin und Kohlenmonoxid – allesamt finstere Gestalten.

✔ **Teer:** Diese klebrige Pampe aus verschiedenen Tabakrauchverbindungen enthält Gifte und Karzinogene, die Mund und Speiseröhre angreifen. Außerdem bleiben diese Substanzen in der Lunge haften. Dadurch sterben die feinen Härchen, die *Cilien* genannt werden, ab oder werden zumindest außer Gefecht gesetzt. Diese Härchen sind normalerweise für die Reinigung zuständig, indem sie den Dreck aus der Lunge wedeln. Das Ergebnis dieses Fiaskos ist Husten.

✔ **Nikotin:** Diese chemische Substanz sorgt für den »Kick« beim Rauchen. Nikotin ist eine Droge, die süchtig macht. Es bringt das Nervensystem auf hundertachtzig, beschleunigt den Herzschlag und treibt den Blutdruck in die Höhe, indem es bewirkt, dass sich kleinste Blutgefäße unter der Haut zusammenziehen. Nikotin steigert außerdem das Herzinfarktrisiko, da unter seinem Einfluss die *Blutplättchen* leichter verkleben. Dadurch steigt das

Risiko, dass sich Blutgerinnsel bilden. Diese können die Arterien verstopfen und – zack! – hat man den Herzinfarkt.

✔ **Kohlenmonoxid:** Dieses Gas kann den Sauerstoff, der normalerweise von den roten Blutkörperchen in jede einzelne Körperzelle transportiert wird, verdrängen. Das führt dazu, dass Zellen und Organe langsam ersticken und man bei jedem einzelnen Atemzug nach Luft schnappen muss.

Jedes Mal, wenn Sie an einem Glimmstängel ziehen – igitt, kokelnde tote Blätter! –, bewirken Teer, Nikotin, Kohlenmonoxid und all die anderen Inhaltsstoffe des blauen Dunstes Folgendes:

✔ Es wird schlechter Atem verursacht.

✔ Das Zahnfleisch wird gereizt und die Zähne werden gelockert.

✔ Die Falten im Gesicht werden vertieft.

✔ Die Knochen werden geschwächt.

✔ Der Herzschlag wird beschleunigt.

✔ Die Arterien werden verengt.

✔ Das Risiko beispielsweise für Lungenkrebs, Blasenkrebs, Nierenkrebs, Speiseröhrenkrebs, Brustdrüsenkrebs und Pankreaskrebs wird erhöht.

Halt, da fehlt doch noch etwas! Richtig: Ich habe ja noch gar nicht erwähnt, dass Rauchen auch das Reflux- und Sodbrennenrisiko erhöht.

Wie Sodbrennen mit Tabak zusammenhängt

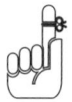

Da ich eine ehrliche Haut bin, kann ich nicht verschweigen, dass ein Zusammenhang zwischen Sodbrennen und Rauchen nicht in allen Studien nachgewiesen werden konnte. Doch die Mehrheit der Fachleute ist sich darin einig, dass eine Verbindung zwischen Rauchen und Sodbrennen besteht. Tatsächlich betont die amerikanische National Heartburn Alliance (NHBA) – Sie können in Kapitel 21 mehr dazu lesen –, dass mindestens eine wichtige Studie nachweist, dass Rauchen

✔ die Einwirkung von Magensäure auf die Speiseröhre um 50 Prozent erhöht.

✔ die Reflux-Häufigkeit während des Tages um 114 Prozent erhöht (normalerweise bewirkt die Schwerkraft, dass die Magensäure tagsüber, wenn man steht, im Magen bleibt).

Diese folgenschweren Auswirkungen gehen höchstwahrscheinlich darauf zurück, dass das Inhalieren von Tabakrauch den unteren ösophagealen Sphinkter (UÖS), die Falltür zwischen Speiseröhre und Magen, erschlaffen lässt. Seine Aufgabe ist es eigentlich, sich nach dem Schluckvorgang wieder zu schließen, damit der saure Magensaft nicht in die Speiseröhre zurückfließen kann (Reflux). Wollen Sie mehr über den UÖS wissen? Dann blättern Sie zu Kapitel 2 zurück.

Doch noch nicht genug der schlechten Nachrichten. Rauchen macht nicht nur den UÖS schlapp, es verschlimmert auch bereits vorhandene Reflux-Schädigungen der empfindlichen Speiseröhrenschleimhaut, da der Tabakrauch

✔ die Speiseröhre angreift.

✔ die Speichelproduktion hemmt. Der Speichel leistet normalerweise wertvolle Dienste im Kampf gegen den sauren Magensaft, der bei Reflux in die Speiseröhre zurückströmt. Wenn weniger Speichel produziert wird, dauert es länger als üblich, das Reflux-Material aus der Speiseröhre hinauszuspülen.

✔ die Zusammensetzung des Speichels, der normalerweise *basisch* (das Gegenteil von sauer) ist, verändert. (Weiteres zu sauer kontra basisch können Sie in Kapitel 2 nachlesen). Dadurch kann der Speichel den sauren Magensaft, der sich in die Speiseröhre eingeschlichen hat, nicht mehr so wirksam neutralisieren wie sonst.

✔ die Heilkraft von Reflux-Medikamenten herabsetzt (mehr zu diesen Medikamenten erfahren Sie in Kapitel 10).

Nüchtern betrachtet ist Rauchen möglicherweise die einzige Sucht, die wirklich in absolut keiner Weise irgendwelche Vorzüge hat. Als Exraucherin weiß ich aber auch, wie schwer es sein kann, damit aufzuhören.

Eine Sucht loswerden

Wenn Sie Sodbrennen haben und rauchen, kann Letzteres aufgeben Ersteres bessern. Wenn Sie sich jetzt wirklich entscheiden aufzuhören, und der Zeitpunkt dafür könnte nicht besser sein, haben Sie vier übersichtliche Möglichkeiten:

✔ Sie können einfach aufhören.

✔ Sie können mit medikamentöser Unterstützung aufhören.

✔ Sie können mit Hilfe einer Verhaltenstherapie aufhören.

✔ Sie können ein bisschen vom ersten, ein bisschen vom zweiten und ein bisschen vom dritten Verfahren probieren – anders ausgedrückt, mit der Buffet-Methode an das Thema herangehen.

Das Rauchen aufzugeben ist eine echte »Egal wie, Hauptsache es hilft«-Situation. Jede einzelne der vier Strategien hat Ihre eigenen Vor- und Nachteile.

Den Knall-auf-Fall-Entzug in der Pfeife rauchen

Hören Sie einfach auf. Aber halten Sie sich auch ein Hintertürchen offen. Der schlimmste Alptraum eines Exrauchers in spe ist es, um vier Uhr in der Früh aufzuwachen und in der ganzen Wohnung keine Kippe mehr zu haben. An diesem Punkt endet jegliche Entschlossenheit in einer rasenden Durchsuchung sämtlicher Schubladen und Jackentaschen. Dabei können nicht ganz so unerschütterliche Beinahe-Exraucher durchaus in Panik geraten und zur nächsten Tankstelle stürzen, um sich ein nigelnagelneues Päckchen Zigaretten zu kaufen. Um Ihre Panik in Schach zu halten, sollten Sie ein Reservepäckchen in petto halten. Ja, Sie haben durchaus richtig gelesen: Halten Sie die Kippen in Reichweite, aber zünden Sie sie nicht an. Leichter gesagt als getan? Logo.

Leichter ist es, wenn man schrittweise aufhört zu rauchen. Am Anfang nur eine Stunde, dann einen ganzen Morgen, dann einen ganzen Tag lang und dann ein ganzes Leben lang auf einmal. Ich weiß nicht, ob es irgendeine Studie gibt, die diesen Ansatz stützt, doch als ich mit dem Rauchen aufgehört habe, habe ich es so gemacht, und bei mir hat's funktioniert. Vielleicht funktioniert es ja auch bei Ihnen.

Die Angst bekämpfen

Bei einigen führt der Weg ins rauchfreie Nirwana über das Antidepressivum Bupropion (Zyban).

Mehrere gesicherte Studien belegen, dass Zyban – ohne zusätzliche Beratung oder Therapie – bis zu 50 Prozent der Aufhörwilligen dazu verholfen hat, sieben Wochen lang rauchfrei zu bleiben, und dass bis zu 23 Prozent mindestens ein Jahr lang nicht mehr rauchen. Diese Zahlen mögen nicht sonderlich eindrucksvoll klingen, doch – wissen Sie was? Nur 4 bis 7 Prozent der Raucher, die ohne Hilfe versuchen aufzuhören, schaffen es, ein ganzes Jahr lang keine Zigarette mehr anzurühren. Deswegen hat die amerikanische Regulierungsbehörde Food and Drug Administration (FDA) Zyban als Medikament zur Raucherentwöhnung zugelassen. Die meisten Krankenversicherungen beteiligen sich nicht an den Kosten, allerdings entsprechen die Tagestherapiekosten in etwa dem Preis einer Schachtel Zigaretten.

Bei der Einnahme von Zyban treten möglicherweise einige Nebenwirkungen auf. Bei allen, die dieses Medikament nehmen, können Magenverstimmungen, Kopfschmerzen, Schlaflosigkeit und Reizbarkeit auftreten, sowie epileptische Anfälle bei Menschen mit entsprechender Veranlagung.

Zyban hat, außer dass es das Verlangen nach Zigaretten dämpft, einen weiteren interessanten Vorteil. Raucher, die aufhören zu rauchen, nehmen häufig zu. Zyban führt zu einer leichten Gewichtsreduktion. Mit dem Rauchen aufhören und dabei nicht aufgehen wie ein Hefekloß? Hurra!

Nikotin ersetzen

In einer Welt, in der es gegen jedes Wehwehchen ein passendes Medikament gibt, wird es wohl niemanden erstaunen zu hören, dass es Pillen – und Pflaster, Nasensprays und Kaugummis – gibt, die das Nikotinverlangen dämpfen, indem sie dem Körper Nikotin zuführen.

Diese Produkte – allgemein unter der Bezeichnung *Nikotinersatztherapie* (NET) bekannt – verfrachten geringe Dosen Nikotin in den Blutstrom, ohne dass man dazu Tabakrauch mit all seinen schädlichen Gasen und Teeren inhalieren muss. Viele der Zigaretten, die in Deutschland verkauft werden, enthalten 10 Milligramm (oder mehr) Nikotin und geben 1 bis 2 Milligramm davon pro gerauchter Zigarette in den Blutstrom ab. Nikotinersatzpräparate gibt es in unterschiedlicher Dosierung, doch alle sollen das Verlangen nach Zigaretten dadurch verringern, dass sie die allgemeinen Entzugssymptome, wie Reizbarkeit, Kopfschmerzen, Schlafstörungen und Erschöpfung, mildern.

In Tabelle 14.1 sind die verschiedenen NET-Präparate zusammengestellt, die es in Deutschland rezeptfrei zu kaufen gibt. Doch NET-Präparate sind Medikamente. Wenn Sie sich dazu entschließen, eines davon auszuprobieren, sollten Sie sich erst mit Ihrem Arzt beraten.

Produkttyp	Markenname	Dosis
Kaugummi	Nicotinell	2 mg
		4 mg
	Nicorette	2 mg
		4 mg
Pflaster	Nicofrenon 10, 24-Stunden-Pflaster	17,5 mg
	Nicofrenon 20, 24-Stunden-Pflaster	35 mg
	Nicofrenon 30, 24-Stunden-Pflaster	52,5 mg
	Nicorette, 16-Stunden-Pflaster, Phase 3	8,3 mg
	Nicorette, 16-Stunden-Pflaster, Phase 2	16,6 mg
	Nicorette, 16-Stunden-Pflaster, Phase 1	24,9 mg
	Nicotinell TTS 10	17,5 mg
	Nicotinell TTS 20	35 mg
	Nicotinell TTS 30	52,5 mg
	NiQuitin, 24-Stunden-Pflaster	7 mg
	NiQuitin, 24-Stunden-Pflaster	14 mg
	NiQuitin, 24-Stunden-Pflaster	21 mg
Lutschtabletten	Nicotinell	1 mg
	NiQuitin	2 mg
		4 mg

Tabelle 14.1: Nikotinersatztherapie (NET)

Sein Verhalten ändern

Eine Verhaltenstherapie soll Ihnen zeigen, wie Sie emotionale oder äußere Auslöser, die Sie dazu verleiten, eine Zigarette anzustecken (wie Angst, Nikotinverlangen oder bestimmte Situationen), umgehen oder ignorieren können. Jeder hat seine ganz eigene Art zu lernen. Einige lernen in der Gruppe am besten, andere in Einzeltherapien und wieder andere mit einem Buch. Das, was bei Ihnen am besten funktioniert, ist Ihre Methode der Wahl.

Um zu erfahren, welche Nichtraucherprogramme in Ihrer Umgebung angeboten werden, fragen Sie Ihre Krankenkasse oder Ihren Arzt.

Ein Wort an die Willigen

Unter die Beziehung zu Tabak einen Schlussstrich zu ziehen ist kein Spaziergang. Nikotin ist solch eine erfüllende Droge, dass es Zeit und Mühe kostet, sie aufzugeben. Manchmal kostet es viel Zeit und noch mehr Mühe. Häufig fühlen sich Menschen, die es nicht sofort schaffen, schuldig. Doch wie man im Pott sagt: »Hömma, vagisset, ey!«

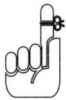

Wenn Sie es beim ersten Mal nicht geschafft haben, für immer mit dem Rauchen aufzuhören, ist das weder ein Verbrechen noch moralisches Versagen. Das gilt genauso für die ersten zehn oder zwanzig Mal. Jedes Mal, wenn Sie mit dem Rauchen aufgehört haben, befreien Sie Ihren Körper zumindest für Stunden oder Tage oder sogar Wochen vom Tabakrauchgeschmauch. Sehen Sie das als eine Leistung an, die gefeiert werden muss, weil am Ende nur eines wichtig ist: das Ende – des Rauchens.

Auf ein beschwerdefreies Leben anstoßen

Alkoholische Getränke zählen zu den ältesten Hausmitteln und einfachen Freuden der Menschheitsgeschichte und waren vor Urzeiten schon so beliebt, dass Wein von den alten Römern und Griechen als Geschenk der Götter bezeichnet wurde. Destillierte Spirituosen hießen bei den keltischen Gälen (frühe Bewohner Irlands) *Uisgebeatha* (»Wiskey-ba«). Die Franzosen nannten sie *Eau de vie* und die Skandinavier *Aquavit*. In allen Sprachen bedeutet das »Wasser des Lebens«.

Warum Alkohol Ihr Reflux-Risiko in die Höhe treibt

Alkohol ist ein fieses Reizmittel, das praktisch jeden Bereich Ihres Verdauungstrakts angreift. Alkohol

✔ verursacht die Gerinnung der Eiweiße von Zunge und Schleimhaut, wodurch das leichte Brennen in Hals und Mund hervorgerufen wird.

- ✔ reizt und rötet die Speiseröhrenschleimhaut.
- ✔ lässt die Muskeln, die den UÖS eigentlich verschließen sollten, schlaff werden.
- ✔ veranlasst den Magen dazu, seine Säureproduktion anzukurbeln. Außerdem wird die Herstellung von Histamin angeleiert, dieselbe Substanz der Immunabwehr, die dazu führt, dass ein Mückenstich rot wird und juckt. (Wenn man ausreichend viel getrunken hat, fühlt man sich in der Regel unwohl. Wem würde das nicht so gehen, wenn sein Magen wie ein großer Mückenstich aussähe?)

 Und als ob das noch nicht genug wäre, vergrößert Alkohol jedwede bereits vorhandenen Schädigungen im Mund oder in der Speiseröhre. Daten einer Studie der amerikanischen Krebsgesellschaft (American Cancer Society; Cancer Prevention 1 study) weisen darauf hin, dass Menschen, die mehr als zwei Alkoholeinheiten pro Tag trinken, häufiger an Mund- und Speiseröhrenkrebs erkranken. Den Alkohol mit Tabak zu kombinieren ist sogar noch gefährlicher. Zusammen kann dieses Pärchen das Speiseröhrenkrebs-Risiko *exponentiell* (ein wissenschaftlicher Begriff, der dazu verwendet wird, riesige Zahlensprünge zu beschreiben) steigern.

Wie riesig? Also, wenn ich sage, dass etwas Ihr Risiko verdoppelt, dann bedeutet das, dass Ihr Risiko um 100 Prozent zunimmt. Rauchen plus Trinken steigert Ihr Speiseröhrenkrebs-Risiko um das über 150fache. Nennen wir's der Einfachheit halber das 160fache. Wenn Sie diese Aussagen als mathematische Gleichung ausdrücken wollen, sehen die Zahlen wie folgt aus:

- ✔ **Gleichung Nr. 1:** 2 x 2 (einmal 2 x 2) = 100 Prozent (doppeltes Risiko)
- ✔ **Gleichung Nr. 2:** 2 x 2 (160-mal 2 x 2) = 16.000 Prozent (160faches Risiko)

Boah! Das ist wirklich exponentiell! Eigentlich habe ich hier, was die Statistik betrifft, ein kleines bisschen übertrieben. Die Kernaussage hierbei ist jedoch folgende: Rauchen + Trinken = größeres Risiko für die Speiseröhre als entweder nur Rauchen oder nur Trinken. Ist das angekommen? Gut!

Tolle Trauben

Medizinische Fachleute sind sich darin einig, dass alkoholische Getränke das Herzkrankheitsrisiko senken. Einige Studien besagen, dass die positive Wirkung auf den Alkohol selbst zurückzuführen ist. Die meisten deuten jedoch auf *Resveratrol* hin, eine in Traubenschale, Fruchtfleisch und Samen (die Teile der Frucht, die am häufigsten zur Herstellung von Rotwein verwendet werden) natürlich vorkommende Verbindung. Resveratrol ist ein *Flavonoid*, ein Antioxidans, das die Wirkung weiterer Antioxidantien, wie Vitamin E und Vitamin C, noch verstärkt. Diese verhindern, dass sich Molekülbruchstücke zu aggressiven und zerstörerischen Schurkenmolekülen zusammentun, die nur die Zerstörung von Körperzellen im Sinn haben.

Der Saft violetter Trauben enthält mehr Resveratrol als der Saft roter Trauben, der mehr Resveratrol enthält als der Saft weißer Trauben. (Fällt Ihnen der Zusammenhang mit Rotwein auf?) Um noch genauer zu sein: 1998 hat ein Team von Nahrungswissenschaftlern des amerikanischen USDA Agricultural Research Service eine in Amerika heimische Rebsorte, die Muscadine, als eine ungewöhnlich ergiebige Resveratrol-Quelle identifiziert.

Doch Sie müssen sich nicht unbedingt der Reflux und Sodbrennen verursachenden Gefahr von Alkohol aussetzen, um in den Genuss der Vorzüge von Resveratrol zu kommen. Essen Sie einfach Trauben. Oder besser noch: Trinken Sie Traubensaft. Traubensaft enthält Milliliter für Milliliter mehr Resveratrol als einfach nur Trauben und – wie Sie der folgenden Tabelle entnehmen können – genauso viel Resveratrol wie Wein. Ach ja, genau, je dunkler der Saft, desto mehr Resveratrol enthält er. Anders ausgedrückt: Dreimal hoch die Tassen auf roten Traubensaft!

Nährstoff	Traubensaft (ca. 120 ml)	Rotwein (ca. 120 ml)
Wasser (ml)	100	100
Kalorien	77	85
Kohlenhydrate (g)	19	2
Resveratrol (µg)*	320 bis 640	320 bis 640

*µg = Mikrogramm = ein tausendstel mg (Milligramm)
Quelle: USDA

Wie viel ist ein Gläschen?

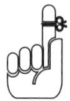

Für die meisten Menschen mit Sodbrennen ist ein Gläschen Alkohol gesünder als zwei Gläschen, und kein Gläschen am gesündesten. Doch jeder Körper ist anders, und deswegen sollten Sie auf Ihren Arzt – und auf Ihren Verdauungstrakt – hören, wenn es um Ihren persönlichen Konsum von alkoholischen Getränken geht.

Was uns zu der ewigen Frage führt: Wie viel Alkohol entspricht denn nun einer Alkoholeinheit? In Tabelle 14.2 finden Sie die Antwort. Sie sagen, dass die Tabelle zwei verschiedene Definitionen enthält? Ja, Sie haben die Wahl. Letztlich ist, wie wir alle wissen, die Wahlfreiheit das Salz des Lebens.

Quelle	Bier	Wein	Hochprozentiges
American Heart Association	etwa 350 ml	etwa 115 ml	etwa 30 ml (50 %)
			etwa 40 ml (40 %)
Deutsche Gesellschaft für Ernährung (DGE)*	etwa 500 ml	etwa 250 ml	etwa 60 ml**

*Die Werte beziehen sich auf Männer. Laut der DGE sollten Männer nicht mehr als 20 Gramm, Frauen nicht mehr als 10 Gramm Alkohol täglich zu sich nehmen.
**Keine Prozent-Angabe

Tabelle 14.2: Wie viel ist eine Alkoholeinheit?

Dieser Warnhinweis hat zwar nichts mit Reflux zu tun, Sie sollten ihn aber trotzdem lesen. Einige Menschen reagieren empfindlich oder allergisch auf Sulfite, Verbindungen, die zur Konservierung einiger Nahrungsmittel, wie zum Beispiel Trockenfrüchte oder Wein, verwendet werden. Ein Kontakt mit Sulfiten kann bei empfindlichen Menschen zu ernsten allergischen Reaktionen führen. Während der Warnhinweis »enthält Sulfite« gemäß amerikanischem Weingesetz für US-Weine Vorschrift ist, haben europäische Winzer die Wahl. Noch setzen relativ wenige Erzeuger diese Info auf das Etikett.

Nachts richtig erholsam schlafen

Rund 80 Prozent der Menschen, die an Sodbrennen leiden, sind vor allem nachts davon betroffen. Dies hat laut der amerikanischen National Heartburn Alliance (NHBA) folgende Auswirkungen:

✔ Schmerzhafter als Sodbrennen am Tage

✔ Schlafraubend

✔ Beeinträchtigt die Arbeit am nächsten Tag

✔ Beeinträchtigt das Wohlbefinden

✔ Verursacht einen größeren psychischen Leidensdruck als andere chronische Erkrankungen, wie zum Beispiel Bluthochdruck und Diabetes, und einen ungefähr vergleichbaren Leidensdruck wie Angina pectoris und kongestive (Blutandrang bewirkende) Herzinsuffizienz.

Schlimmer noch: Viel spricht dafür, dass nächtlicher Reflux schädlicher ist als Reflux am Tage, da die Säure im Liegen länger in der Speiseröhre herumlungert. Wie schädlich ist »schädlicher«? Die American Gastroenterological Association (AGA) sagt *viel* schädlicher.

Die AGA ist eine der ältesten medizinischen Gesellschaften der USA. Deswegen hört auch jeder zu, wenn diese Leute etwas zu sagen haben. Im Jahr 2001 hatte die AGA etwas zu einer Telefonumfrage durch das Marktforschungsunternehmen Gallup zu sagen. Bei dieser Studie wurden landesweit 1.000 Erwachsene, die mindestens einmal pro Woche Reflux hatten, befragt. Dabei stellte sich heraus, dass Menschen mit nächtlichem Sodbrennen elfmal häufiger an Speiseröhrenkrebs erkranken als andere Menschen. Dies liegt vermutlich daran, dass die Säure nachts, wenn die Leidenden liegen, länger auf der Speiseröhre lastet.

Eine bequeme Stellung finden

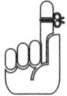

Wie man sich bettet, so liegt man. Ja, die Schlafstellung kann sich tatsächlich auf das Auftreten von nächtlichem Sodbrennen auswirken. Ihr Ziel ist es deshalb, den Magen auf einer niedrigeren Höhe zu halten als die Speiseröhre, damit der Magensaft nicht so leicht in die Speiseröhre zurückfließen und diese angreifen kann. Also, Sie kennen sich mit interaktiven Websites aus, nicht wahr? Dieser Abschnitt ist nämlich auch interaktiv. Hier ist Ihre Mitarbeit gefragt – machen Sie, Schritt für Schritt, munter mit:

1. **Markieren Sie sich diese Seite, blättern Sie zurück zu Kapitel 2 und schauen Sie sich dort die Abbildung 2.1 an. In dieser Abbildung sehen Sie den Verdauungstrakt, der im Wesentlichen aus einer langen Röhre besteht, die am Mund beginnt und – ähm – am Ende endet.**

    Der Magen, ein ballonförmiges Organ hinter den linken Rippen, ist ein Teil dieser Röhre. Prägen Sie sich dieses Bild gut ein.

2. **Nehmen Sie dieses Buch mit in Ihr Schlafzimmer. Legen Sie sich flach auf den Rücken ins Bett.**

    Wie Abbildung 14.1 zeigt – nein, stehen Sie nicht auf, halten Sie nur das Buch hoch, damit Sie die Abbildung richtig sehen können –, flacht sich der Verdauungstrakt, wenn Sie flach liegen, auch ab. Deshalb kann der saure Magensaft bei einem schlappen UÖS leicht wieder in die Speiseröhre zurückfließen.

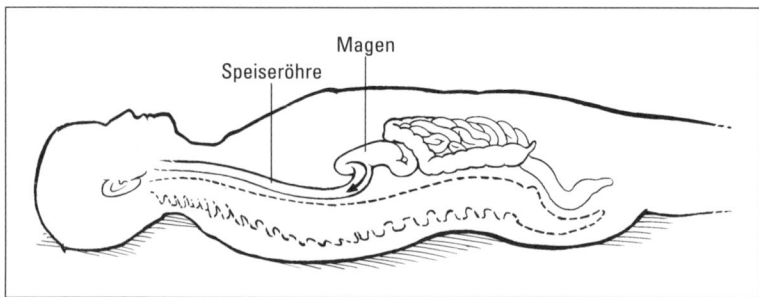

Abbildung 14.1: Rückfließender saurer Mageninhalt

3. **Legen Sie sich auf Ihre rechte Seite. Halten Sie dieses Buch hoch und schauen Sie sich Abbildung 14.2 an.**

   Sehen Sie? Wenn Sie auf der rechten Seite liegen, liegt der Magen höher als die Speiseröhre, so dass die miese Magensäure bergab in Ihre Speiseröhre strömen kann. Wenn die Flüssigkeit geströmt ist, besagt das Gesetz der Schwerkraft, dass sie eher nicht wieder bergauf in Ihren Magen zurückfließen wird.

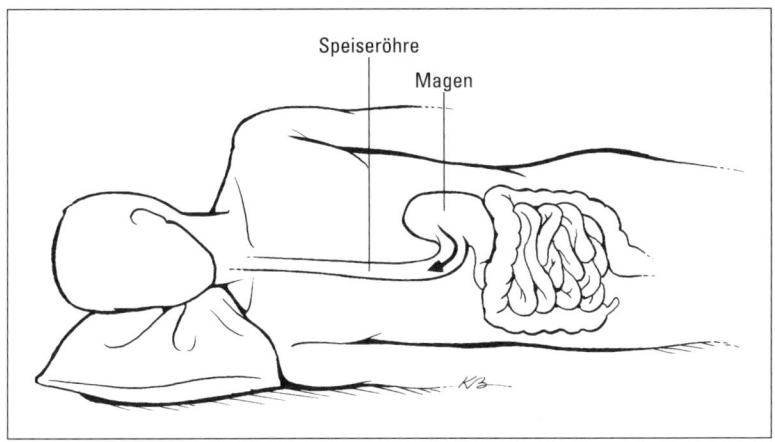

Abbildung 14.2: Vorwärts strömender saurer Mageninhalt

4. **Jetzt legen Sie sich auf Ihre linke Seite. Konzentrieren Sie sich auf Abbildung 14.3.**

   In dieser Abbildung sehen Sie, dass Ihr Magen unterhalb der Speiseröhre liegt, wenn Sie auf der linken Seite liegen. Das bedeutet, dass das Gesetz der Schwerkraft diesmal auf Ihrer Seite ist. Es verhindert nämlich, dass der Magensaft über denselben Weg, der jetzt bergauf führt, wieder in die Speiseröhre fließt. Jawoll!

5. **Heben Sie Ihren Oberkörper zusätzlich an. Schieben Sie ein keilförmiges Kissen unter Ihren Kopf (oder unter die Matratze), um das Kopfteil des Bettes anzuheben und um Ihre Verdauungsröhre in Schräglage zu bringen.**

   Es gibt keine Garantie hierfür, doch auf der linken Seite und auf einem Keilkissen zu schlafen kann dabei helfen, den nächtlichen Reflux zu bessern. Weitere Infos zur Bekämpfung von Sodbrennen mit Mode und Möbeln (einschließlich weiterer Informationen, wie Sie Ihr Bett für einen erholsamen Schlaf aufmöbeln können), finden Sie in Kapitel 16.

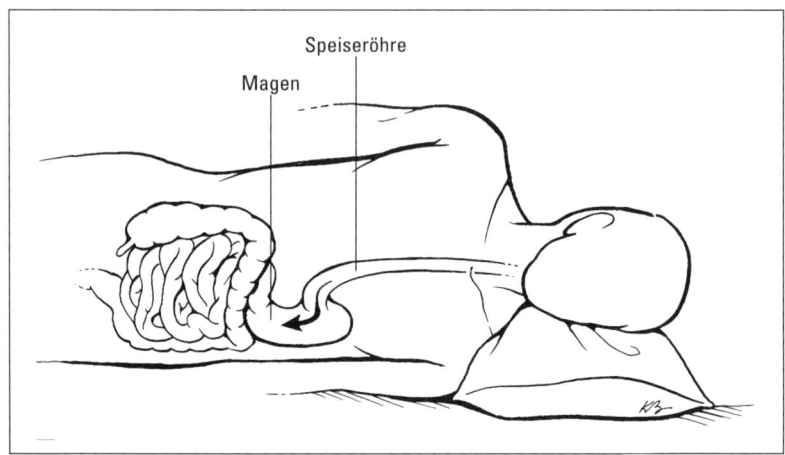

Abbildung 14.3: Auf der linken Seite liegen, hilft zu verhindern, dass der saure Mageninhalt wieder in die Speiseröhre zurückfließt – schlafen Sie gut!

Die Essgewohnheiten ändern

Sind Sie der Typ, der mit einem Buch, ein paar Keksen und einem Glas Milch bewaffnet ins Bett krabbelt? Das ist leider ganz falsch. Ab sofort behalten Sie das Buch, doch die Kekse und die Milch lassen Sie besser stehen. In der Tat: Vergessen Sie das mit dem Essen – egal in welcher Form – mindestens zwei oder drei Stunden, bevor Sie ins Bett gehen. Ein mehr oder weniger leerer Magen sorgt nämlich für einen sehr viel besseren Schlaf bei sehr viel kleinerem Reflux-Risiko. (In Kapitel 6 erfahren Sie die ganze Geschichte über Ernährung und Sodbrennen.)

Nächtlichen Reflux mit Medikamenten angehen

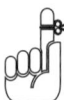

Kapitel 10 enthält alles über jede erdenkliche verschreibungspflichtige und rezeptfreie Medizin gegen Sodbrennen und Reflux. In Kapitel 7 wird eine ganze Liste an Hausmitteln runtergeleiert. Die Moral dieser Gutenachtgeschichte ist, dass jedes Medikament oder Hausmittel, das tagsüber gegen Reflux oder Sodbrennen hilft, Sie auch nachts besser schlafen lässt.

Einige Medikamente sind wirksamer als andere. Die besten Ergebnisse – auch bei nächtlichem Sodbrennen – erzielt man mit *Protonenpumpeninhibitoren* (PPI), relativ neuen Medikamenten, welche die Säureproduktion an der Quelle stoppen, indem sie die Drüsen in der Magenwand ruhig stellen.

Zu dieser Medikamentenklasse gehören Esomeprazol (Nexium), Lansoprazol (Agopton), Omeprazol (Antra), Pantoprazol (Rifun) und Rabeprazol (Pariet).

14 ➤ Gesunde Lebensgewohnheiten gegen Sodbrennen

Gelegentlich nehmen Menschen, bei denen die PPIs nicht ganz anschlagen, kurz vor dem Zubettgehen noch ein weiteres Medikament. Wenn Sie nachts am schlimmsten von Sodbrennen geplagt werden, kann es Ihnen vielleicht helfen, wenn Sie Ihr PPI vor dem Abendessen statt vor dem Frühstück nehmen. Die PPIs wirken jedenfalls am besten, wenn man sie vor dem Essen nimmt, und weniger gut, wenn man sie kurz vor dem Zubettgehen nimmt.

Mit Medikamenten zu jonglieren, ist nichts für Amateure. Also fragen Sie Ihren Arzt, bevor Sie Arzt spielen.

Gutenachtfilme

Ja, wie schon Scarlett O'Hara in *Vom Winde verweht* können Sie den Gedanken (an Reflux) einfach auf morgen verschieben. Wie wäre es, wenn Sie heute Nacht, sobald Sie dieses Kapitel fertig gelesen haben, Ihren Weg ins Schlummerland mit einem guten Film polstern? Oder mit dem Quiz in der folgenden Tabelle, bei dem Sie dreizehn »Schlaf«-Filmen – zählen Sie sie ruhig nach – die entsprechenden Hauptdarsteller zuordnen. Pssssst, einige dieser Filme sind ein bisschen angestaubt.

Film (Erstaufführung)	Star(s)
1. Während du schliefst (1995)	a. Meg Ryan, Tom Hanks
2. Insomnia (2002)	b. André Eisermann
3. Der Schläfer (1973)	c. Eric Stolz, Meg Tilly
4. Sleepers (1996)	d. Julia Roberts
5. Dornröschen (1959)	e. Lauren Bacall, Humphrey Bogart
6. Tote schlafen fest (1946)	f. Prinzessin Aurora, Prinz Philipp
7. Schlafende Hunde (1977)	g. Woody Allen, Diane Keaton
8. 666 – Traue keinem, mit dem du schläfst! (2002)	h. Sam Neill
9. Schlafes Bruder (1995)	i. Johnny Depp, Christina Ricci
10. Der Feind in meinem Bett (1991)	j. Al Pacino, Hilary Swank
11. Sleep with me – Liebe zu dritt (1994)	k. Jan Josef Liefers, Armin Rohde
12. Schlaflos in Seattle (1993)	l. Kevin Bacon, Robert DeNiro, Dustin Hoffman
13. Sleepy Hollow (1999)	m. Sandra Bullock

Antworten: 1. m; 2. j; 3. g; 4. l; 5. f; 6. e: 7. h; 8. k; 9. b; 10. d; 11. c; 12. a; 13. i

Stressigen Stress abbauen

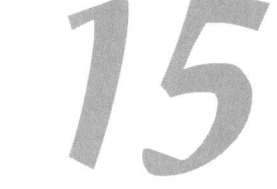

In diesem Kapitel

▶ Besser verstehen, wie Stress stresst
▶ Die Nebennieren kennen lernen
▶ Was Stress mit Sodbrennen zu tun hat
▶ Einige Entspannungsmethoden ausprobieren

Das Leben ist wie eine Achterbahn, mal geht's rauf, dann wieder runter – und dann hoffentlich wieder rauf. Sie können das Auf und Ab nicht aufhalten, doch Sie können Mittel und Wege finden, wie Sie die Auswirkungen erträglich machen, ganz besonders solche, die Ihnen auf den Magen schlagen.

In diesem Kapitel geht es um den Zusammenhang zwischen Stress und Sodbrennen/Reflux, doch zum Anfang möchte ich Ihnen erst einmal erzählen, wie Stress überhaupt entsteht. Zum wirklich wichtigen Teil – dem Zusammenhang von Stress und Reflux – komme ich nach dieser Erklärung. Sie haben keine Geduld? Schwänzen sie ruhig. Aber tun Sie sich selbst den Gefallen und kommen Sie danach zurück, um die anderen Abschnitte zu lesen. Je mehr Sie darüber wissen, desto mehr können Sie gegen Ihre Beschwerden tun.

Die Bedeutung von Stress

Ihr Chef, der Mentor, der Sie eingestellt und gefördert hat, ist gefeuert worden. Sie wollen Ihre neue, unglaublich teure Tweed-Jacke aus der Reinigung abholen, doch sie ist unauffindbar. Sie gehen gerade in ein Café und sehen Ihre bessere Hälfte mit jemand anderem Händchen halten.

Ihr Verstand befiehlt Ihnen, sich erst einmal zu setzen, sich zu beruhigen und zu entspannen. Doch im Angesicht einer drohenden Gefahr – Sie werden vielleicht auch gefeuert, ein teures Kleidungsstück ist einfach weg, Ihre Liebe ist den Bach runtergegangen –, schaltet Ihr Körper in den Turbogang und pumpt Hormone hoch, die Sie völlig aufdrehen lassen. Diese körperliche Reaktion wird auch *Adrenalinstoß* genannt. Ihr Herz schlägt rascher, Sie atmen tiefer und schneller, und Ihre Muskeln spannen sich für »Kampf oder Flucht« – eine weitere Bezeichnung für Adrenalinstoß – an.

 Dies, geneigte Leserin, geneigter Leser, ist Stress: Wenn Stress aufkommt, dann kommt Reflux ebenfalls auf. Um Ihr Sodbrennen in den Griff zu bekommen, müssen Sie zunächst wissen, wie Stress entsteht, wie Ihr Körper darauf reagiert und wie Sie die Situation entschärfen (wenn auch nicht beseitigen) können.

Die Nebennieren aktivieren

Die Nebennieren sind die summenden Hormonfabriken, welche die Stressreaktion in Gang setzen. Die Nebennieren treten als Pärchen auf, wobei eine Nebenniere auf jeweils einer Niere sitzt. Jede Nebenniere besteht aus zwei unterschiedlichen Bereichen, einer äußeren Hülle, der *Nebennierenrinde*, und einer inneren Drüse, dem *Nebennierenmark*.

Sowohl die Nebennierenrinde als auch das Nebennierenmark reagieren auf chemische Signale der *Hypophyse* (Hirnanhangdrüse), einem kleinen Bereich im Gehirn, der so ziemlich in gerader Linie hinter dem Nasenrücken liegt. Wenn der Körper unter Stress steht, schüttet die Hirnanhangdrüse Substanzen aus, welche die Nebennieren in Gang setzen.

Die Rinde inspizieren

Die Nebennierenrinde stellt drei verschiedene Hormone her, die unter der Bezeichnung *Corticosteroide* zusammengefasst werden. Bei Stress schüttet die Hirnanhangdrüse vermehrt Corticotropin-Releasing-Factor (CRF) aus, um so der Nebenniere auszurichten, dass sie ihre Corticosteroid-Produktion hochfahren soll.

- ✔ **Androgene:** Männliche Geschlechtshormone, wie zum Beispiel *Testosteron*. Sie wissen, wofür diese gut sind, nicht wahr? Wenn nicht, dann sollten Sie dieses Buch sofort beiseite legen und schnell in *Sex für Dummies* von Ruth K. Westheimer (ebenfalls bei Wiley-VCH erschienen) nachschauen.

- ✔ **Glucocorticoide:** Verbindungen, welche die Leber dazu veranlassen, Fett und Eiweiße zu Glukose abzubauen und den Blutzuckerspiegel zu erhöhen. Das wichtigste Glucocorticoid ist *Cortisol*, das eine führende Rolle bei der Stressreaktion spielt.

- ✔ **Mineralocorticoide:** Verbindungen, die den Mineralstoffwechsel beeinflussen. Beispielsweise reguliert das Mineralocorticoid *Aldosteron* den Natriumhaushalt. Dadurch kann, selbst wenn man durch starkes Schwitzen oder häufiges Wasserlassen eine Menge Salz verliert, ein normaler Blutdruck aufrechterhalten werden.

Bis ins Mark schauen

Hormone der Hirnanhangdrüse veranlassen das Nebennierenmark dazu, zwei wichtige Neurotransmitter auszuschütten:

- ✔ **Adrenalin:** Auch Epinephrin genannt
- ✔ **Noradrenalin:** Auch als Norepinephrin bekannt

Neurotransmitter sind chemische Substanzen, mit deren Hilfe Nervenzellen Nachrichten senden und empfangen. Normalerweise werden diese Neurotransmitter an der *Synapse* – einer Stelle, an der zwei Nervenzellen sich miteinander unterhalten – ausgeschüttet. Doch die Neurotransmitter der Nebennieren gehen direkt in den Blutstrom über und kreisen auf diese Weise durch den ganzen Körper.

Wenn brave Drüsen übermütig werden

Jedes noch so kleine Organ darf eine Krankheit ganz sein Eigen nennen. Die Nebennieren sogar zwei. Die erste ist die *Addison-Krankheit*, bei der der Körper nicht genug Corticosteroide produziert. Dadurch kommt es zu Symptomen wie Schwäche, Erschöpfung, niedrigem Blutdruck und Störungen der Darmfunktion. Die zweite ist das so genannte *Cushing-Syndrom*, bei dem der Körper zu viele Corticosteroide produziert. Dabei treten Symptome wie Muskelschwäche auf, die Haut wird dünner, man wird anfälliger für blaue Flecken und der Blutdruck steigt. Beide Krankheiten sind nach ihren Entdeckern – dem englischen Arzt Thomas Addison (1793 – 1860) und dem amerikanischen Neurochirurgen Harvey Cushing (1869 – 1939) – benannt.

Die Addison-Krankheit tritt häufig als Folge eines Angriffs des körpereigenen Immunsystems auf, bei dem die Nebennieren zerstört werden; sie kann aber auch durch einen Infekt der Nebennieren ausgelöst werden. Ob sie nun so oder so entstanden ist, diese Krankheit kann mit Corticosteroid-Medikamenten behandelt werden. Tumoren der Nebenniere oder der Hirnanhangdrüse können das Cushing-Syndrom hervorrufen, es kann aber auch durch die Verwendung von Steroiden verursacht werden. Steroide werden zur Behandlung von Arthritis eingesetzt oder um zu verhindern, dass neue Organe nach einer Transplantation wieder abgestoßen werden. Ist ein Tumor die Ursache, kann das Cushing-Syndrom chirurgisch behandelt werden. Ist diese Krankheit medikamentös bedingt, reicht es normalerweise aus, wenn der Arzt die Dosierung anpasst.

Für »Kampf oder Flucht« in die Startlöcher gehen

Die Ausschüttung von Cortisol und Adrenalin in den Körper hat eine ähnliche Wirkung wie Eiswürfel, die man in ein Glas kohlensäurehaltiges Sodawasser wirft: Alles zischt und sprudelt wild in der Gegend rum.

Schalter werden umgelegt, Lichter gehen an, Anschlüsse werden angeschlossen ... Ich spreche natürlich im übertragenen Sinne, doch wenn der Körper unter Stress steht, geht es zu wie in einem Bienenkorb, es summt und brummt allerorten vor Aufregung und Geschäftigkeit. Verteidigungssysteme werden hochgefahren. Unwichtige Funktionen, welche die Ausdauer verringern und die Fähigkeit zum Kampf – oder zum Wegrennen (um den Kampf an einem besseren Tag fortzusetzen) – herabsetzen, werden ausgeschaltet.

Das klingt alles sehr dramatisch? Ist es auch. Denn auch wenn Sie selbst wissen, dass Ihre Krise nicht lebensbedrohlich ist – Sie werden einen anderen Mentor finden, die Reinigung wird entweder Ihre Jacke wiederfinden oder eine neue Jacke bezahlen und was die Liebe betrifft: obwohl Ihr Herz gebrochen ist, schlägt es doch weiter –, Ihr Körper kann nicht zwischen den »Gefahren« unterscheiden. Es kommt zu ein und derselben Reaktion, ob die Krise nun durch die Reinigung oder ein auf Sie zufliegendes Messer verursacht wird.

Eine Zusammenfassung der »Kampf oder Flucht«-Reaktionen Ihres Körpers finden Sie in Tabelle 15.1.

Organ/System	Wirkung der Nebennierenhormone
Verteidigungssysteme (Erhöhte Aktivität)	
Blut	Gerinnt schneller, um bei einer Verletzung den Blutverlust geringer zu halten.
Augen	Die Pupillen verengen sich, um die Sicht scharf zu stellen.
Herz	Schlägt schneller, erhöht die Blutzufuhr zur Skelettmuskulatur, versorgt jede Zelle mit mehr Sauerstoff.
Lunge	Die Atmung wird schneller und tiefer, um die Sauerstoffaufnahme zu erhöhen.
Muskeln	Die Skelettmuskulatur spannt sich an, um auf Kampf oder Flucht vorbereitet zu sein.
Haut	Strafft sich, um Verletzungen abzuwehren.
Unwesentliche Systeme	
Verdauungstrakt	Die Magenmuskulatur zieht sich langsamer zusammen, da das Blut zur Skelettmuskulatur abgezogen wird, die Verdauung läuft langsamer ab, der Dickdarm zieht sich stärker zusammen, um Ballast loszuwerden.
Immunsystem	Die Aktivität wird heruntergefahren, um Reaktionen zu vermeiden, die die Verteidigung behindern könnten.
Fortpflanzungssystem	Die Sexualfunktion wird gehemmt.
Ausscheidungssystem	Der Harndrang wird unterdrückt.

Tabelle 15.1: Was die Nebennieren so alles in Gang setzen.

Was Stress mit Sodbrennen zu tun hat

Bei den meisten ebbt die Stressreaktion, sobald die Gefahr vorüber ist, wieder ab. Sie werden befördert, Sie bekommen Ihre Jacke wieder, Sie finden eine neue Liebe und Ihr Leben verläuft wieder in mehr oder weniger geregelten Bahnen.

Doch bei einigen Menschen ist Stress zur Lebensart geworden – Krankheiten und Krisen nehmen kein Ende. Oder aber sie gehen das Leben Tag für Tag, Minute für Minute, unter Starkstrom an. Egal aus welchem Grund sie unter Stress stehen, ihr Körper wird wahrscheinlich irgendwann auf die ständige Bombardierung mit diesen Unmengen an Nebennierenhormonen ungemütlich reagieren. In Tabelle 15.2 finden Sie einige der Probleme, die bei permanentem körperlichen oder emotionalen Stress auftreten können.

Jeder reagiert auf die verschiedenen kleinen Stresssituationen im Leben ganz unterschiedlich. Einige bekommen bereits beim Quietschen von Kreide auf einer Tafel Migräne, für andere ist das Kratzen der Kreide nur ein weiteres Geräusch der täglichen Lärmkulisse. Bei großen Stresssituationen sieht das plötzlich anders aus. Vorfälle wie der Tod des Lebensgefährten, der

Verlust des Arbeitsplatzes oder eine Haftstrafe lösen bei den meisten Menschen dieselbe Art von Stress aus.

Organ/System	Mögliche Stressreaktionen
Herz/Blutgefäße	Angina pectoris, Bluthochdruck
Immunsystem	Allergien, Asthma, Atemwegserkrankungen
Verdauungstrakt	Krämpfe der Darmmuskulatur, die zu einer Darmentzündung oder zum Reizdarmsyndrom (RDS) führen können
Haut	Akne, Hautausschläge, Nesselsucht, Pigmentverlust, Schuppenflechte, Gürtelrose
Muskeln	Lidzuckungen, Karpaltunnelsyndrom, Gesichtsschmerzen, Kopfschmerzen, Nacken- oder Rückenschmerzen, Kiefergelenkbeschwerden

Tabelle 15.2: Stressbedingte Probleme

Die amerikanische National Heartburn Alliance (NHBA) hat festgestellt, dass über die Hälfte der Sodbrennen-Patienten sich unter Stress schlechter fühlt. Laut NHBA

✔ sagen 52 Prozent der Menschen mit Sodbrennen, dass ihre Schmerzen mit Stress am Arbeitsplatz zusammenhängen.

✔ sehen 58 Prozent der Menschen, die unter häufigem Sodbrennen leiden, einen hektischen Lebensstil – die verloren gegangene Jacke, der/die treulose Geliebte (schluchz!) – als Auslöser von Sodbrennen an.

Und wer kann ihnen da, angesichts der bekannten Auswirkungen von Stress auf den Verdauungstrakt, einen Vorwurf machen?

Den Verdauungstrakt mit Hormonen traktieren

Der Verdauungstrakt – der in Kapitel 2 genau beschrieben wird – ist im Wesentlichen eine lange Röhre, deren Hauptaufgabe darin besteht, die Nahrung vom einen Ende (dem Mund) zum anderen Ende (dem Sie-wissen-schon-was) zu schieben.

Diese Aufgabe wird mit Hilfe der *Peristaltik* erledigt. Dabei ziehen sich die Muskelwände jeder Abteilung dieser Röhre (Speiseröhre, Magen, Dünndarm und Dickdarm) zusammen. Alles, was diese Kontraktionen abschwächt, verlangsamt den Transport der Nahrung; alles, was diese Kontraktionen verstärkt, beschleunigt den Vorgang.

Würden Sie glauben, dass Stress beides gleichzeitig tut? Glauben Sie es! Unter Stress bewirken die Hormone, die von der Hirnanhangdrüse und den Nebennieren ausgeschüttet werden, dass

✔ die Kontraktionen der Dickdarmwand verstärkt werden, damit jeglicher unnötiger Ballast schneller ausgeschieden wird.

✔ die Kontraktionen der Magenwand geschwächt werden, damit die Nahrung länger im Magen bleibt.

Das Ergebnis ist absehbar. Unter Stress bekommt man schneller Durchfall. Und Reflux.

Der untere ösophageale Sphinkter (UÖS) ist eine Falltür zwischen Speiseröhre und Magen, die sich nach dem Schluckvorgang wieder dicht verschließt, damit kein saurer Mageninhalt zurück in die Speiseröhre fließen kann. Doch ein voller Magen drückt gegen den UÖS. Je voller der Magen oder je länger der Magen gefüllt ist, desto höher der Druck und desto größer die Wahrscheinlichkeit, dass der UÖS wieder aufspringt. Die Folge wäre ein Rückfluss der sauren Magenplörre in die Speiseröhre, der Sodbrennen verursacht. Aua!

Wenn der Körper nicht brav ist

Hormone sind nicht die einzige Ursache dafür, dass Stress das Reflux-Risiko erhöht. Das eigene Verhalten spielt dabei ebenfalls eine Rolle. Wenn man unter Stress steht, kann es schon einmal passieren, dass man sich sagt:»Es ist sowieso schon alles besch...eiden. Wie viel schlimmer kann es schon werden, wenn ich jetzt noch eins draufsetze und Dinge tue, die mir sonst nicht im Traum einfallen würden, wie rauchen, zu viel trinken und Dinge essen, die meinen Magen unter die Decke gehen lassen!«

Doch wenn der Stress wieder zuschlägt, verdient Ihr Körper zärtliche und liebevolle Pflege, keinen Sprung von der Sodbrennen-Klippe. Tatsache ist, dass alles, was unter normalen Umständen Ihr Sodbrennen entfacht, es dies jetzt erst recht tut.

Gönnen Sie Ihrer Speiseröhre auch mal eine Pause. Irgendwann geht der momentane Stress auch wieder vorbei. Bis es so weit ist, sollten Sie einen konstruktiven Weg finden, Ihren Stress zu reduzieren, oder zumindest lernen, damit umzugehen. Schauen Sie sich die Entspannungsmethoden für Körper und Geist im nächsten Abschnitt an. Vielleicht funktioniert es ja. Vielleicht auch nicht. Die Forschung ist sich in diesem Punkt, vorsichtig ausgedrückt, noch unschlüssig.

Den Magen vom Stress befreien

Jede Methode, welche die Kraft des Geistes dazu nutzt, Veränderungen im Körper hervorzurufen, kann man als psychosomatisches Therapieverfahren bezeichnen. Die Mutter jeglicher psychosomatischer Therapieverfahren ist die *Meditation*, eine uralte Technik, bei der durch Konzentration Entspannung hervorgerufen wird. Das wichtigste moderne psychosomatische Therapieverfahren ist die Verhaltenstherapie (siehe hierzu *Kognitive Verhaltenstherapie für Dummies* von Rob Willson und Rhena Branch, ebenfalls bei Wiley-VCH erschienen). In jüngster Zeit wird auch Biofeedback und Imagination eingesetzt.

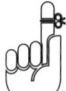

Psychosomatische Therapieverfahren unterscheiden sich deutlich voneinander. Die Meditation meint:»Finde deine Zufriedenheit in dir selbst«. Biofeedback meint: »Verwende die physikalische Energie deines Gehirns, um körperliche Vorgänge zu verändern«. Doch alle diese Therapieverfahren teilen die Überzeugung, dass wie und was man denkt, die treibende Kraft für eine Veränderung sein kann – wie zum Beispiel die Auslöser von Reflux zu beseitigen.

15 ➤ Stressigen Stress abbauen

Methoden zur Stress- und Reflux-Bewältigung unter der Lupe

Nachdem Sie jetzt wissen, dass Stress Ihr Sodbrennen so richtig auflodern lässt, stellt sich die logische Frage, welche Entspannungsmethode die richtige für Sie ist.

Jede Mutter kennt die einfache Antwort darauf: »Räum deine Schränke auf«, »Putz die Fenster«, »Geh Gassi mit dem Hund«. Doch wahrscheinlich kann Dr. Mama keine wissenschaftlichen Studien aus dem Ärmel schütteln, die ihre Theorien belegen. Als die amerikanische Regierungsorganisation Agency for Healthcare Research and Quality (AHRQ) ihren Bericht *Psychosomatische Interventionsmethoden für gastrointestinale Erkrankungen* veröffentlichte, standen jedenfalls Schrankaufräumen und Fensterputzen nicht auf der Liste. In Tabelle 15.3 sind einige Therapien aufgeführt, die es auf die Liste des AHRQ geschafft haben.

Verfahren	Was es genau ist
Biofeedback	Eine Technik, mit der man lernt, wie man die Funktionen des autonomen Nervensystems, wie Herzschlag, Atmung und Körpertemperatur, beeinflussen kann.
Hypnose	Ein künstlich hervorgerufener tranceartiger Zustand, während dessen der Hypnotiseur bestimmte Dinge suggeriert (zum Beispiel, dass Zigaretten widerlich schmecken), die auch im Geist verankert bleiben, nachdem der Patient wieder in den bewussten Zustand zurückgekehrt ist. Ein Hypnotiseur kann Arzt, Psychologe oder alles andere sein. Hier ist es besonders wichtig, seinen Hintergrund zu überprüfen.
Imagination (geleitet)	Eine Therapieform, die davon ausgeht, dass man Angst oder Schmerzen bekämpfen kann, indem man sich beibringt, wie man in einer stressenden oder schmerzvollen Situation, wie zum Beispiel unter der Geburt, beruhigende innere Bilder aufruft.
Kognitive Therapie	Die kollektive Bezeichnung für Prozesse, bei denen Bilder und Selbstfindung eingesetzt werden, um körperliche Prozesse zu verändern.
Meditation	Eine Art leichte Selbsthypnose, die dazu verhelfen soll, sich in Angst- oder Stresssituationen zu entspannen. Die bekannteste Form ist die Transzendentale Meditation.
Verhaltenstherapie	Eine Form der Konditionierung, mit deren Hilfe eigene Verhaltensmuster verändert werden sollen. Wenn man Angst vor Schlangen hat, schickt einen der Verhaltenstherapeut, meistens ein Psychologe, zum Beispiel eine Woche lang täglich in das Reptilienhaus im Zoo in der Nähe. Dadurch soll man sich an Schlangen gewöhnen und so die Angst davor überwinden.
Multimodale Therapie	Ein bisschen von dieser Therapieform, ein wenig von der anderen – die wissenschaftliche Entsprechung von »Egal was, Hauptsache es hilft«.

Tabelle 15.3: AHRQ-Liste psychosomatischer Therapieverfahren

Der Bericht der AHRQ

Bei der Durchforstung einer ganzen Reihe medizinischer Datenbanken im Internet, wie zum Beispiel der MEDLine, fand die AHRQ (Agency for Healthcare Research and Quality) 52 Studien zu den Therapieverfahren, die in Tabelle 15.3 aufgeführt sind. Nachdem diese Studien sorgfältig durchgesehen worden waren, kam die AHRQ zu folgenden Erkenntnissen:

- ✔ Die Studien zur Wirksamkeit von psychosomatischen Therapieverfahren bei Erkrankungen des Magen-Darm-Trakts sind noch nicht hundertprozentig zuverlässig. Bei vielen Studien haperte es nämlich am Aufbau, so reichte zum Beispiel die Anzahl der Probanden häufig nicht aus, um repräsentative Daten zu bekommen.

- ✔ Biofeedback war mit 17 Studien Untersuchungsschwerpunkt des größten Anteils an Studien über psychosomatische Therapieverfahren gegen Magen-Darm-Erkrankungen. Die Ergebnisse sind gemischt, was bedeutet, dass Biofeedback mal funktioniert hat, mal auch nicht.

- ✔ Auf den weiteren Plätzen waren Hypnose (acht Studien), Entspannungstherapien (acht Studien), Verhaltenstherapie (acht Studien), multimodale Therapie (vier Studien), kognitive Therapie (vier Studien) und Imagination (zwei Studien). Die Ergebnisse dieser Studien waren ebenfalls gemischt.

In Anbetracht dieser unschlüssigen Ergebnisse tat die AHRQ das, was jede Forschungsgruppe mit Selbstachtung getan hätte. Sie empfahl, es in Zukunft noch einmal zu versuchen, wenn mehr und bessere Studien zu diesem Thema verfügbar seien – vielleicht gibt es bis dahin ja auch mehr Daten zur Wirksamkeit von Schrankaufräumen und Fensterputzen.

Eine Lösung finden

Die schlechte Nachricht des AHRQ-Berichts ist die, dass die Wirksamkeit von psychosomatischen Therapieverfahren bei reflux-bedingtem Sodbrennen nicht bewiesen werden kann. Die gute Nachricht ist die, dass Sie, als einzigartiger Mensch mit einzigartigem Körper und einzigartigen Reaktionen auf Stress, höchstwahrscheinlich an keiner dieser Studien teilgenommen haben.

Erinnern Sie sich an die Liste der Stressfaktoren, mit denen dieses Kapitel begonnen hat? Sie wissen schon, Ihren Mentor, Ihre Tweed-Jacke und Ihre Liebe zu verlieren. Für einige Menschen wären diese Situationen der Super-GAU, für andere Menschen lediglich Anzeichen dafür, dass der Körper mehr Schokolade braucht. Deswegen kann Ihnen auch keine Studie (selbst ein offizieller staatlicher Bericht nicht) mit Sicherheit sagen, ob eine Entspannungsmethode Ihnen dabei helfen kann, Ihren Stress einzudämmen. Ob Sie auf irgendeine Therapie ansprechen, kann auch mit Ihrem allgemeinen Gesundheitszustand, Ihrer inneren Einstellung und vielleicht auch einfach nur mit simpler altmodischer Entschlusskraft zusammenhängen.

Dr. Schusters Biofeedback-Geschichte

Dr. Marvin Schuster, Psychiater und Gastroenterologe, muss ein unglaublich entschlossener Mensch sein. 1974, als er beschloss, Biofeedback als Methode zur Reflux-Kontrolle auszuprobieren, suchte Dr. Schuster einen Freiwilligen aus, den er sehr gut kannte: sich selbst.

Um diese Studie an sich selbst durchzuführen, schob er ein schmales Röhrchen durch seine Nase in die Speiseröhre bis hinunter zu seinem unteren ösophageale Sphinkter (UÖS). An dem Katheter war auf einer Seite ein Druckmessgerät befestigt, um den Druck am UÖS zu messen und auf ein Anzeigegerät auszugeben. So konnte Dr. Schuster sehen, was passiert, wenn er versucht, den UÖS zusammenzuziehen und zu entspannen. Irgendwann einmal klappte es, so dass Dr. Schuster lernte, seinen UÖS nach dem Schlucken willentlich zu verschließen und so sein Reflux-Risiko zu senken. Wahnsinn!

Eine Entspannungsmethode auswählen

Um herauszufinden, ob eine Entspannungsmethode bei Ihnen hilft, müssen Sie sie einfach ausprobieren. Suchen Sie sich eine Therapie aus, die Sie anspricht, finden Sie die entsprechenden Bücher, Kurse oder Fachleute und legen Sie einfach los. Wenn es klappt, gut. Wenn nicht, versuchen Sie einfach etwas anderes. Tabelle 15.4 enthält eine Liste von Quellen, über die Sie mehr Einzelheiten zu den verschiedenen Entspannungsmethoden erfahren können.

Diese Quellen bieten Ihnen nicht nur eine Übersicht über das entsprechende Verfahren, sondern auch eine Liste von Fachleuten auf dem jeweiligen Gebiet. Wie dem auch sei, liefern Sie Ihren Körper (oder Ihren Geist) nicht einfach irgendjemandem aus, ohne sich vorher mit Ihrem eigenen Arzt beraten zu haben. Und vergessen Sie nicht, den Hintergrund dieser Fachleute vorher zu prüfen!

Methode	Website
Verhaltenstherapie	Psychiatrienetz: http://www.psychiatrie.de/therapien/verhaltenstherapie/
Biofeedback	Deutsche Gesellschaft für Biofeedback e.V.: http://www.dgbfb.de/
Hypnose	Deutsche Gesellschaft für Hypnose (DGH): http://dgh-hypnose.de
Autogenes Training und Hypnose	Deutsche Gesellschaft für ärztliche Hypnose und Autogenes Training: http://www.dgaehat.de/
Psychoanalyse	Deutsche Gesellschaft für Psychoanalyse, Psychotherapie, Psychosomatik und Tiefenpsychologie (DGPT) e.V.: http://www.dgpt.de/
	Allgemeine Informationen: http://www.psychiatrie-aktuell.de/

Tabelle 15.4: Websites zu den einzelnen Entspannungsmethoden

Das Altbewährte nicht vergessen

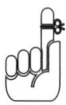
In Kapitel 13 erfahren Sie, wie man mit Sport einen gesünderen und stärkeren Körper bildet. Körperliche Betätigung ist auch eine Art Entspannungsmethode. Dabei wird der Herzschlag verlangsamt, die Atmung vertieft und die Gedanken werden von dem, was einen gerade plagt, abgelenkt (immer eine gute Strategie, wenn der Stress gerade wieder zugeschlagen hat). Sie wissen schon, Schränke aufräumen oder Fenster putzen – beides kann als sportliche Betätigung durchgehen.

Wie auch in Kapitel 13 steht, sollten Sie Übungen vermeiden, bei denen Sie auf dem Kopf stehen oder sich wie eine Brezel verbiegen müssen. Bei beiden Stellungen wird Druck auf Ihren UÖS ausgeübt, wodurch Ihr Reflux-Risiko eher steigt als sinkt. Also keinen Kopfstand machen. Nicht die Fußgelenke um die Ohren wickeln. So wenig wie möglich aus der Hüfte heraus beugen. Nicht rennen: Ein schwacher UÖS kann einfach aufspringen, wenn Sie auf- und abhüpfen.

Das Leben aufmöbeln (und aufmodeln)

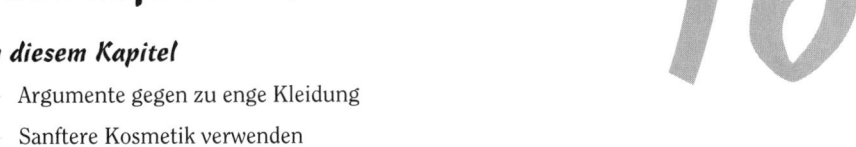

In diesem Kapitel
▶ Argumente gegen zu enge Kleidung
▶ Sanftere Kosmetik verwenden
▶ Entspannende Stühle und ein bequemes Bett aussuchen

In diesem kurzen, aber nützlichen Kapitel werden zwei Themenbereiche abgehandelt, die ein etwas merkwürdiges Paar abgeben. Nennen Sie es einfach M und M – Mode und Möbel – und erleben Sie, wie der Reflux Ihnen vom Leibe bleibt, wenn Sie mit beiden richtig umgehen.

Zu Beginn Ihres Ausflugs in die Welt der Mode erkläre ich Ihnen, wie einige todschicke Klamotten Ihr Sodbrennen ganz unschick in Brand setzen können. Danach konzentriere ich mich auf Kosmetik und Make-up. Traurig aber wahr: Manchmal reicht es schon aus, an einem reizenden Produkt oder Inhaltsstoff zu schnuppern, um Sodbrennen auf den Plan zu rufen – auch wenn man selbst das feine Zeugs gar nicht aufgetragen hat. In diesem Kapitel finden Sie Tipps, wie Sie damit umgehen können.

Nachdem Sie sich schön gemacht haben, wollen Sie es sich richtig gemütlich machen, nicht wahr? Deswegen beschäftige ich mich auch mit der Wohnungseinrichtung und erkläre Ihnen, warum die Möbel, auf denen Sie sitzen und schlafen, solch einen wichtigen und dabei oft übersehenen Einfluss auf Reflux haben. Welcher Stuhl? Welches Bett? Lesen Sie weiter, um das herauszufinden.

Den BH verbrennen und den Gürtel weiter schnallen

Atmen Sie tief ein. Nein, ich meine richtig *tief*. Merken Sie, was passiert? Ihre Brust hebt sich und Sie spüren, wie alle Organe in Ihrer Körpermitte angehoben werden. Was Sie gerade spüren, nennt man wissenschaftlich *eine Erhöhung des intraabdominalen Drucks*. Und jetzt stellen Sie sich vor, wie Sie diese Stellung einige Stunden am Stück aufrechterhalten.

Jeder möchte schlank und rank aussehen – besonders wenn außergewöhnliche Anlässe danach schreien, sich in dieses ganz besondere Kleid, den schicken Rock, den trendigen Anzug oder den hippen schwarzen Smoking zu werfen. Doch wenn man Sodbrennen hat, ist der Preis, den man dafür zahlt, dass man seinen Körper in zu enge Kleidung quetscht, höher, als man zunächst vermuten mag. Wenn Sie enge Kleidung anziehen und Ihren Bauch einschnüren, erhöhen Sie eben auch den Druck auf Ihren Bauch. Dadurch wird mehr Druck auf den unteren ösophagealen Sphinkter (UÖS) ausgeübt, wodurch es dem UÖS (die Falltür zwischen Speiseröhre und Magen) wesentlich leichter gemacht wird, ungewollt aufzuspringen und Magensäure in die Speiseröhre durchzulassen.

Und was passiert dann? Genau, es kommt zu Sodbrennen. Um das zu vermeiden, lockern Sie enge

- ✔ Gürtel
- ✔ BHs
- ✔ Bustiers
- ✔ Korsetts
- ✔ Hüfthalter
- ✔ Strumpfgürtel
- ✔ Jeans, die so eng sind, dass Sie sich aufs Bett legen müssen, um den Reißverschluss hochzuziehen – ächz!
- ✔ Strumpfhosen
- ✔ Taillenmieder

In Kapitel 17 erfahren Sie, wie bei einer Schwangerschaft ebenfalls der Magen gegen den UÖS gedrückt wird, besonders wenn die Schwangere keine Umstandskleidung mit dehnbarem Bund anzieht. In Kapitel 13 steht, warum Fett um die Körpermitte herum (Bierbauch) ebenfalls Sodbrennen verursachen kann. Auch das Tragen von elastischen Stützgürteln bei Rückenschmerzen kann zum selben Ergebnis führen.

Wenn Sie Sodbrennen haben, dann ist es an der Zeit, sich zu einer gesünderen und bequemeren Mode zu bekennen. Werfen Sie die *Vogue* weg. Kündigen Sie Ihre Abos von *Brigitte*, *Für Sie*, *Freundin* und wie die Modemagazine alle heißen. Atmen Sie zum zweiten Mal in diesem Kapitel ganz tief ein und geben Sie zu, dass ein flottes Outfit zwar eine Wohltat für die Seele ist, aber nicht um den Preis Ihrer Schmerzen.

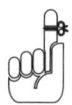

Heißt das etwa, dass Sie ab jetzt zum Modemuffel werden müssen, um Ihren Verdauungstrakt freundlich zu stimmen? Um Himmels willen, nein! Vergessen Sie nur die Goldene Regel nicht, und tun Sie Ihrem Magen-Darm-Trakt nichts, was er Ihnen nicht auch tun soll: Verschaffen Sie ihm viel Platz und achten Sie auf die im Folgenden genannten Punkte:

- ✔ **Kaufen Sie die richtige Größe:** Beißen Sie die Zähne zusammen, straffen Sie Ihre Schultern, marschieren Sie in Ihre Lieblingsboutique und verlangen Sie eine Kleidergröße, die auch wirklich passt. Wenn es Sie völlig wahnsinnig macht, eine größere Größe als sonst zu tragen, dann schneiden Sie die Schildchen aus Ihren alten Klamotten heraus und nähen Sie sie in den neuen an. Wenn Sie nun hinschauen, sehen Sie jedes Mal die Größe, die Sie glücklich macht.

Dieser Tipp gilt auch für Kleidungsstücke, die eng sein sollen, beispielsweise Mieder und Hüftgürtel. Nehmen Sie eine Größe, die einen Tick größer ist als sonst. Dadurch erreichen Sie trotzdem eine ebenmäßige Silhouette, ohne dass Ihr Körper so eingeschnürt ist, dass Sie sich unwohl fühlen. Im Zweifelsfall wählen Sie einfach die bequemere Version. Ihre Belohnung? Weniger reflux-bedingtes Sodbrennen.

- ✔ **Abendkleidung:** Ziehen Sie keine enge Kleidung an, wenn Sie essen gehen. Oder – erzählen Sie's niemandem – machen Sie einfach ganz still und leise den obersten Knopf auf. Keiner wird etwas davon merken.
- ✔ **Verwenden Sie keine Gürtel mehr:** Versuchen Sie's mit Hosenträgern. Wie wäre es mit roten – na ja, oder auch nicht.
- ✔ **Verzichten Sie auf elastische Bündchen:** Ja, elastisch heißt zwar dehnbar. Aber der gedehnte Bund ist immer noch eng – und die Elastizität bewirkt, dass der Bund wieder in seinen ungedehnten Zustand zurückstrebt und auf diese Weise Druck ausübt. Anders ausgedrückt: Ein gedehnter Bund sitzt immer noch zu fest, als dass Sie sich richtig wohl fühlen könnten.

Ein Wort zu Thomas King Chambers (1818–1889)

Vor über einem Jahrhundert machte sich der britische Arzt Thomas King Chambers einen Namen, indem er für einige Verdauungsstörungen bei Frauen das Korsett verantwortlich machte, das auch als Leibchen oder Mieder bekannt war. Ein Korsett zu tragen »drücke und zerre«, laut Chambers, den weiblichen Magen weiß-der-Himmel-wohin. Leider sicherte Chambers' Entdeckung der unangenehmen Auswirkungen, die das weibliche Streben nach der Figur einer Sanduhr hatte, ihm keinen wichtigen Platz in der Medizinhistorie. Doch sein *Magnum Opus* (Lateinisch für *Großes Werk*) mit dem Titel *The Indigestions; Or Diseases of the Digestive Organs Functionally Treated* (*Verdauungsstörungen; Oder Erkrankungen der Verdauungsorgane richtig behandeln*) lebt weiter. Und das kommt einer Unsterblichkeit doch schon so nah, wie man es sich nur wünschen kann! Wenn Sie dieses Werk auf Englisch lesen wollen (auf Deutsch ist es leider nicht erschienen), können Sie es über Google (www.google.de) durch Eingabe des Titels finden.

Gut aussehen und sich wohl fühlen

Kosmetik und Sodbrennen? Stimmt, der Zusammenhang ist zwar ein wenig an den Haaren herbeigezogen, doch es gibt ihn, und zwar führt er über allergische Reaktionen. Viele Inhaltsstoffe können Allergien verursachen, doch laut Bundesministerium für Ernährung, Landwirtschaft und Verbraucherschutz (BMELV) gehören Duftstoffe – meist als *Parfum* oder *Aroma* auf der Packung angegeben – zu den Haupttätern. Duftstoffe verursachen nach Nickel inzwischen am zweithäufigsten allergische Reaktionen.

Anrüchige Duftstoffe

Wenn Sie empfindlich auf Parfum reagieren, dann wissen Sie auch, was das mit Ihrem Körper anstellt. Wenn Sie etwas davon auftragen oder wenn Sie sich in »Riechweite« von jemandem befinden, der in seinem Duftwässerchen gebadet hat, dann

✔ können Ihre Augen jucken.

✔ kann Ihre Nase laufen.

✔ kann es sein, dass Sie niesen müssen.

✔ kann es sein, dass aus Ihrer Nase Flüssigkeit nach hinten in den Rachen tropft.

Und genau darin liegt die Verbindung zu Sodbrennen. Wie in Kapitel 4 erklärt wird, sind Atemwegsprobleme, die zu Husten und Räuspern führen, häufige Ursachen für Sodbrennen. Um das Parfum und den Auslöser zu vermeiden, müssen Sie unter Umständen viel Zeit damit verbringen, die Angaben auf Kosmetikartikeln zu studieren, um herauszufinden, ob sie Duftstoffe enthalten. Doch kann man sich immer auf diese Angaben verlassen? Wahrscheinlich eher nicht.

Tiere schützen

Fügen Sie den Ausdruck *nicht an Tieren getestet* oder *Kosmetik ohne Tierversuche* Ihrer Liste mit verdächtigen Behauptungen auf Etiketten hinzu. Viele Inhaltsstoffe sind nämlich, laut FDA, bereits vor vielen Jahren, als sie eingeführt wurden, an Tieren getestet worden.

Viele Kosmetikfirmen verwenden mittlerweile nur noch wissenschaftliche Literatur, Versuche ohne Tiere oder kontrollierte Tests an Menschen, um die Sicherheit ihrer Produkte zu prüfen. Andere versehen ihre Fertigprodukte, wie Shampoos, Lippenstifte oder Wimperntusche, mit der leeren Behauptung, dass diese Produkte nicht am Tier getestet worden seien. Dabei verschweigen sie jedoch, dass das ganz und gar nicht für die einzelnen Inhaltsstoffe gilt.

Wenn die Verwendung tierversuchsfreier Kosmetik für Sie außerhalb jeglicher Diskussion steht, dann nehmen Sie das Etikett nicht für bare Münze. Beschaffen Sie sich die Kosmetik-Positivliste des Deutschen Tierschutzbundes unter der Webadresse http://www.tierschutzbund.de/kosmetik-positivliste.html. Die darin genannten Hersteller führen keine Tierversuche durch und verwenden nur Inhaltsstoffe, die seit 1979 nicht mehr im Tierversuch getestet wurden.

Am 11. September 2004 ist ein EU-weites Verbot von Tierversuchen für kosmetische Produkte in Kraft getreten. Danach dürfen innerhalb der EU kosmetische *Fertigprodukte* nicht mehr im Tierversuch getestet werden. In EU-Drittländern an Tieren getestete Kosmetika können jedoch weiterhin bis 2009 in der EU verkauft werden. Bis 2009 ist es auch innerhalb der EU noch erlaubt, die *Inhaltsstoffe* dieser Produkte am Tier zu testen. Ab 2013 dürfen dann Produkte, deren *Inhaltsstoffe* im Ausland am Tier getestet worden sind, nicht mehr in der EU vermarktet werden.

Die Begriffe auf den Kosmetiketiketten in Frage stellen

Allergiker halten oft Ausschau nach dem Begriff *hypoallergen* auf den Etiketten, bevor sie ihr hart verdientes Geld für ein Schönheitsprodukt hinblättern. Das scheint ein cleveres und vernünftiges Vorgehen zu sein. Wenn im Wörterbuch steht, dass *hypo- wenig* bedeutet, darf man schließlich davon ausgehen, dass hypoallergen gleichbedeutend mit *wenig allergieauslösend* ist. Leider, leider ist das nicht immer der Fall.

Auf deutschen Vorschlag hin hat sich der wissenschaftliche Kosmetik-Ausschuss der EU-Kommission mit der Frage der Zulässigkeit der Angabe *hypoallergen* befasst. Er kam zu dem Schluss, dass die Angabe *hypoallergen* bei Kosmetika »nicht gerechtfertigt und zur Täuschung der Verbraucher geeignet sei«.

Deswegen kann der jeweilige Hersteller dem Wörtchen *hypoallergen* derzeit immer noch die Bedeutung geben, die er möchte. Für die eine Firma mag das bedeuten, dass sie auf den Einsatz von Duftstoffen verzichtet, für die andere, dass sie einige hautreizende Farbstoffe weglässt. Also können Sie nur sichergehen, dass ein Präparat bei Ihnen keine allergischen Reaktionen (oder Reflux) verursacht, indem Sie es ausprobieren. Na super!

Nebenbei bemerkt ist *hypoallergen* nicht der einzige unklare kosmetische Begriff. Zu den anderen gehören:

✔ *Allergiegetestet* (Welche Allergie? Mit was für einem Test? Wie ist das Ergebnis ausgefallen?)

✔ *Dermatologisch getestet* (Von welchem Institut? Mit was für einem Test? Wie ist das Ergebnis ausgefallen?)

✔ *Parfumfrei* (Selbst wenn dies auf der Packung steht, können noch kleine Mengen an Duftstoffen im Präparat enthalten sein, um andere Gerüche zu maskieren.)

✔ *An empfindlicher Haut getestet* (Wessen Haut? Wie empfindlich? Mit was für einem Test? Wie ist das Ergebnis ausgefallen?)

Zwei Begriffe auf kosmetischen Präparaten haben eine klar umgrenzte Bedeutung: *Naturkosmetik* und *nicht komedogen*.

✔ Das Wort *Naturkosmetik* besagt, dass ein Produkt nur Inhaltsstoffe pflanzlichen oder tierischen Ursprungs enthält und keine im Labor künstlich hergestellten Substanzen. Garantiert dies Sicherheit oder schließt es eine allergische Reaktion aus? Mitnichten, da *natürlich* auch nicht immer »Friede, Freude, Eierkuchen« bedeutet. Arsen zum Beispiel ist sowohl eine natürliche Substanz als auch ein verflixt tödliches Gift, während Lanolin, ein natürliches feuchtigkeitsspendendes Mittel aus Schafswolle, ein nachgewiesenes Allergen ist.

✔ Der Begriff *nicht komedogen* ist da verlässlicher. Es gibt zwar auch hier keinen allgemein gültigen Standard für diesen Begriff, doch nicht komedogene Präparate enthalten üblicherweise keine Inhaltsstoffe, welche die Poren verstopfen und Akne verursachen.

Fakten über Inhaltsstoffe und Begriffe finden

Sie wollen mehr über einen bestimmten kosmetischen Inhaltsstoff oder Begriff erfahren? Da haben Sie entweder die Möglichkeit, das gesamte Internet nach jedem einzelnen Inhaltsstoff auf jedem einzelnen Etikett jedes einzelnen kosmetischen Präparats aus jedem einzelnen Ihrer Kosmetikschränkchen (na ja, da übertreibe ich wohl ein bisschen) zu durchforsten oder Sie schauen einfach unter http://www.ec.europa.eu/consumers/sectors/cosmetics/cosing/index_de.htm nach.

Reaktionen auf Kosmetika reduzieren

Die allermeisten kosmetischen Produkte enthalten entweder natürliche oder künstliche Konservierungsstoffe. Diese sollen die Kosmetika vor Verunreinigung schützen, die beim Öffnen einer Flasche oder beim Kontakt mit der Haut (zum Beispiel Lippenstift) unweigerlich entsteht.

Kurze Unterbrechung. Konservierungsstoffe hemmen die Vermehrung schädlicher Mikroorganismen, wie Pilze und Bakterien, und schützen so die Produkte vor dem Verderb. Bevor Konservierungsstoffe zur Herstellung von Kosmetika an Kosmetikproduzenten verkauft werden dürfen, werden sie – die anderen Inhaltsstoffe natürlich auch – erst auf Unbedenklichkeit geprüft. Und raten Sie mal! Einige Konservierungsstoffe, wie Zitronensäure (die Substanz, die Zitrusfrüchte so sauer macht), sind natürlichen Ursprungs.

Nachdem Sie Ihr neues Make-up gekauft haben, besteht Ihre Aufgabe darin, Ihre Kosmetikartikel mit zärtlicher Hingabe zu hegen und zu pflegen. Sie sollten nämlich die Vermehrung von Pilzen, die Sie zum Niesen und Tröpfeln bringen (und so Ihr Sodbrennen-Risiko erhöhen), und von Bazillen, die Infektionen verursachen können (und Ihr Risiko für, hmmm, Infektionen erhöhen), so weit wie möglich verhindern. Es folgen ein paar einfache Regeln dazu, was man tun und was man lassen sollte:

✔ Verwahren Sie Make-up an einem dunklen und kühlen Ort, wo es vor Hitze und Sonnenlicht, wodurch schützende Konservierungsstoffe abgebaut werden können, sicher ist.

✔ Tauschen Sie Ihre Kosmetika alle sechs Monate aus. Alte Kosmetikartikel – ganz besonders Flüssigkeiten – sind potenzielle Bazillenbrutstätten.

Bakterien und Pilze benötigen Wasser zum Überleben. Deswegen bleiben trockene Produkte wie kosmetische Puder länger haltbar als flüssige Lotionen und Cremes.

✔ Verwenden Sie kein Augen-Make-up bei Augenentzündungen. (Werfen Sie alle Produkte, die Sie verwendet haben, bevor Sie wussten, dass Sie durch sie eine Infektion bekommen haben, in den Müll.)

✔ Strecken Sie ein Produkt auf keinen Fall mit Wasser. Wasser verdünnt auch die Konservierungsstoffe.

✔ Feuchten Sie Kosmetikpräparate nicht mit Speichel an. Ich weiß, in Kapitel 3 steht, dass Speichel ein natürliches Antazidum ist, das Magensäure neutralisiert. Dieser Speichel fließt jedoch in der Regel Ihre Speiseröhre hinab, und die Tatsache, dass er massenhaft Keime mit sich schleift, die – natürlicherweise – in Ihrem Mund leben, ist in diesem Fall nicht weiter tragisch. Wenn jedoch Speichel an Ihre Kosmetika kommt, entsteht ganz schnell eine Keimsuppe.

✔ Teilen Sie Ihre Kosmetikartikel nicht mit anderen. Nicht einmal mit Ihrer besten Freundin oder Ihrer Tochter. Wer weiß, was sie hat, was Sie nicht haben?

Was ist denn überhaupt Kosmetik?

Die amerikanische FDA definiert *Kosmetik* als »alle Artikel außer Seife, die am menschlichen Körper zur Reinigung, Verschönerung, Förderung der Attraktivität oder zur Veränderung des Aussehens verwendet werden. Die Liste der FDA umfasst folgende Produkte (in alphabetischer Reihenfolge): Augen-Make-up, Babypflegeprodukte, Badeöle, Bräunungsprodukte, Deos, Haarfärbemittel, Haarpflegeprodukte (Shampoo, Spülungen, Produkte zum Glätten, Glanzprodukte, Volumenprodukte und so weiter), Hautpflegeprodukte (Cremes, Lotionen, Puder, Sprays), Make-up außer Augen-Make-up (Lippenstift, Grundierung, Rouge und so weiter), Maniküreprodukte, Parfums und Schaumbäder.

Die richtigen Möbel bei Sodbrennen finden

Im Stehen fühlt sich der Verdauungstrakt am wohlsten. Wenn man aufrecht steht, rutscht alles dahin, wo es hinrutschen soll, und Sodbrennen kommt nicht so schnell hoch. Doch wenn Sie sich hinsetzen oder -legen, kann plötzlich die Hölle losbrechen.

Einen geeigneten Stuhl finden

Sitzen scheint doch solch eine simple Sache zu sein, stimmt's? Doch wenn Sie den Oberkörper vorbeugen müssen, um sich dem Stuhl, Sofa oder Liegesessel anzupassen, kann es dabei zu Reflux kommen.

Um sich den perfekten Sitz für Menschen mit Sodbrennen vor Augen zu führen, schließen Sie die Augen und denken Sie »Shaker«. Gerade Lehne. Viereckige Sitzfläche. Genau die richtige Höhe, damit Ihre Füße rechtwinklig auf dem Boden aufliegen. Der Shaker-Stuhl wurde, ebenso wie die anderen Shaker-Produkte, entwickelt, um zu zeigen, wie schön schlichte Dinge sein können. Der Vorteil ist, dass er auch die Organe da sitzen lässt, wo sie sitzen sollen (wie Sie in Abbildung 16.1 erkennen können). Jetzt stellen Sie sich einmal vor, wie Sie sich nach einem langen harten Arbeitstag in einen Liegesessel oder einen übergroßen Plüschsessel kauern. Merken Sie, wie sich Ihre Wirbelsäule krümmt, wenn Sie sich in die Kissen kuscheln? Merken Sie, wie Sie sich in ein großes gebogenes C verwandeln?

Wenn Sie sich nicht gerade hinsetzen, kann Ihr Magen gegen die Speiseröhre drücken (siehe zweites Bild in Abbildung 16.1), wodurch der UÖS leichter aufspringt und der Mageninhalt zurückfließen und Sodbrennen verursachen kann. Vielleicht finden Sie diesen Plüschkram oder das Herumhängen in Ihrem Sitz ja ganz toll, aber denken Sie doch einfach daran, wie glücklich Ihr Verdauungstrakt auf dem ersten Bild in Abbildung 16.1 aussieht.

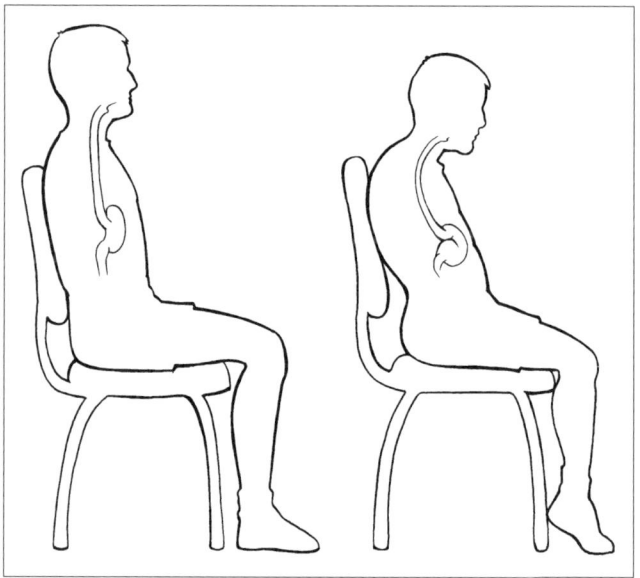

Abbildung 16.1: Die Dinge aufrecht halten.

Und glauben Sie nicht auch, dass es eine gute Idee ist, während des Essens gerade zu sitzen, damit Ihr Verdauungstrakt eine gerade Linie vom Mund zum Magen bilden kann? Darauf können Sie wetten!

Das Bett für eine gute Nacht herrichten

Nächtlicher Reflux ist ziemlich häufig (wie Sie in Kapitel 3 erfahren). Warum wirkt die Nacht so verführerisch auf Sodbrennen? Um die Antwort auf die Frage zu finden, markieren Sie sich diese Seite und blättern dann zu Kapitel 2 zurück, um sich das Schaubild Ihres Verdauungstrakts näher anzusehen.

16 ➤ Das Leben aufmöbeln (und aufmodeln)

Dort können Sie ganz klar erkennen, dass Ihr Magen-Darm-System eine lange Röhre ist, die sich vom Mund bis zum, ähm, anderen Ende Ihres Körpers erstreckt. Nachdem Sie sich nun das Bild angeschaut haben, überlegen Sie mal, was passiert, wenn Sie sich zum Schlafen hinlegen. (Oder werfen Sie einen Blick auf die Abbildungen in Kapitel 14, in denen ausführlich die Ausbreitung Ihres Verdauungstrakts in verschiedenen Schlafpositionen dargestellt ist.)

- ✔ Wenn Sie ganz flach liegen, flacht sich Ihre Verdauungsröhre auch ab und alles, was sich gerade in Ihrem Magen tummelt, kann einfach zurück durch Ihren UÖS rutschen und die Speiseröhre ärgern.
- ✔ Wenn Sie aber Ihren Kopf heben, bleibt das saure Zeugs in Ihrem Magen eher da, wo es hingehört.

Sehen Sie den Unterschied? Doch wie bekommt man eine bequeme Variante von Stellung Nr. 2 hin? Kein Problem, das ist nur eine Frage des richtigen Möbelstücks.

An der richtigen Matratze horchen

Die Matratze ist das Fundament, auf dem Sie einen guten Nachtschlaf aufbauen. Ganz allgemein kann man zwischen harten oder weichen Matratzen wählen. Wenn Ihre Matratze zu weich ist, biegt sich Ihr Körper in der Mitte wie ein großes U durch.

Ja, Ihr Kopf liegt dabei zwar höher als Ihre Körpermitte, doch Ihre Beine ebenso. Schlafen Sie eine Nacht lang in dieser verqueren Stellung, und Sie haben am nächsten Morgen so viele verschiedene Schmerzen und Wehwehchen an so vielen neuen und unerwarteten Stellen, dass Sie keine Zeit mehr dazu haben werden, sich über Sodbrennen aufzuregen.

Die beste Wahl ist fast immer eine halbfeste oder feste Matratze, die Ihrem Körper so viel Widerstand leistet, dass er flach, ohne Einzusinken, aufliegt. Sobald Sie das abgehakt haben, können Sie sich darauf konzentrieren, Ihren Oberkörper so zu positionieren, dass Ihre Speiseröhre ganz bequem oberhalb von Ihrem Magen liegt.

Eine Schräge schaffen

Sie haben mehrere Möglichkeiten, Ihren Kopf nicht unterhalb der Speiseröhre sinken zu lassen, damit die Schwerkraft Sie dabei unterstützt, den sauren Mageninhalt im Magen zu halten. Einige Verfahren sind besser als andere. Sie könnten beispielsweise auch Kissen unter Ihrem Kopf auftürmen, doch dadurch würde ein steiler Winkel entstehen, bei dem Sie sich den Nacken verrenken.

 Besser ist es, wenn Sie einen der folgenden Ansätze ausprobieren (siehe Abbildung 16.2):

- ✔ Schieben Sie einen Keil unter die vorderen Beine Ihres Bettes, damit das Kopfteil etwa 15 Zentimeter höher als das Fußteil liegt. Wenn Sie sich für diese Methode entscheiden, sollten Sie darauf achten, den Keil gut am Bettrahmen befestigen. Ich kenne Sie zwar nicht, aber mich sehe ich schon ins Bett hüpfen und den ganzen Aufbau zum Einsturz bringen.

✔ Wenn Sie die/der Einzige in Ihrem Bett sind, können Sie versuchen, ein normales Kissen oder ein Keilkissen unter die Matratze zu legen, um eine abschüssige Schräge zu bilden. Wenn Sie einen Partner haben, wird seine/ihre Seite natürlich ein wenig schief sein, aber Liebe heißt auch, sich für den anderen aufzuopfern, nicht wahr? Die Erhöhung wird auf jeden Fall, ob Sie nun feste Federn oder festen synthetischen Schaum verwenden, sanft und allmählich knapp unterhalb Ihrer Schultern ansteigen. Legen Sie sich ein angenehm weiches normales Kissen unter den Kopf, und Sie werden sehen, dass Sie die ganze Nacht durchträumen, ohne dass das Sodbrennen auch nur ein einziges Mal zwackt.

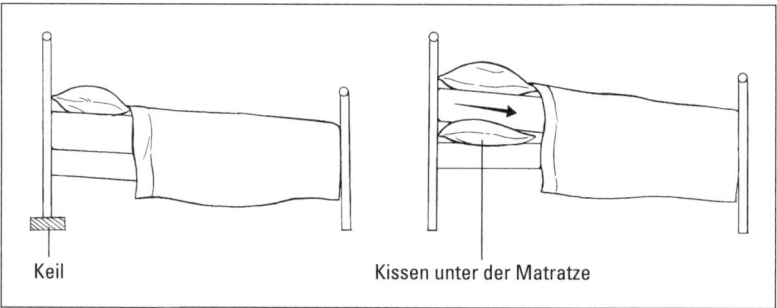

Abbildung 16.2: Sich der Lage gewachsen fühlen

Bett und Rücken

Jahrelang haben Orthopäden Menschen mit Schmerzen im unteren Kreuzbereich geraten, auf festen Matratzen zu schlafen. Eine aktuelle Studie mit 313 Personen, die in *Lancet*, einer britischen medizinischen Fachzeitschrift, veröffentlicht wurde, besagt: »So ein Quatsch!«

In dieser Studie wurden Probanden mit Schmerzen im unteren Kreuzbereich gebeten, 90 Tage lang entweder auf einer festen oder auf einer halbfesten Matratze zu schlafen.

Am Ende gingen die halbfesten Betten als klare Sieger hervor. Diejenigen, die auf den Siegermatratzen geschlafen hatten, sagten eher »Ich fühle mich besser, wenn ich morgens aufstehe, ich fühle mich den ganzen Tag lang besser und ich fühle mich besser, wenn ich mich nachts hinlege«. Der einzige Haken an der Studie war, dass niemand die Patienten gefragt hatte, ob sie sich einfach nur deshalb besser fühlten, weil sie auf dem traumhaft schönen Mallorca wohnen durften.

Teil V
Die ganz speziellen Fälle

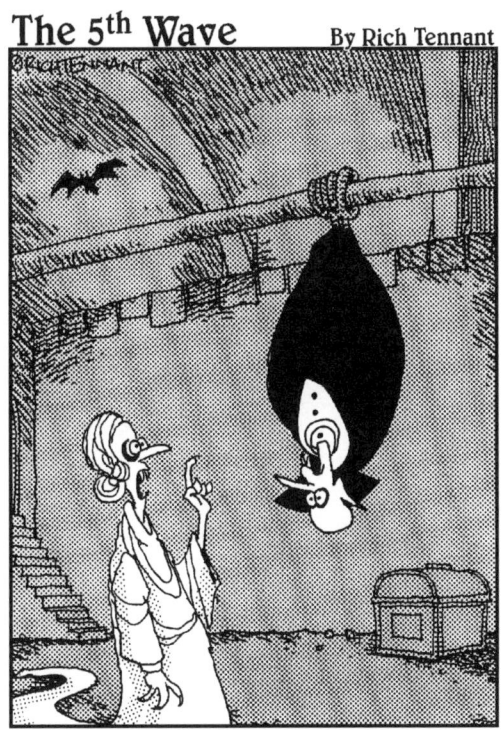

»Es ist mir völlig egal, wie lange du schon so geschlafen hast, aber dein Reflux-Problem wirst du auf diese Weise nie los.«

In diesem Teil ...

Bei Schwangeren, Säuglingen und Kindern sowie älteren Menschen muss man mit ganz besonderen Methoden an die Diagnose und Behandlung von Reflux herangehen. In diesem Teil erfahren Sie ganz genau, welche Symptome in welcher Gruppe vor allem auftreten und welche Heilmittel für wen geeignet sind.

Sodbrennen in der Schwangerschaft

In diesem Kapitel

▸ Welche Schwangere für Sodbrennen empfänglich ist
▸ Unter keinen Umständen unnötig untersuchen
▸ Medikamente, die man in der Schwangerschaft nehmen kann
▸ Den Lebensstil dem wachsenden Körperumfang anpassen

Als Erstes lassen Sie mich Ihnen ganz herzlich gratulieren. Da Sie gerade dieses Kapitel lesen, nehme ich an, dass Sie oder jemand, der Ihnen nahe steht, bald ein Baby bekommen. Dabei ist Ihnen wahrscheinlich klar – oder auch nicht –, dass viele zukünftige Mütter in den nächsten Monaten nicht nur ein Baby, sondern auch Sodbrennen erwarten.

Sodbrennen ist für schwangere und nicht schwangere Frauen gleich unangenehm. Wenn eine Schwangere deshalb zum Arzt geht, muss dieser jedoch bedenken, dass er gleichzeitig ihr ungeborenes Kind mitbehandelt. Das schränkt die Auswahl an Untersuchungsmethoden und Medikamenten natürlich ganz erheblich ein.

In diesem Kapitel erfahren Sie, warum Reflux in der Schwangerschaft so häufig vorkommt, wie man die Symptome erkennen und was man gegen Sodbrennen tun kann, das so oft bei einer Schwangerschaft nicht wegzudenken zu sein scheint. Im Übrigen wird hier häufiger als sonst auf andere Kapitel verwiesen. Einige Themen, wie beispielsweise was man während der Schwangerschaft nicht essen sollte, werden nämlich an anderen Stellen dieses Buches ausführlicher behandelt.

Gehören Schwangere zur Risikogruppe für Reflux?

Lassen Sie mich mit der guten Nachricht beginnen. Sodbrennen in der Schwangerschaft ist zwar sehr unangenehm, aber selten ein ernsteres Problem. Auf der anderen Seite kann die Schwangerschaft dem guten alten Magen-Darm-Trakt ganz schön zusetzen. Nicht genug damit, dass viele Frauen häufig von Übelkeit und Erbrechen, der so genannten »Morgenübelkeit«, geplagt werden, ein Großteil leidet auch noch an Reflux.

Ungefähr 10 Prozent aller nicht schwangeren Frauen geben an, dass sie mindestens einmal am Tag Sodbrennen haben. Unter den Schwangeren steigt dieser Anteil sprunghaft auf 25 Prozent an. Und weitere 50 Prozent der zukünftigen Mütter spüren zumindest von Zeit zu Zeit ein Zwacken hinter dem Brustbein. Wenn man die Zahlen zusammenzählt, kommt man auf ungefähr 75 Prozent, die zumindest dann und wann während der Schwangerschaft Sodbrennen haben.

Doch das Leben ist, wie jeder weiß, ungerecht, weshalb einige Schwangere empfänglicher für Sodbrennen sind als andere. Und welche Schwangere bekommt eher Reflux?

✔ Frauen, die schon vor der Schwangerschaft Reflux hatten

✔ Frauen, die schon während der ersten Schwangerschaft Sodbrennen hatten (tut mir Leid, aber die Fachleute sagen, dass es in den darauf folgenden Schwangerschaften eher schlimmer wird)

✔ Frauen, die mit mehr als einem Baby schwanger sind – Zwillinge, Drillinge und so weiter

Eine Schwangerschaft erhöht das Reflux-Risiko aus zweierlei Gründen:

✔ Sie bewirkt eine Veränderung der Größe und der Lage der inneren Organe.

✔ Sie bewirkt eine Veränderung der Hormonproduktion.

Ihr Innenleben wird neu arrangiert

Unter normalen Umständen ist die Gebärmutter (Uterus) ein kleines birnenförmiges (und birnengroßes) Organ. Wie Bild A in Abbildung 17.1 zeigt, sitzt diese Birne knapp unter dem Bauchnabel recht weit unterhalb des Magens, der sich normalerweise im Oberkörper an die linken Rippen schmiegt. Doch wie man anhand der Bilder B und C in Abbildung 17.1 sehen kann, schiebt sich die Gebärmutter während der Schwangerschaft immer weiter nach oben, bis sie irgendwann gegen den Magen drückt.

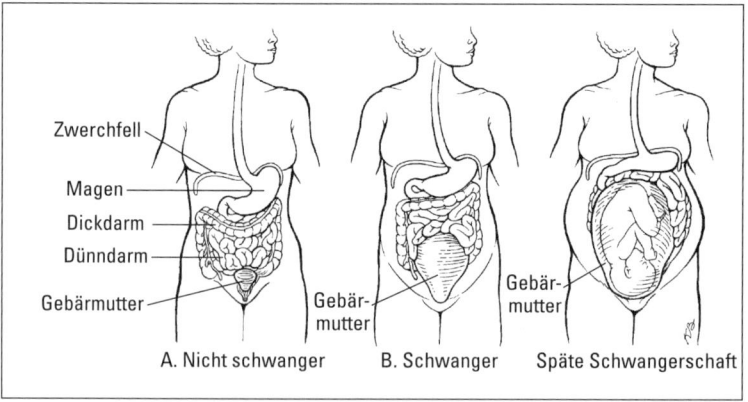

Abbildung 17.1: Ein weiblicher Körper im Wandel der Monate

Wenn die Gebärmutter nach oben gegen den Magen drückt, drückt dieser seinerseits gegen das *Zwerchfell*. Dadurch erschlaffen die umgebenden Muskeln, wodurch möglicherweise eine

Lücke, ein *Hiatus*, entsteht (mehr dazu in Kapitel 4). Dies ist eine kleine Öffnung, durch die sich manchmal ein Teil des Magens in den Brustraum quetscht, was man *Hiatushernie* (Zwerchfellbruch) nennt. Der Zwerchfellbruch drückt gegen den unteren ösophagealen Sphinkter (UÖS), der sich, wie man in Kapitel 2 nachlesen kann, ein bisschen öffnen und den sauren Mageninhalt in die Speiseröhre fließen lassen kann. Was dann passiert? Sodbrennen.

Kapitel 2 erklärt ausführlich, wie es zu Reflux kommt, wenn der UÖS, die Falltür zwischen Magen und Speiseröhre, sich zur falschen Zeit öffnet und sauren Mageninhalt in die empfindliche Speiseröhre durchlässt.

Das Babyzimmer neu einrichten

Ein gesunder weiblicher Körper beherbergt normalerweise glücklich und zufrieden seine Besitzerin. Wenn diese schwanger wird, macht der Körper aber eine ganze Reihe von Veränderungen durch, um den neuen Mieter – das heranwachsende Baby – unterzubringen. Zusätzlich zu den Veränderungen des Magen-Darm-Trakts, die im Abschnitt »Ihr Innenleben wird neu arrangiert« in diesem Kapitel beschrieben werden, finden noch eine ganze Menge anderer Instandhaltungs- und Verschönerungsarbeiten statt:

- ✔ Eine schwangere Frau produziert mehr Blut.
- ✔ Ihre Blutgefäße weiten sich, um mehr Blut zum Ungeborenen zu transportieren.
- ✔ Ihr Herz schlägt schneller, wodurch mehr Blut in den Körper gepumpt wird.
- ✔ In der späten Schwangerschaft, wenn ihre Gebärmutter gegen die *Vena cava* – das Hauptgefäß, das zum Herzen führt – drückt, pumpt das Herz wieder weniger Blut.
- ✔ Sie atmet schneller und ihr Körper speichert mehr Sauerstoff.
- ✔ Ihre Haut und die *Areola* (der Brustwarzenhof) können dunkler werden, und es kann eine »Schwangerschaftsmaske«, ein fleckiger, stärker pigmentierter Bereich auf Wangen und Nase, entstehen.

Und dann, wenn das Baby es endlich hinaus auf die Welt geschafft hat, sind all diese Veränderungen meist wieder verschwunden – bis es wieder Zeit für einen neuen Mieter wird.

Mehr über Gesundheitspflege und körperliche Veränderungen in der Schwangerschaft erfahren Sie in *Schwangerschaft für Dummies* von Joanne Stone, Keith Eddleman und Mary Duenwald (ebenfalls im Verlag Wiley-VCH erschienen).

Hormone in Aufruhr

Die weiblichen Geschlechtshormone Östrogen und Progesteron sind für die Fortpflanzungsfähigkeit einer Frau unerlässlich.

In der Pubertät bewirkt Östrogen Folgendes:

- ✔ Es regt die Reifung der weiblichen Fortpflanzungsorgane an.

✔ Es löst die Ausbildung der sekundären Geschlechtsmerkmale (Brüste, Körperbehaarung) aus.

✔ Es reguliert die Regel (!) und bewirkt, dass jeden Monat eine Eizelle aus den Eierstöcken »springt«.

In der Annahme, dass die Eizelle jederzeit durch eine vorbeischlendernde Samenzelle befruchtet werden könnte, macht Progesteron, das zweite weibliche Geschlechtshormon, Folgendes:

✔ Es verhindert den »Sprung« einer weiteren Eizelle.

✔ Es verdickt und verstärkt die Gebärmutterwand.

✔ Es baut die Blutgefäße auf, die den Fötus versorgen sollen (wenn die Eizelle nicht befruchtet wird, stimuliert Progesteron den Abbau der Gebärmutterwand, wodurch es zur Menstruationsblutung kommt).

Während der Schwangerschaft wirken Östrogen und Progesteron als natürliche Muskelrelaxantien (Entspannungsmittel), damit die Gebärmutterwand sich stärker dehnen kann, um Platz für den Fötus zu schaffen. Das ist die gute Nachricht. Die schlechte Nachricht ist, dass diese Hormone ebenfalls Reflux und Sodbrennen verursachen können, da sie gleichzeitig andere Muskeln locker machen. Welche Muskeln? Folgende:

✔ **UÖS:** Der Durchlass zwischen Speiseröhre und Magen, der gewöhnlich nach dem Schlucken wieder fest zugeht, damit der Mageninhalt nicht zurück in die Speiseröhre fließen kann. Unter (anderen) Umständen kann es sein, dass er nicht mehr so gut schließt, wie er eigentlich sollte, oder dass er aus Versehen von Zeit zu Zeit aufgeht. (In Kapitel 2 finden Sie mehr Infos zur Funktionsweise des UÖS.)

✔ **Speiseröhre:** Die aus Muskeln bestehende Wand der Speiseröhre zieht sich unter Umständen nicht stark genug zusammen, um das Reflux-Material wieder in den Magen zurückzuschieben.

✔ **Magen:** Die aus Muskeln bestehende Wand des Magens zieht sich unter Umständen nicht stark genug zusammen, um den Nahrungsbrei in den Dünndarm zu schieben. Ein voller Magen drückt gegen die Zwerchfelllücke.

✔ **Dünn- und Dickdarm:** Die aus Muskeln bestehende Wand von Dünn- und Dickdarm zieht sich unter Umständen nicht stark genug zusammen, um das Essen so schnell wie sonst durch den Verdauungstrakt zu transportieren. Das Ergebnis? Nein, kein Reflux. Diesmal ist das Ergebnis Verstopfung, ein weiterer Nebeneffekt der Schwangerschaft, der sich auf die Verdauung auswirkt.

Was steckt hinter einem Namen?

Möglicherweise mehr, als Sie eigentlich wissen wollen, aber schauen Sie doch trotzdem mal rein.

Der weibliche Körper stellt drei Hauptformen von Östrogen her: *Östradiol*, *Östriol* und *Östron*. Östradiol ist das wirksamste Mitglied dieses Trios, und für Wissenschaftler ist *Östrogen* eigentlich eine Form des Östradiols mit dem Namen Östradiol-17-b.

Progesteron ist das weibliche Hormon, das natürlicherweise vom Körper produziert wird. Natürliche und künstliche Chemikalien, die sich wie Progesteron verhalten, werden *Progestogene* genannt. Der Familienname von Progesteron und Progestogenen ist *Progestine*. Dieser Begriff wird manchmal für die Progestogene, die in Antibabypillen zum Einsatz kommen, verwendet.

Alles klar?

Unnötige Untersuchungen unterlassen

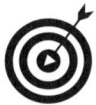
Wenn Sie schwanger sind, genügt es meist schon, dem Arzt Ihre Symptome zu beschreiben, um ihn davon zu überzeugen, dass Sie Reflux haben. Deshalb ist es wichtig, dass Sie ihm Ihre Reflux-Symptome wirkungsvoll mitteilen können. Machen Sie vor dem Termin eine ausführliche Liste, damit sich der Arzt ein klares Bild machen kann.

Lesen Sie sich die gängigen Untersuchungsmethoden durch, die im Folgenden kurz zusammengefasst sind. Diese werden bei schwangeren Frauen normalerweise jedoch nicht durchgeführt.

- ✔ **Endoskopie:** Endoskopie ist ein Verfahren, bei dem ein entsprechend ausgebildeter Arzt dem Patienten ein dünnes schlauchähnliches Instrument, das Endoskop, in den Hals schiebt, um das Gewebe zu untersuchen (siehe Kapitel 9). Dazu muss ihm der Arzt ein Beruhigungsmittel geben – was unbedenklich für Sie, aber nicht unbedingt für Ihr Baby wäre.

  Routinemäßig verordnen Ärzte Schwangeren keine endoskopische Untersuchung, da der Fötus dabei möglicherweise Schaden nehmen könnte. Es kann jedoch vorkommen, dass der Arzt der Meinung ist, dass der Nutzen, genau zu wissen, was im Verdauungstrakt der Patientin vor sich geht, das Risiko aufwiegt. Natürlich wird diese Entscheidung von Patientin zu Patientin sehr sorgfältig abgewogen.

- ✔ **Röntgenuntersuchung:** Eine weitere gängige Untersuchung ist der »Bariumbreischluck«, bei dem der Patient eine Lösung trinkt, die die Speiseröhre auskleidet. Durch die Bariumlösung, die die Röntgenstrahlung nicht durchlässt, können mögliche Schädigungen des oberen Verdauungstrakts auf einem Röntgenbild des Oberkörpers sichtbar gemacht werden. Bei Schwangeren wird diese Untersuchung äußerst selten durchgeführt, um den Fötus nicht der Strahlung auszusetzen.

Da schwangerschaftsbedingter Reflux nur vorübergehend Beschwerden verursacht und wieder verschwindet, sobald das Baby seinen großen Auftritt gehabt hat, wird es Sie nicht wundern, dass die meisten Ärzte überflüssige Reflux-Untersuchungen weitestgehend vermeiden. In Kapitel 9 finden Sie eine ganze Reihe weiterer Untersuchungen. Doch nur sehr wenige Schwangere müssen diese Untersuchungen über sich ergehen lassen. Die meisten sind wahrscheinlich unbedenklich, doch wozu sollte man es darauf ankommen lassen?

Unbedenkliche Mittel ermitteln

Alle Medikamente haben neben ihrem Nutzen auch Nebenwirkungen. Normalerweise betreffen diese Nebenwirkungen nur die Person, die das Medikament einnimmt. Wenn eine Frau jedoch schwanger ist, muss der Arzt genau den Nutzen für die Patientin, die vor ihm steht, gegenüber den Gefahren für den Patienten, den sie in sich trägt, abwägen.

Dazu müssen Ärzte und Patienten wissen,

✔ ob das Medikament die Plazenta passieren und in den Blutkreislauf des Fötus übertreten kann.

✔ ob das Medikament beim heranwachsenden Fötus körperliche Missbildungen verursachen kann. In der Fachsprache nennt man Chemikalien und Medikamente, die körperliche Schäden hervorrufen können, *Teratogene* (aus dem Griechischen *teras* für Monster und *gen* für machen).

✔ ob das Medikament Gene und Chromosomen schädigt. In der Fachsprache wird diese Substanzklasse *mutagen* genannt.

Und wie soll ein Mensch sich in solch komplizierten Gefilden zurechtfinden? Keine Sorge, im nächsten Abschnitt lernen Sie das Einmaleins der Medikamente in der Schwangerschaft.

Das Einmaleins der Medikamente in der Schwangerschaft lernen

Im Folgenden sind die Risikogruppen zusammengefasst, die in Deutschland für die Anwendung von Arzneimitteln während der Schwangerschaft aufgestellt wurden.

Dabei werden den Gruppen ein bis drei Arzneimittel zugeordnet, von denen mit fast hundertprozentiger Sicherheit angenommen werden kann, dass sie von einer großen Zahl von schwangeren Frauen eingenommen wurden, ohne dass es bis heute Hinweise auf eine erhöhte Missbildungsrate oder andere Folgen für den Embryo gäbe.

17 ➤ Sodbrennen in der Schwangerschaft

Alle Medikamente sollten, besonders in den ersten drei Monaten einer Schwangerschaft, nur nach sorgfältiger Nutzen-Risiko-Abwägung für Mutter und Ungeborenes eingenommen werden. Deshalb werden Arzneimittel mindestens den Gruppen 1 bis 3 zugeordnet.

Den Gruppen 4 bis 6 werden solche Medikamente zugeordnet, von denen man annimmt, dass sie nur von einer kleinen Zahl schwangerer Frauen eingenommen wurden. Diese Medikamente haben jedoch nach bisherigen Erfahrungen keine erhöhte Rate an Missbildungen oder anderen schwerwiegenden Folgen für den Embryo verursacht.

Dazu gehören:

✔ Arzneimittel, die erst seit kurzem auf dem Markt sind

✔ Arzneimittel, die von Schwangeren normalerweise nicht genommen werden müssen

Gruppe 1

Bei umfangreicher Anwendung am Menschen hat sich kein Verdacht auf eine embryotoxische/teratogene Wirkung ergeben. Auch der Tierversuch erbrachte keine Hinweise auf embryotoxische/teratogene Wirkungen.

Gruppe 2

Bei umfangreicher Anwendung am Menschen hat sich kein Verdacht auf eine embryotoxische/teratogene Wirkung ergeben.

Gruppe 3

Bei umfangreicher Anwendung am Menschen hat sich kein Verdacht auf eine embryotoxische/teratogene Wirkung ergeben. Der Tierversuch erbrachte jedoch Hinweise auf embryotoxische/teratogene Wirkungen. Diese scheinen für den Menschen ohne Bedeutung zu sein.

Gruppe 4

Ausreichende Erfahrungen über die Anwendung beim Menschen liegen nicht vor. Der Tierversuch erbrachte keine Hinweise auf embryotoxische/teratogene Wirkungen.

Gruppe 5

Ausreichende Erfahrungen über die Anwendung beim Menschen liegen nicht vor.

Gruppe 6

Ausreichende Erfahrungen über die Anwendung beim Menschen liegen nicht vor. Der Tierversuch erbrachte Hinweise auf embryotoxische/teratogene Wirkungen.

Gruppe 7

Es besteht ein embryotoxisches/teratogenes Risiko beim Menschen (erster Trimenon = erster bis dritter Monat).

Das bedeutet, dass Wirkstoffe dieser Gruppe Missbildungen, andere bleibende Schäden oder den Tod des Embryos verursachen können.

Gruppe 8

Es besteht ein fetotoxisches Risiko beim Menschen (zweiter und dritter Trimenon = vierter bis neunter Monat).

Gruppe 9

Es besteht ein Risiko perinataler Komplikationen oder Schädigungen beim Menschen.

Unter dieser Gruppe sind alle Wirkstoffe zusammengefasst, die den Geburtsvorgang beeinflussen oder Schädigungen des Feten/Neugeborenen hervorrufen können, wie zum Beispiel Wirkstoffe, die Blutungen verstärken oder Wehen verursachen können.

Gruppe 10

Es besteht das Risiko unerwünschter hormonspezifischer Wirkungen auf die Frucht beim Menschen.

Diese Kategorie gilt insbesondere für Geschlechtshormone (zum Beispiel Vermännlichung weiblicher Feten durch Androgene und künstliche Progestagene).

Gruppe 11

Es besteht das Risiko mutagener/karzinogener Wirkung.

Reflux-Medikamente bewerten

Bevor Sie diesen Abschnitt lesen, sollten Sie Kapitel 10 durchlesen, das voll gepackt ist mit speziellen Infos zu den verschiedenen Medikamenten gegen Sodbrennen und Reflux. Und danach kommen Sie einfach wieder hierher zurück.

Sie sind immer noch da? Okay. Sie bekommen im Folgenden eine ausführliche Erklärung, die dann in Tabelle 17.1 zusammengefasst wird.

- ✔ **Rezeptfreie Antazida** wie Aluminiumhydroxid, Magnesiumhydroxid und Natriumhydrogencarbonat wirken gegen Sodbrennen, indem sie die Säure, die aus dem Magen in die Speiseröhre zurückfließt, neutralisieren. Das Gute an dieser einfachen Wirkungsweise ist, dass viele dieser Präparate in der Schwangerschaft relativ unbedenklich sind.

17 ➤ Sodbrennen in der Schwangerschaft

Aluminiumhydroxid ist jedoch, auch wenn keine schädliche Wirkung bekannt ist, im ersten Trimenon *kontraindiziert* (das heißt, dass man dieses Medikament nicht nehmen darf) und im zweiten und dritten Trimenon *streng indiziert* (das heißt, dass es nur nach ärztlicher Beratung und sorgfältiger Nutzen-Risiko-Abwägung eingenommen werden sollte).

Natriumhydrogencarbonat sollte nur unter Einhaltung der korrekten Dosis eingenommen werden, da es in größeren Mengen zu einer vermehrten Flüssigkeitseinlagerung bei Mutter und Kind führen kann.

Zusammenfassend kann man sagen, dass bei Sodbrennen in der Schwangerschaft Antazida und unter den Antazida Mischpräparate wie Magaldrat (Kombination von Aluminium- und Magnesiumsalzen) die Mittel der Wahl sind.

✔ Die **H2-Blocker** Cimetidin (Tagamet), Famotidin (Famotidin ratiopharm) und Ranitidin (Zantic) sind »tatkräftiger« als die Antazida, da sie aktiv in die natürliche Säureproduktion des Magens eingreifen. Diese Medikamente passieren zwar die Plazenta, in Tierversuchen haben sie jedoch nicht zu Schädigungen der Feten geführt. Außerdem liegen keine Berichte von Schädigungen beim menschlichen Fetus vor.

Laut einer Studie des kanadischen Motherisk-Programms, bei der 230 Frauen mit Sodbrennen und 178 »Kontrollpersonen« miteinander verglichen wurden, wiesen die Babys der Frauen, die im ersten Trimenon H2-Blocker eingenommen hatten, nicht mehr Schäden auf als die Babys der Frauen, die keine Medikamente eingenommen hatten. Auch in späteren Schwangerschaftsmonaten wurden keine Unterschiede gefunden, es werden aber trotzdem weitere Studien empfohlen, um das zweite und dritte Trimenon besser zu beurteilen.

Da jedoch immer noch nicht genügend Daten vorliegen, sollten H2-Blocker trotzdem nur dann eingenommen werden, wenn Antazida nicht ausreichend wirken. Hier ist Famotidin der Wirkstoff der Wahl.

✔ Der **Protonenpumpeninhibitor (PPI)** Omeprazol (Antra) verringert auch die Magensaftproduktion und passiert die Plazenta. Doch im März 1997 zeigte die Motherisk-Studie bei einem Vergleich von 59 Schwangeren, die Omeprazol genommen hatten, mit 178 »Kontrollen« (Frauen, die dieses Medikament nicht genommen hatten) ebenfalls keine Erhöhung der Fehlbildungsrate.

In Anbetracht der Tatsache, dass sehr viel mehr Daten über H2-Blocker als über PPIs vorliegen, raten einige Fachleute, einschließlich der medizinischen Fachzeitschrift *Canadian Family Physician*, dass H2-Blocker (ist ein PPI) bei schwangeren Frauen mit Reflux/Sodbrennen derzeit noch die Mittel der Wahl sein sollten (vorausgesetzt, dass Antazida bei ihnen nicht gewirkt haben).

Medikament	Markenname	Risiko-Einstufung in der Schwangerschaft
Rezeptfreie Antazida		
Aluminiumverbindungen	Almag	Im ersten bis dritten Monat kontraindiziert, im vierten bis neunten Monat strenge Indikation
	Aludrox	
	Maaloxan	
	Progastrit	

Medikament	Markenname	Risiko-Einstufung in der Schwangerschaft
Magnesiumverbindungen (Magaldrat)	Gastripan	Unbedenklich, Mittel der Wahl
	Glysan	
	Magastron	
	Marax	
	Riopan	
	Simaphil	
Natriumhydrogencarbonat	Bullrich-Salz	Anwendung möglich, kann in Überdosierung jedoch vermehrte Flüssigkeitseinlagerung bei Mutter und Kind verursachen
H2-Blocker		
Cimetidin	CimLich	Strenge Indikation
	Gastroprotect	
	Tagamet	
Famotidin	Fadul	Gruppe 4, strenge Indikation
	Famonteron	
	Pepdul	
Nizatidin	Nizax	Gruppe 4, kontraindiziert; bei nicht ausreichender Wirkung alternativ Ranitidin oder Cimetidin
Ranitidin	Junizac	Gruppe 4, strenge Indikation; Famotidin ist H2-Blocker der Wahl
	Sostril	
	Zantic	
Protonenpumpeninhibitoren		
Esomeprazol	Nexium	Strenge Indikation
Lansoprazol	Agopton	Gruppe 4, strenge Indikation
	Lanzor	
Omeprazol	Antra	Strenge Indikation, Mittel der Wahl unter den PPIs
	Gastracid	
Pantoprazol	Eupantol	Gruppe 4, strenge Indikation
	Pantorc	
	Pantozol	
	Rifun	
Rabeprazol	Pariet	Gruppe 4, kontraindiziert
	Pariet-Sieben	

Tabelle 17.1: Vergleich von Medikamenten gegen Reflux

Was Sie sonst noch wissen sollten

Die obige Risikoklassifizierung beschreibt die Wirkung der Medikamente auf den Fetus. Sie sollten aber auch noch wissen, wie die Schwangerschaft die Reaktion Ihres Körpers auf bestimmte Medikamente verändert (oder auch nicht verändert).

Wenn Sie schwanger sind, macht Ihr Körper wichtige Veränderungen durch, die sich auch darauf auswirken, wie dieser die Medikamente verarbeitet, zum Beispiel:

✔ Medikamente gehen in das Blut über. Durch eine größere Blutmenge (wie es in der Schwangerschaft der Fall ist) kann sich die Konzentration des Wirkstoffes verringern.

✔ Einige Medikamente werden über den Urin ausgeschieden. Bei häufigerem Wasserlassen können die Wirkstoffe, die sonst länger im Körper bleiben, schneller ausgeschieden werden.

Grundsätzlich sollten Sie immer zuerst Ihren Arzt fragen, bevor Sie mit der Einnahme eines neuen Medikaments beginnen. Er kann Ihnen bestätigen, dass es das richtige Medikament ist und Ihnen Tipps für die Dosierung geben.

Hausmittel unter die Lupe nehmen

Einfache Hausmittel gegen Sodbrennen, wie fettreduzierte Lebensmittel und kleinere Mahlzeiten, funktionieren bei schwangeren Frauen normalerweise genauso gut wie bei jedem anderen. Sobald man sich jedoch in die Gefilde der Beinahe-Medikamente – Kräuter, pflanzliche Produkte und Natriumhydrogencarbonat (Natron) sind gute Beispiele hierfür – hineinwagt, sollte man vorher den Arzt um Rat fragen. *Nicht vergessen:* Ihr Ziel ist es, Ihren heranwachsenden Schatz zu schützen, während Sie etwas gegen dieses – rülps! – lästige Sodbrennen tun. Wer könnte Ihnen besser als Ihr Arzt dabei helfen, dieses Ziel zu erreichen?

Ihren Lebensstil von Reflux »entbinden«

Was man isst, wie man schläft, was man trägt und wie man sich bewegt, kann bei Schwangeren – wie bei allen anderen auch – großen Einfluss darauf haben, ob man Reflux bekommt oder nicht.

Lecker und gesund essen

Oft bringt bereits eine geringfügige Ernährungsumstellung große Erfolge im Kampf gegen schwangerschaftsbedingtes Sodbrennen.

✔ **Meiden Sie fettreiches oder öliges Essen.** Es macht Ihren UÖS schlapp und lässt das Essen wieder zurück in die Speiseröhre rutschen.

✔ **Verzichten Sie auf stark gewürztes Essen.** Das mit dem UÖS gilt auch hier.

✔ **Schränken Sie Ihren Kaffeekonsum ein.** Das Öl der Kaffeebohnen ist dafür berüchtigt, Sodbrennen zu verursachen. Wenn Sie nicht auf Koffein verzichten mögen, versuchen Sie's doch mit schwarzem Tee: Er enthält keine Öle und ist milder.

✔ **Essen Sie kleinere Mahlzeiten, gerade abends.** So kann Ihr Magen sich schneller leeren.

✔ **Nehmen Sie weniger kohlensäurehaltige Getränke zu sich.** Davon müssen Sie Aufstoßen, wobei sich – Überraschung! – der UÖS öffnet.

✔ **Verzichten Sie auf nächtliche Imbisse.** Warum? Das erfahren Sie im nächsten Abschnitt.

Mehr Informationen über Getränke und Nahrungsmittel, die Sodbrennen verursachen, erhalten Sie in Kapitel 6.

Fest schlafen

Gesunde Frauen, die nicht schwanger sind, sind tagsüber normalerweise wach und nachts am Schlafen. Ein zusätzliches Gewicht von 12 Kilo oder mehr mit sich herumzuschleppen, kann eine Schwangere jedoch ganz schön groggy machen. Schwangere Frauen sind normalerweise so müde, dass es ihnen gar nicht schwer fallen würde, tagsüber spontan ein paar Nickerchen einzulegen. Vielleicht sogar so müde, sich direkt nach dem Essen ins Bett fallen zu lassen, was gar nicht gut wäre.

Wie Sie in Kapitel 14 nachlesen können, sollten sich Leute mit Sodbrennen nach dem Essen nicht hinlegen. Und flach auf dem Rücken zu liegen, die Stellung, die sich in der späten Schwangerschaft am ehesten anbietet, flacht die Verdauungsröhre ab und erleichtert es dem sauren Mageninhalt, in die Speiseröhre zurückzufließen.

Sie können das Auftreten dieser Art von Reflux verringern, indem Sie

✔ Ihr Nickerchen mehr oder weniger aufrecht in einem bequemen Stuhl machen.

✔ mindestens drei Stunden nach dem Essen warten, bevor Sie sich nachts schlafen legen, weshalb ein nächtlicher Imbiss auch tabu ist.

Eine andere Möglichkeit, Reflux im Schlaf anzugehen, besteht darin, auf der linken Seite zu schlafen. In Kapitel 14 finden Sie eine Abbildung, die zeigt, warum das hilft. In Worten lautet die einfache Erklärung, dass

✔ Ihr Magen auf Ihrer linken Seite liegt.

✔ Ihr Magen tiefer als die Speiseröhre liegt, wenn Sie auf der linken Seite schlafen.

✔ der Mageninhalt nicht so leicht wieder stromaufwärts in Ihre Speiseröhre fließen kann.

17 ➤ Sodbrennen in der Schwangerschaft

Zwölf verschiedene Arten, »Ich bin schwanger!« zu sagen

Warum ist es der Menschheit schon immer so schwer gefallen, das simple Wörtchen *schwanger* über die Lippen zu bringen?

Schauen Sie sich nur einmal die Menschheit vor 100 Jahren an. Damals konnten sich Schwangere kaum in der Öffentlichkeit blicken lassen, und ihr Zustand wurde ganz schicklich mit *guter Hoffnung sein, in besondere Umstände kommen, gesegneten Leibes sein, Mutterfreuden entgegensehen, ein Kind unter dem Herzen tragen, ein süßes Geheimnis haben* und so weiter und so fort umschrieben.

Mitglieder der besseren Gesellschaft, die wussten, wie man den kleinen Finger anwinkelt während man ein Tässchen Tee an den Mund führt, wählten den Ausdruck *enceinte* – schlichtes Französisch für (mon dieu!) schwanger.

Die Wissenschaftler wiederum wählten die Fachsprache: *gravid*.

Aus der Umgangssprache kennt man die Ausdrücke *Für zwei essen, Vom Storch gebissen worden sein* und das vulgäre *Einen Braten in der Röhre haben*.

Doch kein einziger dieser Ersatzbegriffe kommt auch nur annähernd an die freudige Überschwänglichkeit von »Schatz! Rate mal!« heran.

Vorsicht walten lassen

Oft führt schon einfaches Vornüberbeugen bei einigen empfindlichen Exemplaren zu Reflux. Dasselbe gilt für sehr hüpffreudigen Sport. Und das gilt doppelt für schwangere Frauen. Je weiter Ihre Schwangerschaft fortgeschritten ist, desto vernünftiger ist es, sich nur noch durch ruhige Sportarten, wie leichtes Stretching oder einen (relativ) flotten Spaziergang, bei denen Sie Ihren Oberkörper aufrecht halten, Bewegung zu verschaffen (siehe Kapitel 14).

Eine modische Alternative

Schwanger? Verdrängen Sie nicht Ihren immer größer werdenden Taillenumfang. Ja, Sie wollen vielleicht so lang wie möglich in normale Kleidung passen. Doch Klamotten, die in der Taille zu eng anliegen, erhöhen auch das Reflux-Risiko. Was könnte man ansonsten noch zu diesem Thema sagen? Lassen Sie es locker angehen!

Sodbrennen bei Babys und Kindern

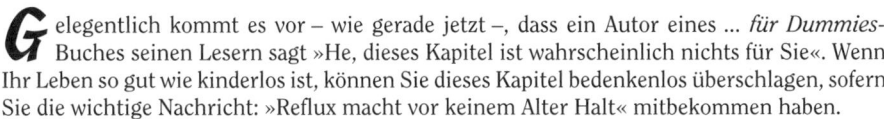

In diesem Kapitel

▶ Die Symptome von Reflux bei Kindern

▶ Welche Kinder reflux-gefährdet sind

▶ Die gastroösophageale Refluxkrankheit (GERD) bei Säuglingen und Kleinkindern behandeln

---

Gelegentlich kommt es vor – wie gerade jetzt –, dass ein Autor eines ... *für Dummies*-Buches seinen Lesern sagt »He, dieses Kapitel ist wahrscheinlich nichts für Sie«. Wenn Ihr Leben so gut wie kinderlos ist, können Sie dieses Kapitel bedenkenlos überschlagen, sofern Sie die wichtige Nachricht:»Reflux macht vor keinem Alter Halt« mitbekommen haben.

Auf der anderen Seite, wenn Sie ein Eltern- oder Großelternteil, Schwester, Bruder, Tante, Onkel, Cousin, Lehrer oder Babysitter sind, der häufig mit sehr jungen Kindern zusammen ist, sollten Sie dieses Kapitel nicht überspringen. Hier erfahren Sie nämlich, welche Säuglinge, Babys und Kleinkinder besonders Gefahr laufen, an Reflux zu erkranken, und wie Sie aus einem schreienden Baby wieder einen vergnügt glucksenden Wonneproppen machen können.

Die Ursachen für das Weinen Ihres Kindes beim Namen nennen

Es war einmal vor gar nicht allzu langer Zeit, als Kinderärzte und Eltern noch glaubten, dass Sodbrennen und Reflux nur etwas für Erwachsene sei. Die Ärzte dachten, dass Babys, die ständig am Spucken waren oder die ganze Nacht durchweinten, unter den unbestimmten, aber häufigen *Blähungskoliken* litten. Doch die Zeit bleibt nicht stehen.

Heutzutage verwenden viele Ärzte für ein Kind, das länger als drei Stunden am Tag schreit, den Begriff *Schreibaby*. Für einige Ärzte ist ein Schreibaby »einfach leicht erregbar« oder – ratloses Schulterzucken – »nicht medizinisch definierbar«. Was ist passiert? Moderne Medizin. Kluge Kinderärzte ziehen heutzutage auch die Möglichkeit in Betracht, dass Babys, die viel schreien, spucken, nicht einschlafen wollen und nicht so gerne essen wie andere Kinder, Reflux haben.

Eine Menge topaktueller Forschungsberichte in angesehenen medizinischen Fachzeitschriften stützt die Notwendigkeit, Reflux bei Kindern stärker ins Auge zu fassen. Eine dieser Fachzeitschriften, *Archives of Pediatrics & Adolescent Medicine*, teilte kürzlich seiner aus Kinderärzten bestehenden Leserschaft mit, dass Reflux eine häufige Krankheit in der Kindheit ist, die bis zu 18 Prozent – ungefähr eines von fünf – ansonsten gesunder Kinder betrifft.

Gefährdete Kinder

Fragen Sie sich gerade, ob Ihre eigenen Söhne oder Töchter, Nichten oder Neffen Reflux haben? Lassen Sie sich zuerst einmal in Kapitel 1 kurz und bündig erklären, was Reflux überhaupt ist. Im Wesentlichen ist der untere ösophageale Sphinkter (UÖS) eine Falltür zwischen Speiseröhre und Magen. Wenn diese nicht richtig schließt, kann der saure Mageninhalt wieder zurück in die Speiseröhre fließen. Danach blättern Sie ganz schnell weiter, bis ... genau hier.

In der Regel kann man sagen, dass Kinder, die Probleme beim Atmen und Schlucken haben oder die keinen normalen Luftdruck im Hals aufrechterhalten können, der den UÖS geschlossen hält, reflux-gefährdet sind.

Kinder mit folgenden Erkrankungen sind reflux-gefährdet:

✔ **Chronische Atemwegserkrankungen:** Beispielsweise Kinder mit Mukoviszidose (zystische Fibrose) oder Asthma.

✔ **Infekte der oberen Atemwege:** Wie zum Beispiel eine Erkältung. Oft treten dabei auch Ohrenschmerzen auf. Kürzlich hat ein Forscherteam festgestellt, dass sich bei einer Mittelohrentzündung (*Otitis media*) häufig auch Magenenzyme im Ohrenschmalz finden. Das könnte ein Hinweis darauf sein, dass bei Reflux der Magensaft bis in die Tuben, die Verbindung von Rachenraum und Mittelohr, fließt. Dadurch könnte er eine wichtige Rolle bei dieser Erkrankung spielen, indem die Säure den Bakterien den Angriff erleichtert.

Anmerkung: Der Zusammenhang von Mittelohrentzündung, die bei kleinen Kindern ja sehr häufig vorkommt, und Reflux ist allerdings noch ziemlich umstritten. Deshalb: Halten Sie die Augen und Ohren offen, vielleicht gibt es ja bald schon neue Studien zu diesem Thema.

✔ **Häufiger Schluckauf:** Verstärkt den Druck im Bauch, wodurch die Säure in die Speiseröhre zurückfließen kann.

✔ **Halsverletzungen:** Zu Halsverletzungen kann es bei Frühgeborenen kommen, wenn Beatmungsgeräte oder Atemschläuche eingesetzt werden, um ihnen das Atmen zu erleichtern.

✔ **Körperliche Fehlbildungen:** Fehlbildungen, wie beispielsweise ein Zwerchfellbruch (*Hiatushernie*). Dabei drängt ein Teil des Magens durch eine Lücke im Zwerchfell (die Muskelmembran, die den Brust- vom Bauchraum trennt) in den Brustraum (mehr dazu in Kapitel 4).

✔ **Lebensmittelallergien oder -unverträglichkeiten:** Allergische Reaktionen oder Überempfindlichkeitsreaktionen auf Lebensmittel können Husten oder Gewebeschwellungen hervorrufen, die den Kindern das Schlucken erschweren.

✔ **Down-Syndrom:** Diese Erkrankung kann die Muskulatur schwächen oder die Nervenimpulse, die den UÖS geschlossen halten, stören.

Bitte lesen Sie diesen Absatz sorgfältig durch. Das Down-Syndrom ist ein genetischer »Unfall«. Ein Kind mit Down-Syndrom oder Reflux zu haben, ist niemandes »Schuld«. Lassen Sie es niemals zu, dass ungerechtfertigte Schuldgefühle sich in Ihre normalen, gesunden Bemühungen, Ihrem Kind zu helfen, einmischen.

✔ **Eltern, die Reflux haben:** Reflux scheint auch erblich zu sein. Wenn Sie selbst Reflux haben, halten Sie beide Augen offen, da Ihr kleiner Spatz auch darunter leiden könnte. (Mehr über den Zusammenhang von Reflux und Genen erfahren Sie in Kapitel 4.)

 Tatsächlich veröffentlichte die medizinische Fachzeitschrift *Journal of the American Medical Association* einen Bericht über fünf Familien, in denen jeweils mehr als ein Kind unter Reflux litt. In diesem Bericht behaupteten Forscher, sie hätten das »GERD-Gen« auf Chromosom 13 geortet. Andere Forscher sind der Meinung, dass hier weitere Forschungsarbeit nötig sei. Bleiben Sie am Ball.

Auf Anzeichen für Reflux bei Babys achten

Wenn Sie jemals ein Baby im Arm gehalten haben, dann wissen Sie auch, dass Babys mehrmals täglich spucken können. Solange das spuckende Baby lächelt (»Speibabys sind Gedeihbabys« ist ein bei Ärzten und Hebammen sehr beliebter Satz) und Sie keine anderen offensichtlichen Beschwerden bei Ihrem Kind beobachten, wie zum Beispiel Gewichtsverlust oder Tränen beim Essen, dann müssen Sie sich auch keine Sorgen machen. Die Gurus der Kindermedizin sagen oft, dass sich das auswächst, und mehr als neun von zehn Speibabys haben diese Gewohnheit bis zu ihrem ersten Geburtstag überwunden.

 Trotzdem haben Sie bei häufigem Spucken Recht, sich Sorgen zu machen, wenn

✔ Ihr Baby nicht zunimmt.

✔ Ihr Baby häufig Schluckauf hat.

✔ Ihr Baby allem Anschein nach Hunger hat, doch nach einem Schluck nicht weiter trinken mag.

✔ Ihr Baby reizbar ist und ohne ersichtlichen Grund häufig schreit.

✔ Ihr Baby heiser ist oder ständig hustet.

✔ Ihr Baby sich häufig verschluckt.

✔ Ihre Baby oft eine verstopfte Nase hat, weil es kleine Nahrungsteilchen aus dem Rachen einatmet.

✔ Ihr Baby häufig Mundgeruch hat.

Jedes dieser Anzeichen kann ein Hinweis auf Reflux sein.

Zusätzlich können aufmerksame Eltern aus der Babysprache heraushören: »He, mir geht's nicht gut!« Wenn Ihr Baby zum Beispiel seinen Kopf von der Brust oder der Flasche wegdreht, oder sich steif macht, seinen Rücken durchdrückt oder beim Trinken weint, kann es Ihnen dadurch etwas mitteilen wollen. In Abbildung 18.1 sehen Sie kindliche Körpersprache, die ein Hinweis auf Reflux sein kann.

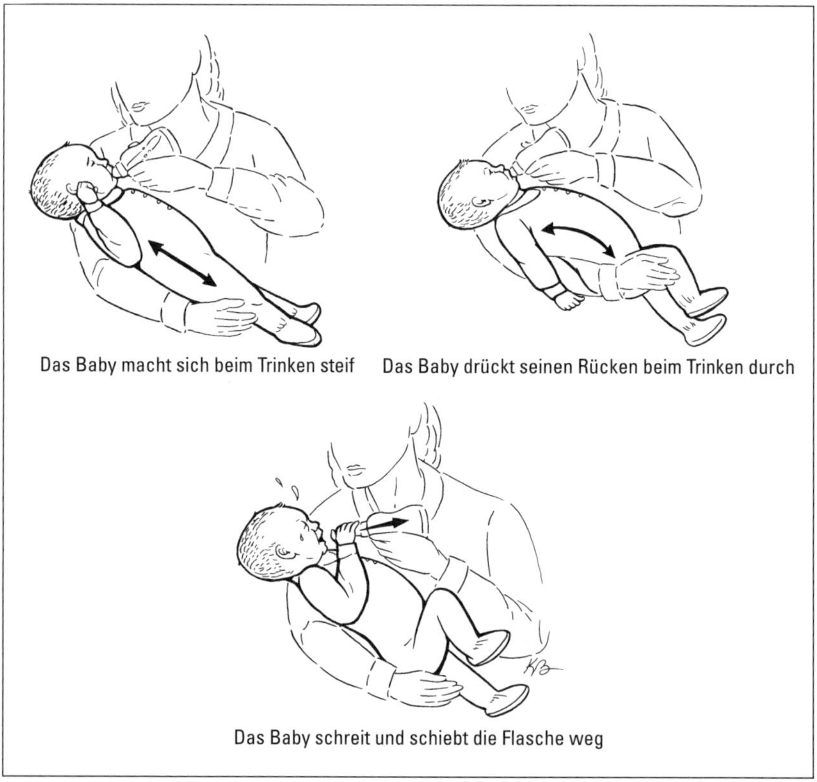

Das Baby macht sich beim Trinken steif

Das Baby drückt seinen Rücken beim Trinken durch

Das Baby schreit und schiebt die Flasche weg

Abbildung 18.1: Babys Körpersprache

Reflux bei Kleinkindern orten

Anders als Babys können Kleinkinder und Vorschulkinder sprechen. Vielleicht rezitieren sie nicht unbedingt jeden Morgen vor – oder nach – dem Frühstück Goethes gesammelte Werke, aber sie können zumindest so einfache Dinge wie »aua« oder »tut weh« sagen.

Sie können Reflux bei Ihrem Kleinkind vermuten, wenn

- ✔ das Zweijährige beim Essen sagt, dass es weh tut.
- ✔ das Eineinhalbjährige häufig nachts in Tränen gebadet aufwacht.
- ✔ das Asthma Ihres Kindes nachts schlimmer ist als tagsüber.

18 ➤ Sodbrennen bei Babys und Kindern

Diese Warnzeichen sind ein Hinweis für Mama und Papa, einen Termin mit dem Onkel Doktor zu machen, damit dieser ihr Kind gründlich untersuchen kann.

Baby, du bist Spitze!

Wie wäre es mit einer kleinen Filmpause, während Sie sich ein wenig Zeit nehmen, um diese Furcht einflößenden Informationen zu verdauen? In der folgenden Tabelle finden Sie Filme, in deren Titel der Begriff Baby vorkommt. Können Sie die Filme den entsprechenden Filmstars zuordnen? Stimmt, das Baby in einem dieser Filme ist eigentlich ein Leopard, in einem anderen ist's ein Gangster, in einem weiteren ein Riesenbaby und in einem sogar der Sohn des Teufels. Aber ist nicht jedes Kind für seine Mutter etwas ganz Besonderes?

Filmtitel (Jahr)	Filmstar(s)
1. Noch drei Männer, noch ein Baby (1987)	a. Hilary Swank
2. Bringing up baby (Leoparden küsst man nicht) (1938)	b. André Dussollier
3. Baby boom (1987)	c. Kevin Bacon
4. Baby face (1933)	d. Tom Selleck
5. Baby doll (1956)	e. Diane Keaton
6. Innocent babysitter (1995)	f. Carroll Baker
7. Million Dollar Baby (2004)	g. Katharine Hepburn, Cary Grant
8. She's having a baby (1988)	h. Barbara Stanwyck
9. Liebling, jetzt haben wir ein Riesenbaby (1992)	i. Bette Davis, Joan Crawford
10. Drei Männer und ein Baby (1985)	j. Rick Moranis
11. Was geschah wirklich mit Baby Jane (1962)	k. Mia Farrow
12. Rosemaries Baby (1967)	l. Alicia Silverstone

Antworten: 1. d; 2. g; 3. e; 4. h; 5. f; 6. l; 7. a; 8. c; 9. j; 10. b; 11. i; 12. k

Reflux bei Kindern diagnostizieren

Gastroenterologen (Ärzte, die auf den menschlichen Verdauungstrakt spezialisiert sind) verfügen über verschiedene Untersuchungsmethoden, mit denen sie Reflux bei Erwachsenen feststellen können. Wenn Sie sich diese Methoden mal in Kapitel 9 anschauen, werden Sie verstehen, warum sie von den Ärzten als selbst für Erwachsene aufreibend bezeichnet werden und bei Babys und Kleinkindern praktisch undurchführbar sind. Älteren Kindern kann man einige dieser Untersuchungen schon eher zumuten.

Um Babys oder Kleinkindern unnötigen Untersuchungsstress zu ersparen, wird der Kinderarzt wahrscheinlich zunächst eine erste Reflux-Diagnose auf der Grundlage Ihrer und eigener Beobachtungen der Symptome des Kindes erstellen.

Wenn das Ergebnis tatsächlich Reflux lautet, kann der Arzt seine Diagnose bestätigen wollen, indem er Ihr Kind zu einem pädiatrischen Gastroenterologen (ein Gastroenterologe, der auf Kinder spezialisiert ist) überweist, der dazu ausgebildet ist,

- ✔ eine *Szintigraphie* durchzuführen, ein computergestütztes bildgebendes Verfahren, bei dem die Vorgänge im Bauch Ihres Kindes sichtbar gemacht werden. Dadurch kann er erkennen, wie lange die Nahrung im Magen bleibt, bevor sie weitertransportiert wird. (Je länger die Nahrung im Magen bleibt, desto höher ist das Reflux-Risiko.)

- ✔ eine *obere Magen-Darm-Passage (obere MDP)* durchzuführen. Das ist ein Röntgenbild des Halses und des Magens, bei der Ihr Kind eine Flüssigkeit trinkt, die auf dem Bild erkennbar ist und Defekte oder Fehlbildungen sichtbar macht.

- ✔ ein sehr dünnes Röhrchen in den Hals Ihres Kindes einzuführen, wodurch der dortige Säuregehalt gemessen werden kann, um Anzeichen für einen Reflux von Magensäure zu erhalten.

- ✔ eine *Endoskopie* durchzuführen. Dies ist ein Verfahren, bei dem der Arzt dem Kind ein Beruhigungsmittel gibt, damit er ein »Sehröhrchen« durch den Mund in die Speiseröhre einführen kann. Damit kann er sich die Speiseröhre, den Magen und den Darm anschauen, wodurch er erkennen kann, ob das Gewebe von Reflux geschädigt worden ist.

Kinder mit Reflux behandeln

Nachdem der Arzt nun tatsächlich Reflux bei Ihrem Kind festgestellt hat, muss er zunächst einen Behandlungsplan ausarbeiten. Dabei kann er nach den Leitlinien der *Gesellschaft für pädiatrische Gastroenterologie und Ernährung e.V.* (GPGE) vorgehen.

Sind Sie ein sehr neugieriger Mensch? Dann können Sie sich diese Leitlinien auf der Website www.gpge.de anschauen. Klicken Sie »Leitlinien« an und wählen Sie aus dem anschließend erscheinenden Menü »Gastro-Ösophageale Reflux-Krankheit« aus.

Gut füttern, sich besser fühlen

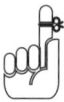

Reflux ist eine Erkrankung des Verdauungssystems. Deshalb besteht die erste Verteidigungslinie aus einem ausgeklügelten Ernährungsplan, von dem jegliche Reflux-Auslöser ausgesondert werden. Dieser Rat klingt zu einfach, um wahr zu sein, doch wenn Sie einige Abschnitte gelesen haben, werden Sie feststellen, dass der Text sehr freigiebig mit den Wörtern *einige*, *möglicherweise* und *kann eventuell* um sich wirft. Warum das so ist? Zurzeit steckt der Forschungsbereich »Reflux bei Kindern« noch in den Kinderschuhen.

Anders ausgedrückt, sind viele Expertenratschläge genau das: eher Ratschläge als unumstößliche Regeln.

Allergene meiden

Können eventuell, möglicherweise, weisen darauf hin sind äußerst wichtige Begriffe in der medizinischen Fachsprache. Diese Wörter kennzeichnen ein noch nicht vollständig erforschtes Thema, wie zum Beispiel, ob es einen Zusammenhang zwischen Allergie auslösenden Lebensmitteln und Reflux bei Kindern gibt.

Zum Beispiel *weisen einige* Studien *darauf hin*, dass *einige* Babys, die empfindlich auf Kuhmilch reagieren, *eventuell* Reflux entwickeln, wenn sie mit Säuglingsnahrung auf Kuhmilchbasis gefüttert werden. Bei Kindern, die schon feste Nahrung zu sich nehmen, erweitert sich die Liste der potenziellen Allergene um Zitrusfrüchte und Tomaten. Die Theorie besagt, dass eine allergische Reaktion *eventuell* den UÖS schwächen und Reflux auslösen kann.

Wenn ein Nahrungsmittelallergen für die Beschwerden Ihres Kindes verantwortlich ist, kann es *eventuell* eine Lösung sein, auf Brustfütterung umzusteigen. Trotz der steigenden Beliebtheit des Stillens gibt es zurzeit noch keine Belege dafür, dass gestillte Babys weniger häufig Reflux bekommen als mit der Flasche gefütterte Babys.

Dennoch, um die »Allergen ist gleich Reflux«-Theorie zu testen und hoffentlich die Beschwerden Ihres Kindes zu lindern, kann Ihr Arzt vernünftigerweise vorschlagen, eine zweiwöchige Eliminationsdiät durchzuführen. Dadurch kann man herausfinden, welche Nahrungsmittel schuld an der Misere sind.

Eine *zweiwöchige Eliminationsdiät* beginnt mit einem Speiseplan, der möglichst wenig potenzielle Allergene enthält. Dann werden diese Lebensmittel einzeln nach und nach wieder in den Speiseplan aufgenommen. Zum Beispiel an einem Tag Eier, am nächsten Tag Milch und so weiter. Nachdem das Lebensmittel wieder hinzugefügt worden ist, achten Sie auf eine Reaktion. Wenn nichts geschieht, streichen Sie das betreffende Lebensmittel von der Liste der Unruhestifter und machen mit dem nächsten weiter.

Wenn Sie stillen, endet das, was Sie essen, letztendlich auch in Ihrer Milch. Deshalb gilt die Eliminationsdiät in diesem Fall auch für Sie. Wenn Sie Reflux haben und Medikamente dagegen nehmen, fragen Sie Ihren Arzt, ob Sie stillen sollten. Mehr Infos zu den Auswirkungen von Reflux-Medikamenten auf das Fortpflanzungssystem finden Sie in Kapitel 10.

Kleinere Mahlzeiten auf den Tisch bringen

Manchmal kann es schon gegen Reflux helfen, wenn Sie Ihr Kind häufiger und mit kleineren Portionen füttern. Mensch, so leicht soll das gehen? Prima.

Natürlich sollten Sie auch sicherstellen, dass Ihr Kind sämtliche notwendigen Nährstoffe bekommt. Reduzieren Sie deshalb nicht die Gesamtmenge, die Sie an einem Tag füttern, sondern verteilen Sie sie auf kleinere Portionen, die Sie dann häufiger füttern, damit Ihr Kind keinen Hunger bekommt. Lesen Sie in Kapitel 6 alles über die Vorteile von kleineren Portionen und häufigeren Mahlzeiten im Kampf gegen Reflux nach.

Die Säuglingsnahrung andicken

Dieser Rat für Babys ist wieder leicht zwiespältig. Die gute Nachricht ist, dass angedickte Säuglingsnahrung – Milch mit einer Getreideart – die Spuckhäufigkeit verringern kann. Die weniger gute Nachricht ist, dass es bisher noch keine Studien dazu gibt, die belegen, dass angedickte Säuglingsnahrung Reflux verringert.

Wenn Sie die Nahrung Ihres Babys andicken, sollten Sie Folgendes beachten:

✔ Nehmen Sie am besten Reisstärke, um die Säuglingsnahrung oder Ihre abgepumpte Muttermilch anzudicken. Bei Reis ist die Allergiegefahr geringer als bei anderen Getreidesorten. Aber Sie sollten sich natürlich zuerst mit Ihrem Arzt beraten, um sich abzusichern.

✔ Sie sollten wissen, dass Ihr Baby beim Füttern von angedickter Milchnahrung mehr husten wird.

✔ Bleibt die angedickte Milch länger im Magen, steigt die Wahrscheinlichkeit, dass sie wieder durch den UÖS zurückrutscht. Mit anderen Worten: Angedickte Milchnahrung kann das Befinden Ihres Babys bessern – oder auch nicht.

Einen Schnuller zum Nachtisch servieren

In Kapitel 7 erfahren Sie, dass Kaugummi eine wirksame Waffe für Erwachsene im Krieg gegen Reflux sein kann. Kauen erhöht die Produktion von Speichel, einem natürlichen Antazidum, das dabei hilft, feurigen Reflux in der Speiseröhre zu löschen.

Das Pendant zum Kaugummi kann für Babys ein Schnuller sein. Das Nuckeln an diesem Brustersatz erhöht nicht nur die Speichelproduktion, es fördert auch die *Peristaltik*. Das sind die natürlichen Kontraktionen des Verdauungstrakts, die die Nahrung aus dem Magen und durch den restlichen Körper hindurchtransportieren. Doch leider gibt es derzeit noch keine Studien, die diese Aussage stützen. Trotzdem, je weniger Nahrung sich im Magen aufhält, desto geringer ist das Reflux-Risiko.

Weiter geht's mit dem Kindergarten

Wie Erwachsene können auch Kinder im Vorschulalter auf fettreiche Lebensmittel, stark gewürzte Speisen, kohlensäurehaltige Limonaden und Schokolade (enthält Koffein!) reagieren. Das sind Nahrungsmittel, die dafür bekannt sind, den UÖS schlapp zu machen. Diese Nahrungsmittel von dem Speiseplan Ihres Kindes zu streichen kann gegen seinen Reflux helfen. (In Kapitel 6 erfahren Sie mehr über diese Nahrungsmittel mit dem roten Warnwimpel.)

Eine perfekte Stellung einnehmen

Die Stellung kann für Ihr Kind sehr wichtig sein, um seine Mahlzeiten zu genießen, einen schönen Mittagsschlaf zu machen und nachts fest zu schlummern.

Die beste Position für ein angenehmes Füttern (und Futtern)

 Erwachsene mit Reflux wissen aus eigener leidvoller Erfahrung, dass Liegen beim oder kurz nach dem Essen den Magensaft leichter in die Speiseröhre zurückfließen lässt. Dasselbe gilt auch für trinkende Babys.

 Legen Sie deshalb Ihr Baby zum Füttern mehr oder weniger aufrecht hin, und bleiben Sie auch nach dem Füttern noch eine Weile in dieser Stellung. Ich sage »mehr oder weniger«, da kein Säugling sich aufrecht an einen Tisch setzen wird. Reflux-Forscher raten, Babys während des Fütterns in einem Winkel von 45 bis 60 Grad zu halten. Wenn Sie nicht in Geometrie promoviert haben, schauen Sie sich einfach die Darstellung in Abbildung 18.2 an. Wenn Ihr Baby gegessen hat, legen Sie es »mehr oder weniger« aufrecht in ein Tragetuch oder eine Babywippe.

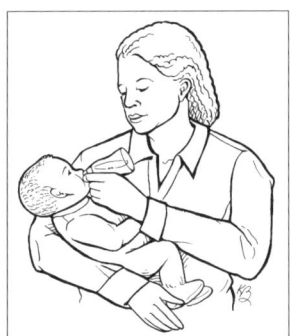

Abbildung 18.2: Das Baby in einem Winkel von 45 Grad füttern.

Das Baby für einen guten Nachtschlaf betten

Bei einem älteren Kind kann, wie beim Erwachsenen, das Risiko für nächtlichen Reflux dadurch verringert werden, dass man es auf seiner linken Seite schlafen lässt. In dieser Stellung liegt der Magen unterhalb der Speiseröhre, wodurch der saure Rückfluss erschwert wird (siehe Kapitel 4).

Einige Studien weisen auf eine ähnliche Wirkung bei Babys hin. Sie besagen, dass Reflux bei Säuglingen, die auf dem Rücken schlafen, bis zu dreimal häufiger vorkommt als bei Babys, die auf dem Bauch schlafen. Deshalb rät die GPGE in ihren Leitlinien, Babys mit Reflux auf dem Bauch und in einem Winkel von 30 Grad schlafen zu legen.

 Wenn das Leben einfach wäre, wäre die Lektion klar: Um nächtlichen Reflux bei Babys zu verhindern, einfach das Kind auf seiner linken Seite oder auf dem Bauch schlafen legen. Doch leider, leider ist das Leben niemals wirklich einfach. Bei älteren Kindern ist es völlig in Ordnung, wenn sie auf dem Bauch schlafen. Aufmerksame Eltern wissen jedoch, dass Säuglinge, die auf dem Bauch schlafen, ein höheres Risiko für den plötzlichen Kindstod (sudden infant death syndrome, SIDS) haben. Das SIDS-Risiko bei bis zu zwölf Monate alten Säuglingen überwiegt bei weitem den Nutzen (Reflux zu verringern). Deshalb betont die *Arbeitsgemeinschaft der Wissenschaftlichen Medizinischen Fachgesellschaften (AWMF)*, dass Säuglinge zwar auf dem Bauch liegen dürfen, solange sie wach sind, aber dass man auch sicherstellen soll, dass sie nachts immer auf dem Rücken schlafen. Auch während seiner wachen Stunden sollte man einen Säugling niemals auf den Bauch auf eine weiche nachgiebige Unterlage legen, da dadurch das SIDS-Risiko steigt.

Mit Medikamenten gegen Reflux bei Kindern vorgehen

Die medizinische Behandlung von Reflux bei Säuglingen und Kindern gleicht der Behandlung von Mama und Papa: Arzneimittel, um die Magensäure zu reduzieren oder zu neutralisieren, und chirurgische Maßnahmen, um den UÖS zu reparieren.

Medikamente für Kinder auswählen

In Kapitel 10 erhalten Sie eine ausführliche Führung durch die Welt der verschreibungspflichtigen und rezeptfreien Medikamente gegen Sodbrennen und Reflux bei Erwachsenen. Einige Studien belegen, dass diese Medikamente auch bei Säuglingen und Kindern unbedenklich sind, doch die Daten sind – vorsichtig ausgedrückt – spärlich.

Die Auswahl an Studien, die Kinder betreffen, ist klein. Wenn Sie dieses Buch in Händen halten, sind hoffentlich weitere Informationen erhältlich. Die wichtigste Regel gilt jedoch immer und überall: Geben Sie Ihrem Säugling oder Kleinkind niemals ein Antazidum oder ein Medikament gegen Sodbrennen, ohne vorher den Rat und die Zustimmung Ihres Kinderarztes eingeholt zu haben. (Wenn ich so darüber nachdenke, gilt diese Regel für alle Erkrankungen.)

✔ Einige wenige Studien deuten darauf hin, dass Omeprazol (Markenname Antra) die Reflux-Säure, die auf die Speiseröhre des Kindes einwirkt, reduziert. Außerdem ist dieser Wirkstoff möglicherweise hilfreich bei der Behandlung von reflux-bedingten Atembeschwerden bei Babys.

✔ In einer Studie mit 32 Säuglingen unterstützte Cimetidin (Tagamet) die Ausheilung von reflux-bedingten Schädigungen der Speiseröhrenschleimhaut. Eine weitere Studie mit 24 Säuglingen zeigte ähnliche Ergebnisse mit Nizatidin (Nizax). Zu Ranitidin (Zantic) oder Famotidin (Pepdul) gab es keine vergleichbaren Studien.

✔ Rezeptfreie Antazida, wie etwa Magaldrat (Kombination von Aluminiumsalz und Magnesiumsalz), das zum Beispiel in den Medikamenten Maaloxan oder Riopan enthalten ist, scheinen ebenfalls wirksam zu sein. Antazida, die Aluminium enthalten, können jedoch die Aluminiumkonzentration im Blut erhöhen. Dadurch würde das Risiko von Knochenschädigungen, Blutarmut und Nervenschäden bei Säuglingen und Kleinkindern steigen.

Zur Wirkung von Antazida mit nur einem Inhaltsstoff (wie Natriumhydrogencarbonat oder Magnesiumhydroxid) bei Säuglingen scheinen keine Studien vorzuliegen.

Nach den Leitlinien der GPGE sollten Säuglingen und Kindern nur bei einem Nachweis von Veränderungen der Speiseröhre H2-Blocker (Cimetidin und Ranitidin) und PPIs (Omeprazol) verabreicht werden.

Sich für einen chirurgischen Eingriff entscheiden

Wenn man Reflux bei Kindern nicht mit Medikamenten beikommen kann, ist ein chirurgischer Eingriff, um den fehlerhaften UÖS zu reparieren, möglicherweise eine Alternative. In Kapitel 12 finden Sie die Verfahren, mit denen GERD chirurgisch behandelt werden kann. Beraten Sie sich mit Ihrem Arzt, da eine Operation bei einem Baby sehr viel komplizierter ist als bei einem Erwachsenen.

Sodbrennen bei Senioren

In diesem Kapitel

▶ Mit Sodbrennen rechnen, wenn man älter (und besser) wird

▶ Anzeichen für Reflux bei älteren Menschen

▶ Sodbrennen bei Senioren feststellen

▶ Sodbrennen bei Senioren behandeln

Sodbrennen ist unter der alternden Bevölkerung so gang und gäbe, dass viele es als normale Folge des Alterns hinnehmen. Dennoch, so alltäglich Sodbrennen auch sein mag, es ist nie normal. Lassen Sie sich deshalb nicht dazu hinreißen, die Flinte ins Korn zu werfen – und den Schmerz einfach hinzunehmen.

Die Ärzte können Sodbrennen und Reflux beim »alten Eisen« noch genauso wirksam behandeln wie beim »jungen Gemüse«.

Die Veränderungen eines alternden Körpers können durchaus die Diagnose und die Behandlung von Sodbrennen erschweren. Doch zusammen mit einem geduldigen Arzt kann ein vernünftiger Patient beides relativ leicht in den Griff bekommen. Und immer ohne dabei das Ziel aus den Augen zu verlieren, ein aktives, schmerzfreies Leben zu führen. In jedem Alter!

In Sodbrennen hineinaltern

Wie erkennt man, dass man älter wird? Lassen Sie mich die verschiedenen Anzeichen aufzählen:

✔ Vor dem Kosmetikregal lassen Sie die ölfreien Produkte links liegen und steuern die Artikel »für trockene Haut« an.

✔ Sie entdecken graue Haare – und ein ganz neues Interesse für Haarfärbeprodukte.

✔ Sie verdrehen nicht mehr die Augen, wenn jemand solche Dinge wie »Heute wird es regnen, das spüre ich in den Knochen« sagt. Ihnen geht es genauso.

✔ Sie nehmen zu, obwohl Sie nicht mehr als sonst essen.

✔ Die Fältchen in Ihren Mundwinkeln sind auch nach dem Lachen noch da. Und die Falten auf der Stirn gehen auch nicht wieder weg, wenn der Ärger verflogen ist.

✔ Miniröcke und Waschbrettbauch sind nur mehr eine ferne Erinnerung; die neue Wirklichkeit sind Besenreiser und Hüftspeck.

✔ Wenn Sie über so einfache Dinge wie Bratwürstchen und Bohnen oder gegrillten Käse oder Hähnchensalat oder irgendetwas herfallen – egal was –, das Ende vom Lied ist immer Sodbrennen.

Steigendes Risiko

Reflux kennt zwar keine Altersbeschränkung, aber er scheint reifere Jahrgänge zu bevorzugen. In der Tat steigt das Reflux-Risiko sprunghaft an, wenn der Herbst des Lebens vor der Tür steht. Schauen Sie sich die folgenden statistischen Daten des amerikanischen National Institutes of Health (NIH) und der National Heartburn Alliance (NHBA) an:

✔ Mehr als die Hälfte der Amerikaner mit Reflux-Beschwerden sind zwischen 45 und 65 Jahre alt.

✔ Mehr als 30 Prozent der Frauen über 65 Jahren leiden häufig unter Sodbrennen.

Und würden Sie glauben, dass mehr als die Hälfte der Sodbrennen-Patienten über 55 Jahren sich selbst die Schuld an ihren Beschwerden geben, weil sie angeblich das Falsche gegessen oder einen Cocktail vor dem Abendessen getrunken haben? Damit liegen sie natürlich völlig falsch. Schuld sind nicht sie, sondern ihr Körper.

Zunehmende Komplikationen

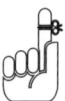

Bei älteren Patienten mit Reflux kommt es häufiger zu Komplikationen als bei jüngeren, und diese Komplikationen sind außerdem oft auch noch ernster.

In einem Bericht der Fachzeitschrift *American Journal of Gastroenterology* steht zu lesen, dass sogar einer von vier Reflux-Kranken über 60 Jahren einen *Barrett-Ösophagus* entwickelt. Das ist eine Gewebeschädigung, die mit einem erhöhten Speiseröhrenkrebs-Risiko in Zusammenhang gebracht wird. Bei den Reflux-Kranken unter 60 Jahren lag die Häufigkeit bei einem von sieben. (Mehr Infos zu Barrett und weitere Statistiken erhalten Sie in Kapitel 3.)

Bei älteren Menschen mit Reflux kommt es auch häufiger zu Zahnschädigungen. Der Zahnschmelz ist zwar außerordentlich widerstandsfähig, doch auf Dauer kann selbst er nicht den ständigen Spülungen mit saurem Magensaft standhalten.

Medizinstudenten bekommen oft zu hören, dass sie »den Wald vor lauter Bäumen nicht sehen«. Damit meint der Dozent dann meist, dass sie das Offensichtliche wegen der Fülle an Informationen übersehen. In diesem Fall ist »das Offensichtliche« fast immer die einleuchtende Tatsache, dass betagte Menschen mit Reflux nicht erst seit gestern darunter leiden. Und dass die Reflux-Säure oft schon viele Jahre ihr Unwesen treiben konnte, wie zum Beispiel der Speiseröhre ständig ihre ätzende Gesellschaft aufzudrängen, Ursache für den Barrett-Ösophagus, oder den Zahnschmelz zu löchern.

Risikofaktoren bei älteren Leuten

Trockene Haut, graue Haare und bleibende Lachfältchen sind einige der relativ harmlosen Veränderungen, die mit dem zunehmenden Alter einhergehen. Andere, wie Osteoporose, sind da weitaus ernster. Und einige Veränderungen erhöhen das Reflux-Risiko.

Schwindende Muskelkraft

Wenn der Mensch altert, verlieren seine Muskeln nach und nach an Kraft. Der Verdauungstrakt besteht aus einer ganzen Reihe von Muskeln. Wenn die Verdauungsmuskulatur schlapp macht, bekommt man Sodbrennen.

Tag für Tag stellt der Körper neue Zellen und Gewebe her, um die Zellen zu ersetzen, die nach Beendigung ihres Lebenszyklus absterben. Mit den Nährstoffen, mit denen Ihr Körper durch Ihre ausgewogene Ernährung versorgt wird, kann er diese neuen Zellen und Gewebe aufbauen.

Für die Herstellung von Muskelmasse benötigt man Eiweiß. Das ist ein wichtiger Nährstoff, den der Körper für die Produktion neuer Proteine verwendet. Ein bekanntes Beispiel hierfür ist das *Hämoglobin* (das Eiweiß in den roten Blutkörperchen, das den Sauerstoff zu sämtlichen Zellen transportiert). Oder das eiweißreiche Gewebe, das Muskel genannt wird. Bei älteren Menschen läuft die Eiweißproduktion jedoch viel weniger effektiv ab, weshalb nicht mehr so viel neues Muskelgewebe aufgebaut wird.

Wenn man älter wird, neigt die Muskulatur des Verdauungsapparates dazu, wie die gesamte Körpermuskulatur auch, zu erschlaffen und an Kraft zu verlieren. Mit körperlichem Training kann man etwas gegen den Kraftverlust der Skelettmuskulatur – Arme, Beine, Bauchmuskeln und so weiter – tun, doch bisher hat noch niemand wirksame Trainingsmethoden für die Muskulatur des Verdauungsapparates erfunden.

Wie Sie in Kapitel 2 nachlesen können, ist der Verdauungstrakt von einer starken Muskulatur umgeben, die sich wellenförmig zusammenzieht. Diese Bewegung wird *Peristaltik* genannt. Sie sorgt dafür, dass die Nahrung durch die Speiseröhre und anschließend durch eine kreisförmige Öffnung, den unteren ösophagealen Sphinkter (UÖS), in den Magen geschoben wird. Nachdem das Essen im Magen angekommen ist, schließt sich der UÖS wieder, damit die Nahrung und die Magensäure nicht wieder in die Speiseröhre zurückrutschen können. Von Zeit zu Zeit schließt der UÖS nicht richtig oder er öffnet sich ungewollt, so dass der saure Mageninhalt in die Speiseröhre zurückfließen kann. Diesen Vorgang nennt man Reflux. Reflux verursacht die glühenden Schmerzen, die man Sodbrennen nennt.

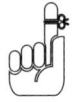

Was haben alternde Muskeln mit einem höheren Reflux-Risiko zu tun? Folgende drei Möglichkeiten tun sich auf:

✔ Bei schlappem UÖS steigt die Gefahr, dass Nahrung und Magensäure in die Speiseröhre zurückfließen.

✔ Wenn der saure Mageninhalt durch den UÖS hindurch in die Speiseröhre zurückschwappt, zieht sich die Speiseröhrenmuskulatur normalerweise kräftig zusammen. Dadurch soll die ätzende Flüssigkeit wieder dahin geschoben werden, wo sie hergekommen ist. Doch die Speiseröhrenmuskeln einer älteren Person ziehen sich unter Umständen nicht mehr stark genug zusammen. Das Ende vom Lied? Sodbrennen.

✔ Möglicherweise klaffen die Muskeln an der Stelle, an der die Speiseröhre in den Magen übergeht, auseinander. Dadurch kann es zu einem *Zwerchfellbruch* – ein kleiner Teil des Magens, der durch diese Lücke in den Brustraum ragt – kommen. Dieser Druck wirkt sich ebenfalls schwächend auf den UÖS aus. Die Folge? Noch mehr Sodbrennen.

Eine Gegenüberstellung mit dem Fett

Wenn man älter wird, stellt der Körper weniger Muskelgewebe her, doch die Fettfabrik produziert munter weiter. Daher bleibt der Fettanteil gleich oder – oh Graus! – nimmt sogar zu. Das Ergebnis? Man könnte fast meinen, dass sich die Muskeln in Fett verwandelt hätten, tatsächlich ist es aber so, dass man Muskelgewebe verliert, während der Fettanteil gleich bleibt (oder mehr wird).

Bei älteren Frauen macht sich das früher bemerkbar als bei älteren Männern, da Männer von Natur aus mehr Muskelmasse haben als Frauen.

Im Allgemeinen

✔ hat die durchschnittliche Frau relativ gesehen mehr Fettgewebe als der durchschnittliche Mann.

✔ hat der durchschnittliche Mann relativ gesehen mehr Muskelgewebe als die durchschnittliche Frau.

Aus diesem Grund hat eine Frau im Alter weniger Muskeln, von denen sie etwas abgeben könnte, weshalb sich bereits ein geringer Muskelverlust deutlicher bemerkbar macht.

Nachlassende Drüsen

Wenn es um Sodbrennen geht, sind die Speicheldrüsen die Drüsen, auf die es ankommt. Wie Sie in Abbildung 19.1 sehen, gibt es drei wichtige Speicheldrüsenpaare, wobei jedes Paar nach seiner Lage in Ihrem Körper benannt ist.

Die folgende Liste zeigt, woher sich die Namen der Speicheldrüsen ableiten, ein kleines Bonbon für diejenigen unter Ihnen, die meine Begeisterung für Etymologie teilen.

✔ Die *Glandula parotis* (große Ohrspeicheldrüse), die größte der drei Speicheldrüsen, liegt in der Kieferkrümmung unterhalb des Ohrs (aus dem Griechischen *para* für *herum* und *-ot* für *Ohr*).

✔ Die *Glandula submandibularis* (Unterkieferspeicheldrüse) liegt unterhalb des Kiefers (aus dem Lateinischen *mando* für Kiefer).

✔ Die *Glandula sublingualis* (Unterzungenspeicheldrüse) liegt im Mundboden unterhalb der Zunge (aus dem Lateinischen *lingua* für Zunge).

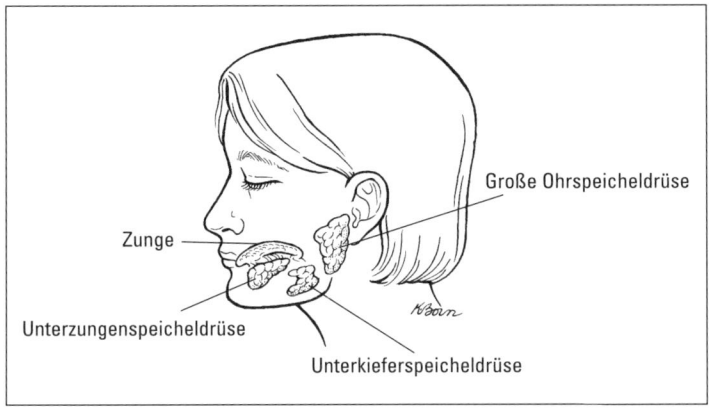

Abbildung 19.1: Kontakt zu Ihren Drüsen aufnehmen.

Die wichtigste Aufgabe dieser drei Speicheldrüsenpaare ist die Herstellung von Speichel. Das ist eine mineralreiche Flüssigkeit, die unter anderem

✔ die Zähne härtet,

✔ die Zunge und die Mundschleimhaut befeuchtet und schützt,

✔ die Nahrung befeuchtet, damit man sie leichter herunterschlucken kann.

Die Speicheldrüsen spielen eine wichtige Rolle bei der Verteidigung gegen Sodbrennen und Reflux, da der Speichel außerdem

✔ sauren Reflux in der Speiseröhre neutralisiert (ausführliche Infos dazu erhalten Sie in Kapitel 2).

✔ die Speiseröhre hinunterfließt und so das Reflux-Material zurück in den Magen schiebt (auch hierzu finden Sie ausführlichere Infos in Kapitel 2).

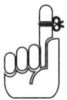 Wenn alternde Speicheldrüsen weniger Speichel herstellen, kann der saure Reflux länger in der Speiseröhre herumlungern und größeren Schaden anrichten.

Medikamente multiplizieren

Chronische Erkrankungen wie Arthritis oder Bluthochdruck werden im Laufe der Jahre immer alltäglicher; oft nehmen sogar gesunde Senioren täglich verschiedene – sowohl verschreibungspflichtige als auch rezeptfreie – Medikamente ein.

Als kluger Mensch, der sich gut mit Medikamenten auskennt, wissen Sie, dass alle Medikamente auch mögliche Neben- und Wechselwirkungen im Gepäck haben. Wenn Sie dieses Risiko mit zwei, drei, vier oder mehr verschiedenen Medikamenten multiplizieren, dann werden Nebenwirkungen, einschließlich Sodbrennen, schnell zur Tatsache.

Ein Beispiel für Medikamente, die üblicherweise von der älteren Bevölkerung genommen werden und Magenprobleme verursachen, sind *nichtsteroidale Antirheumatika* (NSAR) wie Ibuprofen und Diclofenac. NSAR sind die erste Verteidigungslinie gegen Arthritis. Leider stehen die NSAR auch ganz oben auf der Liste der Arzneimittel, die den Magen in Mitleidenschaft ziehen.

Eine Liste weiterer Medikamente, die Sodbrennen bei Menschen jeden Alters verursachen können, finden Sie in Kapitel 11. Schauen Sie sich auch den Abschnitt »Linderung verschreiben« weiter hinten in diesem Kapitel an. Dort finden Sie eine kurze Liste der möglichen Wechselwirkungen, die vor allem ältere Menschen, die Reflux-Medikamente und andere gängige Arzneimittel nehmen, betreffen können. Noch mehr Gründe, die einmal mehr zeigen, dass Altern nichts für Waschlappen ist.

Bettlägerigkeit

»Bettlägerig« zu sein – wegen Verletzung, Krankheit oder Altersgebrechlichkeit ans Bett gebunden zu sein – kann das Risiko reflux-bedingten Sodbrennens steigern. Schuld daran ist, dass man mehr oder weniger flach liegt, eine Stellung, bei der der Mageninhalt leichter durch den UÖS in die Speiseröhre zurückschwappen kann.

Um das Problem zu verringern und das Befinden des Patienten zu bessern, kann der Arzt den Pflegern empfehlen,

✔ das Kopfende des Bettes höher zu stellen. Dies ist eine Technik, die ich in Kapitel 16 als Methode, mit der man nächtlichen Reflux verringern kann, beschrieben habe.

✔ dem Patienten dabei zu helfen, sich während der Mahlzeiten aufzusetzen.

✔ dem Patienten, wenn möglich, tagsüber aus dem Bett zu helfen. So kann er nach den Mahlzeiten eine Weile in aufrechter Stellung bleiben.

Sodbrennen bei älteren Menschen feststellen

Da ältere Menschen normalerweise mehr Beschwerden haben als jüngere Patienten, ist es für Ärzte schwieriger, sämtliche Symptome auseinander zu dröseln, um eine vernünftige Diagnose stellen zu können.

Das Hauptsymptom von ösophagealem Reflux ist der schubweise auftretende Schmerz, der die Brust hinauf- und hinabwandern kann. Dieser Schmerz kann mit großem Talent einen Herzinfarkt nachahmen, weshalb so viele Menschen mit Sodbrennen sich in die Notaufnahme

19 ➤ Sodbrennen bei Senioren

kutschieren lassen. Ein sorgfältiger Arzt wird bei einem Patienten jenseits des Rentenalters wahrscheinlich zunächst einmal Letzteres ausschließen wollen, bevor er Ersteres diagnostiziert.

Eine weitere überraschende Tatsache ist, dass mit zunehmendem Alter die Schmerzempfindlichkeit abnimmt. Mehrere relativ aktuelle Studien aus den USA und Europa (2000) haben gezeigt, dass

✔ als Magen-Darm-Forscher einen Ballon in die Speiseröhre von Freiwilligen einführten und langsam aufbliesen, die Jüngeren bereits Schmerzen empfanden, wenn der Ballon nur wenig aufgeblasen war. Die Älteren beschwerten sich erst sehr viel später.

✔ als Forscher eine verdünnte Säurelösung in die Speiseröhre tröpfelten, ältere Probanden länger aushielten, bevor sie Schmerzen signalisierten.

Sie werden vielleicht denken, dass es doch toll ist, wenn man Schmerzen nicht mehr so stark spürt. Dieser Schuss kann jedoch leicht nach hinten losgehen, besonders bei Menschen mit Reflux. Wenn man keine Reflux-Schmerzen spürt, beklagt man sich auch nicht. Wenn man sich nicht beklagt, kann auch kein Reflux diagnostiziert werden. Wenn kein Reflux diagnostiziert wird, kann er auch nicht behandelt werden. Wenn der Reflux nicht behandelt wird, kann er der Speiseröhre munter weiter zusetzen. Und dies, meine Damen und Herren, ist genau der Grund, warum die Speiseröhre älterer Menschen häufiger stärker geschädigt ist.

Um den Schaden in Grenzen zu halten, schlägt das *American College of Gastroenterology* (ACG) eine Reihe von »Alarmsymptomen« vor, auf die Menschen über 65 Jahren achten sollten. Wenn Sie eines dieser Symptome bei sich entdecken, lassen Sie sich von Ihrem Arzt darauf untersuchen, um festzustellen, was diese Symptome verursacht. (Mehr über Untersuchungsmethoden bei Reflux erfahren Sie in Kapitel 9.)

✔ Schluckbeschwerden

✔ Blutungen der Speiseröhre

✔ Unbeabsichtigter Gewichtsverlust von über fünf Prozent des Körpergewichts

✔ Atembeschwerden

✔ Brustschmerz, der nicht von einer Herzkrankheit herrührt

Geri-was?

Geriatrie – aus dem Griechischen *geras* (Alter) und *iatrikos* (heilen) – ist der Zweig der Medizin, der sich um ältere Menschen kümmert. Die Fachleute hängen häufig die Vorsilbe *geri-* oder das Adjektiv *geriatrisch* an ihre Titel. Ein Geriater ist ein Mediziner, der auf die Behandlung älterer Menschen spezialisiert ist, ein Internist ist ein Arzt, der sich besonders mit den inneren Organen der Menschen auskennt.

Sodbrennen bei Senioren behandeln

Die Behandlung beruht bei älteren Menschen auf denselben drei Grundlagen wie bei jüngeren: Lebensstil, Medizin und Chirurgie. Die Unterschiede liegen – wie immer – nur im Detail.

Den Lebensstil ändern

Sie mögen vielleicht älter werden, doch der Rat bezüglich des Lebensstils bei Reflux bleibt derselbe. Binden Sie folgende Ratschläge in Ihr Leben ein, um Ihrer Gesundheit etwas Gutes zu tun:

- ✔ Verzichten Sie auf Nahrungsmittel, die Sodbrennen verursachen.
- ✔ Achten Sie auf Ihr Gewicht.
- ✔ Essen Sie drei Stunden, bevor Sie zu Bett gehen, nichts mehr.
- ✔ Rauchen Sie nicht.
- ✔ Essen Sie kleinere Portionen.
- ✔ Treiben Sie nur solchen Sport, der Ihrem Reflux gut tut.

Am allerwichtigsten ist, sich mit Ihrem Arzt zu beraten, bevor Sie irgendwelche drastischen Änderungen Ihrer Lebensgewohnheiten vornehmen. Er kann Ihnen bei der Auswahl der Nahrungsmittel und des Trainingsplans, die für Sie geeignet sind, am besten helfen.

Diese Regeln zu befolgen, kann Ihr Sodbrennen bessern, doch es kann Sie auch ganz schön einschränken. Das Leben ist voller Entscheidungen. Die Wahl zu haben ist das, was das Leben ausmacht – egal in welchem Alter.

Linderung verschreiben

Stellen Sie sich vor, Sie seien ein Arzt, der gerade bei einer älteren Person Reflux festgestellt hat. Was tun Sie als Nächstes? Das ist doch ganz einfach, sagen Sie. Sie empfehlen diesem Menschen, einfach ein simples, rezeptfreies Antazidum auszuprobieren und abzuwarten, ob es hilft.

Und wenn ich Ihnen nun sage, dass einige einfache alte Antazida, wie zum Beispiel Kalziumcarbonat, die Medikamentenaufnahme hemmen oder Verstopfung verursachen können? Letzteres ist übrigens eine häufige Beschwerde unter der älteren Bevölkerung. Das ist richtig, sagen Sie,

19 ➤ Sodbrennen bei Senioren

doch Antazida, die Magnesium enthalten, verursachen keine Verstopfung. Also würden Sie Menschen mit Verstopfung stattdessen dieses Medikament verschreiben. Gut gemacht. Sie haben eine vernünftige Alternative gefunden. Sie haben aber auch herausgefunden, dass ältere Menschen besondere Probleme mit gängigen Medikamenten haben können. Außerdem können die üblichen Darreichungsformen dieser Medikamente Schwierigkeiten verursachen, weshalb ältere Menschen oft Flüssigkeiten statt schwer zu schluckender Pillen und Tabletten benötigen.

Nimmt man jetzt noch die Wechselwirkungen dazu, dann hat man plötzlich einen riesigen Wust an Komplikationen, die sich vor einem auftun. Die gute Nachricht über die neuen, wirksameren Reflux-Medikamenten ist, dass sie auch für ältere Patienten relativ unbedenklich sind. Zu diesen neuen Medikamenten zählen die H2-Blocker, wie zum Beispiel Cimetidin (Tagamet), und Protonenpumpeninhibitoren, auch als PPIs bekannt, wie Omeprazol (Antra). Die schlechte Nachricht ist, dass sie, wie die einfachen alten Antazida, zahlreiche Wechselwirkungen mit vielen Medikamenten eingehen, die gerade Senioren häufig nehmen. In Tabelle 19.1 sind einige dieser Wechselwirkungen aufgeführt.

Medikament	Kann mit Medikamenten gegen die genannten altersbedingten Erkrankungen Wechselwirkungen eingehen
Rezeptfreie Antazida	
Präparate, die Natrium enthalten	Herzkrankheit, Bluthochdruck
H2-Blocker	
Cimetidin (Tagamet)	Arthritis, Depressionen, Diabetes, Herzkrankheit, Erektile Dysfunktion, Prostata-Erkrankungen
Famotidin (Pepdul)	Arthritis, Herzkrankheit
Nizatidin (Nizax)	Arthritis, Herzkrankheit
Ranitidin (Zantic)	Angststörungen, Arthritis, Diabetes, Herzkrankheit
PPI	
Esomeprazol (Nexium)	Angststörungen, Herzkrankheit
Lansoprazol (Agopton)	Lebererkrankungen
Omeprazol (Antra)	Angststörungen, Arthritis, Herzkrankheit
Pantoprazol (Rifun)	Noch nicht verfügbar; möglicherweise mit Medikamenten, die über das Cytochrom P 450 der Leber verstoffwechselt werden (Medikamente, die für Herzkreislauferkrankungen, eingesetzt werden, Antiepileptika oder Blutgerinnungshemmer, beispielsweise Marcumar [Fachinfo Bundesinstitut für Arzneimittel und Medizinprodukte BfArM]); bisher wurden keine relevanten Wechselwirkungen nachgewiesen
Rabeprazol (Pariet)	Noch nicht verfügbar; siehe Pantoprazol

Quellen: Rybacki, James J., The Essential Guide to Prescription Drugs (New York: Harper Collins, 2003); Packungsbeilagen (2003)

Tabelle 19.1: Wechselwirkungen mit Medikamenten, die viele Senioren nehmen

Alternde Völker

Vergessen Sie den Babyboom. Der Trend der Zukunft ist der »Greisen-Geysir«. In vielen nichtindustriellen Nationen ist das Leben tragischerweise immer noch viel zu kurz. Doch in der industrialisierten Welt sind die Menschen auch jenseits dessen, was einmal als hohes Alter angesehen wurde, immer noch am Leben – und immer noch aktiv. Dies ist den neuen Medikamenten und verbesserten Lebensbedingungen zu verdanken.

Um das Jahr 1900 herum lag die Lebenserwartung in Deutschland laut Statistischem Bundesamt bei Männern bei 44,8 und bei Frauen bei 48,3 Jahren. Hundert Jahre später haben sich die Dinge grundlegend geändert. Nach einer Studie der Vereinten Nationen stellt die Bevölkerungsschicht der ab 65-Jährigen einen ständig wachsenden Markt in Deutschland und den sieben anderen wichtigsten Industrienationen – Australien, Frankreich, Großbritannien, Kanada, Japan, Neuseeland und die USA.

An der Spitze steht Japan, wo der prozentuale Anteil der Bevölkerung über 65 Jahren in den nächsten 20 Jahren auf über 50 Prozent ansteigen wird. Um das Jahr 2020 herum wird einer von vier Japanern älter als 65 sein. In Deutschland, Frankreich und Großbritannien wird das Verhältnis im Jahr 2020 bei eins von fünf liegen. In Kanada, Australien, Neuseeland und den USA wird es eins von sechs sein.

Im Durchschnitt leben Frauen, wie im Jahr 1900, immer noch länger als Männer, eine Tatsache, die genetisch bedingt sein könnte. Frauen haben zwei X-Chromosomen (Männer haben ein X- und ein Y-Chromosom), und Genetikern zufolge hat die Doppel-X-Kombination eine schützende Wirkung.

Die Folge davon ist ein stetig wachsender Frauenanteil an der älteren Bevölkerung. Dem Bericht einer internationalen Expertenkommission zufolge kommen im Alter von 65 Jahren nur neun Männer auf zehn Frauen, obwohl mehr Jungen als Mädchen geboren werden. Wenn Sie eine Frau sind, die auf der Suche nach einem Mann ist, oder ein Mann, der einfach nur länger leben möchte, wollen Sie bestimmt nicht wissen, wie es im Alter von 100 aussieht! Nebenbei bemerkt: Japan, das den höchsten Zuwachs an alten Menschen erwartet, weist auch den größten Anteil an Eltern auf, die bei ihren Kindern leben. Möchte vielleicht irgendjemand irgendwelche Schlüsse daraus ziehen?

Wo man lebt, hat einen ganz eindeutigen Einfluss auf die Lebenserwartung. Schauen Sie sich die folgende Tabelle an. Hier sind die Zahlen der Vereinten Nationen über den prozentualen Anteil der über 65-Jährigen dargestellt.

Land	Prozent 2000	Prozent 2020 (Schätzwert)	Prozent Zuwachs
Australien	12,1	16,8	+ 39
Deutschland	16,4	21,6	+ 32
Frankreich	15,9	20,1	+ 26
Großbritannien	16,0	19,8	+ 24
Japan	17,1	26,2	+ 54
Kanada	12,8	18,2	+ 43
Neuseeland	11,6	15,6	+ 34
USA	12,5	16,6	+ 33

Chirurgische Alternativen

Wie in Kapitel 12 erklärt wird, ist ein chirurgischer Eingriff fast nie zwingend notwendig, sondern ein meist freiwilliges Unterfangen. Außerdem ist der chirurgische Eingriff ein letzter Ausweg, der nur dann genutzt wird, wenn Medikamente und eine Änderung des Lebensstils nicht geholfen haben.

Dennoch hat die Einführung der minimal-invasiven Chirurgie oder laparoskopischer Verfahren das Trauma vieler chirurgischer Methoden stark verringert. Beginnen wir damit, dass die Laparoskopie es dem Chirurgen ermöglicht, einen viel kleineren Einschnitt vorzunehmen und die Operationsdauer stark zu verkürzen. Folglich verringert sich natürlich auch die Zeit, die der Patient unter Betäubung stehen muss, wodurch er sich sehr viel schneller erholen kann.

Heutzutage verwenden die Mediziner bei der Antirefluxchirurgie laparoskopische Techniken (siehe Kapitel 12). Gerade für ältere Menschen – die möglicherweise wegen Herzkrankheit, Kreislaufproblemen, Bluthochdruck oder Atemschwierigkeiten ein höheres Risiko haben können – hat ein laparoskopischer Eingriff enorme Vorteile.

Lassen Sie sich von Ihrem Arzt von oben bis unten durchchecken, um sicherzugehen, dass das Risiko einer Operation nicht größer als der Nutzen ist, und dass Sie überhaupt ein brauchbarer Operationskandidat sind. Ich gehe eine ziemlich sichere Wette ein, wenn ich behaupte, dass die meisten Senioren wegen ihres allgemeinen Gesundheitszustands die Prüfung nicht bestehen werden. Einige werden jedoch durchkommen. Wenn es irgendwo eine Entscheidung gibt, die man wirklich von Mensch zu Mensch neu treffen muss, dann ist es die eines chirurgischen Eingriffs.

Teil VI

Der Top-Ten-Teil

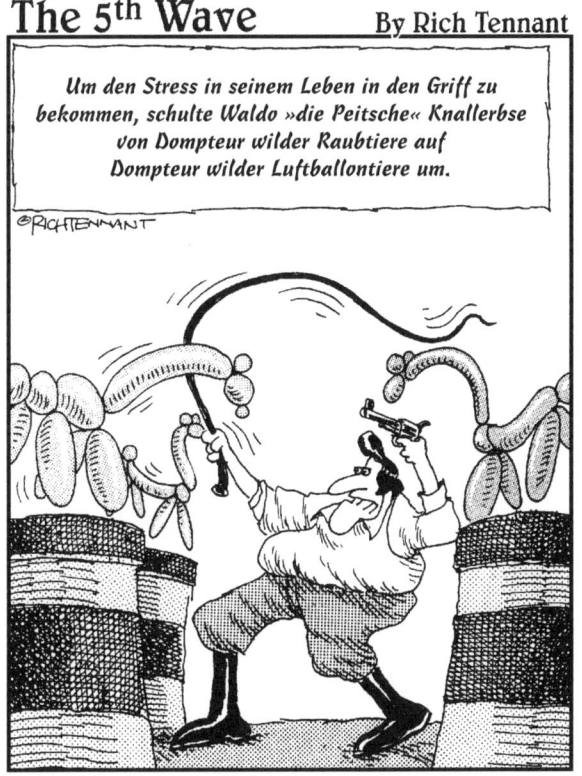

In diesem Teil ...

In diesem traditionell eher als vergnüglich bekannten Teil finden Sie eine Sammlung von Gerüchten über Sodbrennen (und eine Erklärung, warum sie falsch sind). Außerdem gibt es hier eine Liste toller Webadressen für Leute mit Sodbrennen und eine Zusammenstellung häufiger Verdauungsbeschwerden. Na gut, Letzteres klingt nicht sonderlich vergnüglich. Aber meinen Sie nicht, dass Sie extrem erleichtert sein werden, wenn Sie erst einmal wissen, was Sie alles *nicht* haben?

Zehn (oder so) Gerüchte über Reflux und Sodbrennen

In diesem Kapitel

▶ Der Unterschied zwischen *alltäglich* und *harmlos*
▶ Der Zusammenhang zwischen Sodbrennen und Krebs
▶ Feststellen, wer gefährdet ist
▶ Rauchen bei Sodbrennen
▶ *Echte* Medizin erkennen
▶ Der Zusammenhang zwischen Sodbrennen und dem Herzen

---

*P*seudowissen, das aus Gerüchten stammt, ist der Erzfeind »echter« Medizin, gerade bei so verbreiteten Krankheiten wie Reflux und Sodbrennen. Wie die gemeine Erkältung scheint auch das gemeine Sodbrennen zig Hausmittelchen und Altweibergeschichten hervorzubringen.

Zum Beispiel schwört der Schwager des Cousins Ihres Freundes Stein und Bein, dass er sein Sodbrennen kuriert hat, indem er jedes Mal nach dem Essen ein Pfefferminzbonbon gelutscht hat. Und die Mutter der Frau Ihres Bruders vertraut auf ein beruhigendes Gläschen Cognac nach dem Abendessen.

Doch es wird Sie überraschen, dass Pfefferminz in Wirklichkeit zu den Nahrungsmitteln gehört, die Sodbrennen noch fördern. Und in Kapitel 14 steht zu lesen, dass Alkohol für Leute mit Reflux tabu ist.

Da diese beiden Klatschgeschichten gerade als solche enttarnt wurden, habe ich sie auch nicht mehr in die folgende Gerüchteliste mit aufgenommen. Dafür erfahren Sie etwas über die ganz reale Gefahr von Krebs, der durch Sodbrennen entstehen kann. Und Sie können nachlesen, ob es einen Zusammenhang zwischen Ihrem Körpergewicht oder zwischen Ihrer Geschlechtszugehörigkeit und Sodbrennen gibt.

Und schließlich beantworte ich in diesem Kapitel noch die brennende Frage, was Sodbrennen mit dem Herzen zu tun hat. Das ist zwar bereits das *zwölfte* Gerücht dieser Top-Ten-Liste, aber wenn Sie es niemandem verraten, werde ich es auch nicht tun.

Fast jeder hat Sodbrennen, also wird es schon nicht so schlimm sein

Ja, laut der Statistiken, die in Kapitel 1 nachzulesen sind, ist Sodbrennen wirklich sehr verbreitet. *Der kleine Wahrig* definiert *verbreitet* als »in weiten Kreisen anzutreffen«. Doch wer sagt, dass *verbreitet* dasselbe bedeutet wie *nichts, worüber man sich Sorgen machen müsste?*

Der unangenehme Schmerz in Ihrer Brust ist eine ernst zu nehmende Erkrankung, die zu echten medizinischen Komplikationen führen kann, wenn sie nicht rechtzeitig behandelt wird. Sodbrennen kann beispielsweise eine Gewebe-Entartung, den Barrett-Ösophagus, verursachen. Dieser ist ein Vorkrebsstadium, aus dem, wie der Begriff schon sagt, Krebs entstehen kann. Die gute Nachricht ist natürlich die, dass es nur in sehr seltenen Fällen zu Krebs kommt und dass Sie dem vorbeugen können, indem Sie Sodbrennen mit dem nötigen Respekt (und der nötigen Medizin) rechtzeitig behandeln.

Mit anderen Worten: Sie haben Sodbrennen? Tun Sie etwas dagegen. Sofort.

Von Sodbrennen und Reflux bekommt man zwangsläufig Krebs

Diese Feststellung, eine genaue Umkehrung der ersten Behauptung, schießt ebenso wie diese über das Ziel hinaus. Der Fachzeitschrift *Journal of the American Medical Association* zufolge kommt Sodbrennen häufig und Speiseröhrenkrebs selten vor.

Forscher der University of North Carolina wollten herausfinden, ob es sinnvoll ist, alle Patienten mit Reflux und Sodbrennen auf Speiseröhrenkrebs zu untersuchen. Als sie die Zahlen in ihre tollen Taschenrechner eingetippt hatten, stellten sie fest, dass zwar 10 Millionen Amerikaner über 50 Jahre mindestens einmal wöchentlich Reflux oder Sodbrennen haben, doch nur 3.900 dieser Leute tatsächlich an Speiseröhrenkrebs erkranken.

Mit anderen Worten (oder Zahlen) besteht ein Risiko von 0,039 Prozent, dass jemand, der Sodbrennen und Reflux hat, Speiseröhrenkrebs bekommt – das sind, über den Daumen gepeilt, vier von 10.000. (Informationen darüber, wer sich wirklich auf Speiseröhrenkrebs untersuchen lassen sollte, finden Sie in Kapitel 3.)

Nur Übergewichtige, Trinker und Chili-Esser bekommen Sodbrennen und Reflux

Stimmt! Übergewicht, Rauchen, Trinken oder stark gewürzte Speisen können dem vertrauten Brennen kräftig Zunder geben. Allerdings: Auch magere Abstinenzler, die fades Essen bevorzugen, sind nicht vor Sodbrennen gefeit.

Leider kann Sodbrennen auch Menschen ganz ohne ersichtliche Ursache anfallen. Einige Menschen sind einfach aufgrund ihrer Lebensgewohnheiten oder ihrer Gene (Sodbrennen scheint erblich zu sein) anfälliger als andere.

Tut mir schrecklich Leid, das sagen zu müssen.

Eine Zigarette nach dem Essen verhindert Sodbrennen

Hätte ich dieses Gerücht nicht mit eigenen Augen auf der Website des amerikanischen National Institute of Diabetes and Digestive and Kidney Diseases (NIDDK) gesehen, wo es geschickt enttarnt wird, wäre ich nie auf die Idee gekommen, es in meine Liste aufzunehmen.

Natürlich kann Rauchen Sodbrennen nicht verhindern. Obwohl Rauchen auf viele Menschen eine entspannende Wirkung hat, entspannt es ebenfalls den unteren ösophagealen Sphinkter (UÖS), die Pforte zwischen Speiseröhre und Magen. Dadurch steigt das Sodbrennen-Risiko.

Aber das wussten Sie ja schon, stimmt's? Wenn nicht, können Sie in Kapitel 14 mehr darüber erfahren, wie sich das Rauchen auf den UÖS auswirkt.

Sodbrennen gehört zum Altern einfach dazu

Wie andere Organe und Körperteile schaltet das Verdauungssystem im Alter in einen niedrigeren Gang. Deshalb werden ältere Mitbürger auch häufig von Verstopfung geplagt ... und dasselbe gilt für Sodbrennen. Doch Sodbrennen und Reflux sind niemals unvermeidlich. Ihr Arzt wird Ihnen entzückt erklären, dass man in jedem Alter etwas gegen die Schmerzen tun kann. Weiter geht's!

Rezeptfreie Antazida sind keine »echte« Medizin

Sie brauchen keine ärztliche Verschreibung, um rezeptfreie Medikamente zu kaufen. Doch wie jedes andere Präparat zur Behandlung von Krankheiten verdienen auch rezeptfreie Medikamente Respekt.

Rezeptfreie Antazida sind im Allgemeinen unbedenklich und wirksam, wenn man sich an die Anweisungen des Arztes oder der Packungsbeilage hält. Allerdings können diese Antazida, wie andere Medikamente auch, mit anderen Wirkstoffen Wechselwirkungen eingehen oder unangenehme Nebenwirkungen verursachen.

Eine normale Dosis eines Antazidums, das Kalzium enthält, kann zum Beispiel die Aufnahme bestimmter Antibiotika (wie Tetrazykline) hemmen, und in sehr hoher Dosierung kann es Verstopfung verursachen. Rezeptfreie Antazida, die Magnesium enthalten, haben oft die gegenteilige Wirkung (Durchfall) und sind für Menschen mit Nierenerkrankungen unter Umständen gefährlich.

Schlussfolgerung: Ein Medikament ist und bleibt ein Medikament. In Kapitel 10 erfahren Sie alles über Medikamente bei Sodbrennen.

Rezeptpflichtige Medikamente gegen Reflux und Sodbrennen behindern die Verdauungstätigkeit

Eine wichtige Aufgabe des Magens ist die Herstellung von Salzsäure (HCl). Diese arbeitet Hand in Hand mit eiweißhaltigen Verbindungen, die *Enzyme* genannt werden. Zusammen können sie praktisch jedes Nahrungsmittel, das Sie zu ihnen hinunterwerfen, verdauen. Die zweite gute Tat von HCl ist, dass es viele potenziell schädliche Keime, die sich auf der Nahrung tummeln, außer Gefecht setzt.

Viele befürchten, dass verschreibungspflichtige Medikamente gegen Reflux oder Sodbrennen die Säuremenge im Magen dermaßen verringern, dass das Essen nicht mehr vollständig verdaut wird. Obwohl diese Medikamente die natürliche HCl-Herstellung tatsächlich drosseln, stellt der Magen die Produktion nie völlig ein. Deshalb ist auch immer noch genügend Magensäure vorhanden, um die Nahrung komplett zu verdauen.

Anmerkung: Rezeptfreie Antazida beeinflussen nicht die Säureproduktion; sie *neutralisieren* die Magensäure, wodurch sie weniger aggressiv für die Speiseröhre wird.

Wer nächtliches Sodbrennen hat, muss im Sitzen schlafen

Nein, es kann aber hilfreich sein, auf der linken Seite zu schlafen. Der Magen ist ein Teilabschnitt einer langen Röhre, die am Mund beginnt und sich bis zum anderen Ende des Körpers erstreckt. Wie die Abbildung Ihres Innenlebens in Kapitel 2 zeigt, liegt der Magen auf der linken Seite der Speiseröhre. Legen Sie sich ein Lesezeichen zwischen diese Seiten und schauen Sie sich die Abbildung in Kapitel 2 an.

Gut, nachdem Sie nun dieses Bild verinnerlicht haben, überlegen Sie mal, was passiert, wenn Sie flach auf dem Rücken liegen. Die »Verdauungsröhre« wird abgeflacht, so dass Flüssigkeit aus dem Magen relativ leicht zurück in die Speiseröhre fließen kann. Liegen Sie auf Ihrer rechten Seite, befindet sich der Magen oberhalb der Speiseröhre, was bedeutet, dass die Magensäure mühelos *abwärts* in Ihren Rachen fließen kann. Wenn das passiert ist, bedeutet es einen Haufen Arbeit für die Flüssigkeit, wieder *aufwärts* in Ihren Magen zurückzufließen.

Legen Sie sich auf Ihre linke Seite, und voilà! Die Verdauungsröhre ist nicht mehr flach, und der Magen liegt unterhalb Ihrer Speiseröhre. Jetzt ist es relativ unwahrscheinlich, dass der Mageninhalt in den Rachen zurückfließt.

Diese Theorie gilt übrigens für alle »Liegeplätze«: Auf einer Strandmatte, wenn Sie Montagnachts Fußball schauen, in der Hängematte ... die linke Seite ist immer die Schokoladenseite.

Ohne Kaffee geht's nicht? Sie haben Sodbrennen? Trinken Sie koffeinfreien Kaffee!

Alles reine Zeitverschwendung, vergessen Sie's! Der einzige Unterschied zwischen normalem und koffeinfreiem Kaffee ist das vorhandene (oder nicht vorhandene) Koffein. Und Koffein ist nicht der Inhaltsstoff, der den Magen durcheinander bringt. Die aggressiven Komponenten von Kaffee sind die natürlichen Öle, die den Kaffeebohnen ihr Aroma und das *Mundgefühl* – die Art, wie sich der Kaffee in Ihrem Mund anfühlt – verleihen.

Sie ertragen den Gedanken an einen koffeinfreien Morgen nicht? Versuchen Sie's mit schwarzem Tee oder *Mate-Tee* (*Yerba mate*), das südamerikanische Getränk, das aus den Blättern und kleinen Zweigen eines Baumes, der in Argentinien, Paraguay und Peru wächst, hergestellt wird.

Mate-Tee kann ebenso viel Koffein pro Tasse enthalten wie Kaffee (ungefähr 100 Milligramm), schwarzer Tee enthält ungefähr die Hälfte. In *mäßigen* Mengen sind Tee und Mate-Tee sehr viel schonender als Kaffee, und es kommt lange nicht so schnell zu Sodbrennen. Natürlich muss ich nicht noch einmal darauf hinweisen, dass ich das Wort *mäßig* kursiv gesetzt habe, um zu betonen, dass mäßig zwei oder drei Tassen pro Tag bedeutet, und nicht zwölf. Also ehrlich!

Um Sodbrennen nach dem Essen zu vermeiden, sollte man sich erst einmal ausruhen

Vielleicht besser nicht. Wie die amerikanische National Heartburn Alliance (NHBA) anmerkt, hält körperliche Bewegung das Verdauungssystem ebenfalls auf Trab. Das bedeutet, dass sich der Magen schneller leert. Dadurch sinkt das Risiko, dass der Magen seinen ganzen Inhalt wieder in die Speiseröhre zurückkippt.

Natürlich meint die NHBA *mäßige* Bewegung (da ist das Wort schon wieder!). Kein Gewichtheben. Keine 30-Sekunden-Sprints. Einfach einen schönen Spaziergang um ein paar Häuserblocks machen oder eine Runde durch den Wald drehen oder … na ja, was auch immer Sie in Bewegung hält, ohne Ihre Organe so heftig durchzurütteln, dass der Mageninhalt zurück in die Speiseröhre schwappt.

Wenn man in der Schwangerschaft Sodbrennen hatte, bekommt man ein haariges Baby

Als ich das erste Mal von diesem Gerücht gehört habe, hat es mich vor Lachen fast vom Hocker gehauen. Nach dem zweiten und dritten Mal kam mir aber der Gedanke, dass sich diese Geschichte sehr nett in meiner Liste der zehn Märchen über Sodbrennen/Reflux machen würde. Also, nein, Sodbrennen ist kein Omen für ein haariges Baby.

Die Frage ist nur, wie sich dieses Gerücht derart verbreiten konnte. Als ich seinem Ursprung auf den Grund gehen wollte, fand ich heraus, dass dieses Märchen auf der ganzen Welt bekannt ist.

(Jeder, der mir sagen kann, woher dieses Gerücht stammt, wird in einer zukünftigen Ausgabe dieses Buches erwähnt.)

Sodbrennen hat etwas mit dem Herzen zu tun

Nein, nein, tausendmal – nein! Sie fühlen zwar den Schmerz in Ihrer Brustmitte, weshalb die meisten denken, dass es das Herz ist. Die Profis nennen diese Erkrankung übrigens lieber Reflux oder gastroösophageale Refluxkrankheit (GERD) statt Sodbrennen.

ABER – und das ist ein großgeschriebenes »aber«, es kommt vor, dass einige Herzpatienten unter Schmerzen in der Brust leiden, die man nur sehr schwer von Reflux unterscheiden kann. Deshalb sollten Sie natürlich jedes Mal, wenn Sie diese Schmerzen haben, und besonders, wenn sie durch körperliche Belastung schlimmer werden, zum Arzt gehen. Nicht erst abwarten und Tee trinken.

Zehn Web-Adressen zum Thema Sodbrennen

21

In diesem Kapitel

- Zu anderen Menschen, die Probleme mit Sodbrennen haben, Kontakt aufnehmen
- Selbsthilfe-Tipps und Lösungen finden
- Websites, die Neuigkeiten, Informationen und Forschungsergebnisse zu Sodbrennen enthalten
- Fachleute finden, die helfen können
- Hilfe gegen Sodbrennen bei Kindern finden

Das Internet ist das größte medizinische Lexikon der Welt. Hier finden Sie alles von *alpha* (dem ersten Buchstaben des griechischen Alphabets und dem ersten Eintrag in meinem medizinischen Wörterbuch) bis *ZZ* (Abkürzung für ein genetisches Merkmal einer chronisch obstruktiven Lungenerkrankung oder eines Emphysems).

Der Trick dabei ist natürlich, sicherzugehen, dass der Inhalt der Websites, durch die man sich durchklickt, auch vertrauenswürdig ist. Keine Sperenzchen, keine Falschmeldungen, einfach nur fundierte Informationen.

Wie die Leser eines ... *für Dummies*-Buches wissen, werden in diesem Kapitel traditionellerweise die zehn besten Webadressen zum Thema des Buches aufgestellt. Na ja, eigentlich sind es mehr als zehn geworden. Viele dieser besten Webadressen haben noch eine Liste mit »Lieblingslink« – einigen davon konnte ich einfach nicht widerstehen. Am Ende kamen eben elf Adressen dabei heraus. Oder vielleicht doch sogar zwölf.

Trotzdem bin ich mir absolut sicher, dass mir mindestens eine irgendwo im Cyberspace durch die Lappen gegangen ist. Wenn Sie also eine Website entdecken, die Sie besonders nützlich finden, lassen Sie es mich wissen. Vielleicht können wir sie in die nächste Ausgabe dieses Buches mit aufnehmen.

Nationale Kontakt- und Informationsstelle zur Anregung und Unterstützung von Selbsthilfegruppen (NAKOS)

www.nakos.de

Leider habe ich keine einzige Selbsthilfegruppe finden können, bei der sich Menschen mit Sodbrennen/Reflux zusammengeschlossen hätten. Das einzige, was annähernd in diese Richtung geht, ist die Selbsthilfegruppe KEKS (Kreis für Eltern von Kindern mit Speiseröhrenmissbildungen e.V., www.keks.org). Das schreit doch förmlich danach, selbst eine Selbsthilfegruppe zu gründen, oder? Vielleicht können Sie sich mit anderen Lesern dieses Buches zusammentun. Hierbei kann Ihnen folgende Adresse wertvolle Unterstützung bieten: www.nakos.de

Die Nationale Kontakt- und Informationsstelle zur Anregung und Unterstützung von Selbsthilfegruppen (NAKOS) möchte an Selbsthilfegruppen interessierte Leute aufklären, informieren und Kontakte vermitteln. Die Angebote der NAKOS sind kostenlos und stehen allen Interessierten offen. Das klingt doch gut, oder? Also, Ärmel hochkrempeln, in die Hände spucken und – los geht's!

Sodbrennen-Welt

www.sodbrennen-welt.de

Diese Website der Firma *multi MED vision GbR* kann es sich zwar nicht verkneifen, immer mal wieder Werbung für das Antazidum Maaloxan einfließen zu lassen, sie ist aber trotzdem ziemlich umfassend. Sie ist wahrscheinlich die beste Web-Adresse, die mir zum Thema Sodbrennen/Reflux im deutschsprachigen Internet unter die Finger gekommen ist.

Auf der Website *sodbrennen-welt.de* finden Sie eine Fülle an aktuellen Artikeln (sowie ältere Artikel im Archiv) zu so gut wie allen Themenbereichen, die ich in diesem Buch bespreche (Naturheilmittel, Ernährung, Schwangerschaft, Kinder, Senioren, Untersuchungsmethoden, Chirurgie und und und). Außerdem erhalten Sie eine umfassende Gesundheitsberatung, Tipps zu Ernährung, Entspannung, ein kleines Glossar und ab und zu, wenn Sie mit dem Mauszeiger auf einer Rubrik verweilen, amüsante, zum Teil recht bissige Kommentare der Autoren. Außerdem können Sie Fragen stellen, die Ihnen unter den Nägeln brennen, sowie mit Hilfe einer Suchfunktion bereits beantwortete Fragen durchforsten. Nicht zuletzt erfahren Sie, welche Promis damals und heute an Magenkrankheiten leiden/litten.

Sodbrennen.net

www.sodbrennen.net

Ein Arzt der Chirurgischen Universitätsklinik des Marienhospitals Herne gibt einen kurzen Überblick über das Thema Reflux und Sodbrennen sowie einige Tipps zu Ernährung und

Verhalten bei Sodbrennen. Viel ausführlicher jedoch geht er auf die verschiedenen Behandlungsmethoden ein. Er erklärt die unterschiedlichen Wirkstoffgruppen zur medikamentösen Behandlung und die einzelnen Operationsmethoden bei Reflux/Zwerchfellbruch. Außerdem wägt er das Für und Wider von Medikamenten und chirurgischer Behandlung ab und zeigt Originalbilder einer laparoskopischen Antirefluxoperation (für die ganz Hartgesottenen unter Ihnen). Fazit: Diese Website dürfte besonders für diejenigen aufschlussreich sein, die sich für eine chirurgische Reflux-Behandlung interessieren.

netdoktor.de
www.netdoktor.de

netdoktor.de ist eigentlich ein Gesundheitsportal für alle mehr oder weniger gängigen Krankheiten. Der nette Netzarzt bietet unter der Rubrik »Magen & Darm« alles Mögliche an Grundwissen zum Verdauungstrakt sowie Untersuchungsmethoden und Tipps zur Lebensführung. Medikamente werden dabei besonders ausführlich behandelt. Auch ein Artikel zu Reflux bei Babys und Kindern fehlt nicht. Im Adressteil finden Sie Krankenhäuser, Apotheken, Ärzte und Notfalldienste in Ihrer Nähe. Das besondere Bonbon, falls Sie nach dem Lesen dieses Buches im Rätselfieber sind, sind die zahlreichen Quiz, mit denen Sie sich eine ganze Weile beschäftigen (und darüber vielleicht sogar Ihren Reflux vergessen) können.

Deutsche Gesellschaft zur Bekämpfung der Krankheiten von Magen, Darm und Leber sowie von Störungen des Stoffwechsels und der Ernährung e.V.
www.gastro-liga.de

In der Deutschen Gesellschaft zur Bekämpfung der Krankheiten von Magen, Darm, Leber und Stoffwechsel sowie von Störungen der Ernährung (GASTRO-LIGA) e.V. haben sich Wissenschaftler, Ärzte, Personen aus Politik und Wirtschaft mit Patienten zusammengefunden, um Erkrankungen der Verdauungsorgane zu bekämpfen und vorzubeugen.

Das besondere an dieser Website ist, dass diese regelmäßig jeden ersten Mittwoch im Monat zwischen 18 Uhr und 20 Uhr eine Telefonsprechstunde unter der Telefonnummer 0641/9 74 81 20 anbietet. Hier beantworten Magen-Darm-Spezialisten Fragen, die nach dem Arztbesuch möglicherweise offen geblieben sind. Oder sie helfen Ihnen, Ängste abzubauen. Allerdings müssen Sie dafür Mitglied in der Gastro-Liga werden. Hierfür können Sie einen Online-Antrag ausfüllen. Außerdem finden Sie diverse Diaserien, unter anderem zur Ernährung im Allgemeinen, zu Reflux sowie zu den aggressiven Schmerz- und Rheumamedikamenten (NSARs).

Deutsche Gesellschaft für Verdauungs- und Stoffwechselkrankheiten

www.dgvs.de

Die Deutsche Gesellschaft für Verdauungs- und Stoffwechselkrankheiten ist eine der ersten medizinischen Gesellschaften Deutschlands und die älteste Fachgesellschaft ihrer Art in Europa. Gegründet wurde sie 1913. Deshalb habe ich sie, der Vollständigkeit halber, in diese Top-Ten-Liste mit aufgenommen. Wenn Sie jedoch nicht vorhaben, demnächst eine eigene Arztpraxis zu eröffnen, dann können Sie die meisten Rubriken getrost überlesen. Wichtig sind die Leitlinien zur gastroösophagealen Refluxkrankheit. Hier finden Sie eine sehr ausführliche Beschreibung der Diagnostik und der medizinischen sowie chirurgischen Behandlung von GERD. Diese Erläuterungen sind eigentlich eher für Fachleute geschrieben, wenn Sie sich trotzdem durchbeißen wollen, sollten Sie ein medizinisches Wörterbuch griffbereit haben.

Ärzte Zeitung Verlagsgesellschaft mbH

www.aerztezeitung.de

Die Ärzte Zeitung Verlagsgesellschaft mbH ist ein Unternehmen der Springer Science + Business Media GmbH. Sie gibt die einzige Tageszeitung für Ärzte in Deutschland heraus.

Wenn Sie sich an der Werbung, die immer mal wieder auftaucht, nicht stören, finden Sie auf dieser Website unter der Rubrik »Medizin«, »Magen & Darm«, »Sodbrennen/Reflux« eine Unmenge aktueller Artikel über Sodbrennen und Reflux. Außerdem können Sie hier mit einem schnellen Test herausfinden, ob Sie wirklich Sodbrennen haben oder ob Sie gefährdet sind, Sodbrennen zu bekommen.

Magen & Darm und Magen Spezial

www.magen.hexal.de und www.medizin-aspekte.de

Beide Websites werden von Pharmafirmen gesponsert. Magen & Darm (*magen.hexal.de*) von – woher haben Sie das bloß gewusst? – Hexal und Magen Spezial (*magenspezial.de*) von AstraZeneca. Hexal produziert die Antazida Ancid und Progastrit und den H2-Blocker Ranitic. AstraZeneca ist ein internationaler Pharmakonzern, der zwei der meistverkauften Medikamente gegen Sodbrennen herstellt: Nexium und Antra.

Skeptiker werden dies wahrscheinlich beunruhigend finden, doch Tatsache ist, dass beide Websites, trotz ihrer Firmenbindung, viele Infos zum Thema Reflux enthalten. Auf der Website *magen.hexal.de* finden Sie zum Beispiel jede Menge Grundwissen zum Thema Verdauungsapparat, Reflux und Sodbrennen. Außerdem bekommen Sie Tipps zur Ernährung und wie Sie

Ihr Magen-Darm-System in Schwung halten. Falls Sie eine Reha-Klinik für gastroenterologische Erkrankungen suchen, hier gibt es eine Suchfunktion, mit der Sie anhand der Eingabe der Namens der Klinik oder der Postleitzahl entsprechende Informationen erhalten können. Auch eine Liste von Selbsthilfegruppen ist vorhanden, aber – leider, leider – wieder keine für Reflux-Patienten. Falls Sie jedoch unter Morbus Crohn oder Colitis ulcerosa leiden, werden Sie hier fündig.

Was mir an der Website *magenspezial.de* ganz besonders gefällt, ist ein genialer interaktiver Schnellkurs, den Sie unter der Rubrik »Patientenfortbildung« finden. Hier wird sehr anschaulich dargestellt, wie die Nahrungsaufnahme vor sich geht, was bei Reflux passiert und wie Sie Reflux behandeln können. Außerdem finden Sie – im Gegensatz zu vielen anderen medizinischen Websites – jede Menge Geschichtliches zum Thema Magenmedizin.

Anders ausgedrückt: Lassen Sie sich durch Ihre möglichen Vorbehalte wegen der Firmenbindung nicht davon abhalten, an die Infos zu kommen, die Sie benötigen. Wenn das, was Sie auf diesen Seiten finden, Ihnen helfen kann, verwenden Sie's! Wenn die Seiten zu sehr nach Werbung klingen, gehen Sie einfach auf eine andere Website.

Bundesverband Gastroenterologie Deutschland e.V.

www.gastromed-bng.de

Diese Website ist ein Service des Berufsverbands niedergelassener Gastroenterologen Deutschlands e.V. Dieser Verband ist eine Interessenvertretung gastroenterologisch tätiger Ärzte und Wissenschaftler. Hier finden Sie Infos zur Endoskopie und zu Krankheitsbildern. Außerdem bietet diese Website eine Suchfunktion, mit der Sie Gastroenterologen in Ihrer Nähe finden können.

Gesellschaft für Pädiatrische Gastroenterologie und Ernährung e.V.

www.gpge.de

In der Gesellschaft für Pädiatrische Gastroenterologie und Ernährung e.V. haben sich Kinder- und Jugendärzte zusammengeschlossen, die sich speziell für Erkrankungen im Magen- und Darmtrakt sowie mit der Ernährung von Kindern und Jugendlichen beschäftigen.

Auf dieser Website finden Sie Leitlinien für die gastroösophageale Refluxkrankheit bei Kindern. Unter der Rubrik »Informationen für Eltern« können Sie zertifizierte Kinder-Gastroenterologen oder Zentren für Kinder-Gastroenterologie in Ihrer Nähe finden.

Deutsche Gesellschaft für Ernährung e.V.

www.dge.de

Die Deutsche Gesellschaft für Ernährung e.V. wurde 1953 gegründet. Sie unterstützt die ernährungswissenschaftliche Forschung und informiert über neue Erkenntnisse und Entwicklungen. Wie der Name erwarten lässt, ist diese Website prall gefüllt mit allem, was sich um eine gesunde Ernährung dreht: Ernährungstipps für bestimmte Bevölkerungsgruppen (zum Beispiel Säuglinge, Schwangere, Senioren und Sportler), Diäten bei bestimmten Erkrankungen oder Nahrungsmittelunverträglichkeiten oder zum gesunden Abnehmen. Hier findet man auch die zehn Regeln für eine vollwertige Ernährung, viel Wissen über Nährstoffe, Zubereitungstipps, Artikel über einzelne Lebensmittel, Referenzwerte der täglichen Nährstoffzufuhr und Wissenswertes über Nahrungsergänzungsmittel. Als besonderes Bonbon hält die DGE eine dreidimensionale Lebensmittelpyramide für Sie bereit. Diese können Sie mit der Maus drehen und wenden, wie Sie wollen. Also, wenn Sie diese Website gründlich durchforsten und sämtliche Tipps beherzigen, dann müssten Sie bald wirklich gesünder als ... hmmm, ein ganzer Obstkorb sein.

Zehn oft nervige, aber fast nie verhängnisvolle Erkrankungen des Verdauungssystems

In diesem Kapitel

▶ Wann Blinddarmentzündung wirklich zum Problem wird

▶ Warum Ihre Eingeweide Ihnen so zusetzen

▶ Ein altes (richtig altes) Gegenmittel, das vielleicht sogar tatsächlich wirkt

▶ Schlechten Gerüchen auf den Grund gehen

▶ Wenn man ständig einen Kloß im Hals hat

▶ Hämorrhoiden lindern

▶ Entzündliche Darmerkrankungen auf der Weltkarte markieren

Alle möglichen Unruhestifter haben es besonders auf den Darm abgesehen.
In der Überschrift dieses Kapitels steht *zehn* Erkrankungen, doch wenn Sie schon einmal ein ... *für Dummies-Buch* gelesen haben, wissen Sie auch, wie schrecklich schlecht diese Kapitel sind, wenn es darum geht, sich wirklich an diese Zahl zu halten. In diesem Kapitel entdecken Sie auf den ersten Blick nur neun häufig vorkommende Arten von Bauchschmerzen, aber in Wirklichkeit sind es zehn, da ich »Verstopfung und Durchfall« unter einem Punkt zusammengefasst habe.

Glücklicherweise kann die moderne Medizin diese Erkrankungen heilen oder lindern, obwohl sie allesamt nervig, unangenehm oder schmerzhaft sind. Und wenn Sie mehr über Krankheiten wissen wollen, die Ihre Innereien durcheinander wirbeln, dann schauen Sie in Kapitel 1 nach. Wie meine Großmutter immer gern gesagt hat: »Hör mal, es könnte immer noch schlimmer sein«.

Blinddarmentzündung (Appendizitis)

Blinddarmentzündung ist ein bakterieller Infekt des Wurmfortsatzes. Das ist das kleine würstchenförmige Organ ohne bekannte Funktion, das rechts unten von Ihrem Dickdarm (oder Colon) herabbaumelt.

Die typischen Symptome eines entzündeten Blinddarms sind Schmerzen im, wie Ihr Arzt sagt, »unteren rechten Quadranten« (rechts unterhalb Ihres Bauchnabels). Außerdem treten leichtes Fieber, eine erhöhte Anzahl weißer Blutkörperchen (die Stoßtruppe Ihres Körpers, die sich sprunghaft vermehrt, um eingedrungene Mikroorganismen zu bekämpfen), Appetitverlust, Übelkeit, Erbrechen und Verstopfung auf.

Blinddarmentzündung kommt in Westeuropa und den USA häufiger als in den Entwicklungsländern vor. Das weist auf einen Zusammenhang zwischen Ernährung und/oder körperlicher Betätigung (für Sie Sport) hin. Männer bekommen diese Krankheit ebenso häufig wie Frauen. Eine Ausnahme tritt in einer merkwürdigen Phase zwischen Pubertät und dem Alter von 25 oder 30 Jahren auf, da kommen, zumindest in den USA, auf zwei Mädchen/Frauen drei Jungen/Männer.

Bis spät in das 19. Jahrhundert hinein, als die Ärzte endlich entdeckten, dass man Blinddarmentzündung chirurgisch heilen kann, starben die meisten Menschen mit Appendizitis an einer *Bauchfellentzündung* (Peritonitis). Das ist eine durch einen Blinddarmdurchbruch verursachte Entzündung des Gewebes, das die Bauchhöhle auskleidet. Mit den Mitteln der modernen Medizin können die Ärzte eine Blinddarmentzündung (anhand der Hauptsymptome oder vielleicht einer Computertomographie) diagnostizieren und behandeln. Anschließend kann der Patient gesund und munter weiterleben.

Leider ist ein überraschend hoher Anteil der Blinddärme, welche die Chirurgen herausschnippeln, eigentlich gesund. Im Jahr 1997 berichtete eine amerikanische Gesundheitsorganisation, dass von 261.134 Blinddärmen, die in jenem Jahr in den USA entnommen worden waren, annähernd 40.000 gesund waren. Der Irrtum passierte bei Frauen, Kindern unter fünf Jahren und Senioren über 60 Jahren am häufigsten. Hierdurch sahen sich die Forscher dazu veranlasst, »die Bedeutung, eine wirkungsvollere Diagnoseplanung für die Vorgehensweise bei mutmaßlichen Blinddarmentzündungen« zu betonen.

Bezoar

Ein Bezoar ist ein kleiner Haarball oder Gemüserest, der sich im Verdauungstrakt verfestigt hat. Das kann passieren, wenn die Darmmotilität (die Fähigkeit, die Nahrung rasch weiterzutransportieren) herabgesetzt ist. Dies tritt vor allem bei starkem Übergewicht, Diabetes oder nach Magenoperationen auf.

Ein Bezoar, der auf einer Kernspintomographie oder einer Computertomographie auftaucht, kann von den Ärzten leicht mit einem Tumor verwechselt werden. Normalerweise verursachen die meisten Bezoare keinerlei Symptome. Manchmal können jedoch Übelkeit, Erbrechen, Schmerzen und Blutungen auftreten. Haar-Bezoare müssen unter Umständen chirurgisch entfernt werden, Bezoare aus Gemüseresten normalerweise nicht.

Das interessanteste an Bezoaren ist wahrscheinlich ihre Geschichte als magische Gegenmittel gegen bestimmte Gifte. Über Jahrhunderte hinweg beförderte man seine Feinde ins Jenseits, indem man ihnen etwas ganz Garstiges, wie zum Beispiel Arsen, in den Tischwein träufelte. Um sich in möglicherweise feindlicher Gesellschaft zu schützen, ließ man einen Bezoar aus dem Magen eines Wiederkäuers (einer Ziege oder einer Kuh) in sein Weinglas fallen.

Ob Sie es glauben oder nicht, kürzlich haben Studien des Ozeanographischen Instituts von San Diego, USA, ergeben, dass dieser Schachzug funktioniert haben könnte. Zumindest bei Arsen,

Durchfall und Verstopfung

Die Mitglieder dieses dynamischen/undynamischen Duos sind in so gut wie jeder Beziehung völlig gegensätzlich. *Verstopfung* ist so gut wie immer ein mechanisches Problem, bei dem der Darm die Nahrung nicht mehr so erfolgreich wie sonst vorwärts schieben kann. *Durchfall* tritt oft in Verbindung mit einem Infekt, einem Medikament, einem Nahrungsmittel oder starken Gefühlen, die den Darm auf Hochtouren bringen, auf.

Obwohl Durchfall und Verstopfung nervig und unangenehm sind, kann man beide gewöhnlich mit einfachen Mitteln behandeln, beispielsweise durch mehr Ballaststoffe (Verstopfung) oder weniger von dem, was den Darm so reizt (Durchfall).

Vergessen Sie trotzdem nicht, dass sowohl Durchfall als auch Verstopfung Symptome sind, keine Krankheiten. Im schlimmsten Fall kann Verstopfung ein Anzeichen für einen Darmverschluss sein, und Durchfall kann nach einer potenziell tödlichen Lebensmittelvergiftung auftreten. Wenn Ihre Beschwerden andauern oder Ihre Symptome unmittelbar und heftig sind, dann gehen Sie zum Arzt – nehmen Sie die Behandlung nicht selbst in die Hand.

Blähungen (Flatulenz)

Darmgase sind ein unvermeidliches Produkt chemischer Verdauungsreaktionen, bei denen Kohlendioxid entweicht. Tatsächlich stellt jedoch die Luft, die Sie schlucken, den größten Anteil an den Darmgasen. Wenn man Darmgase analysiert, ähnelt deren chemische Zusammensetzung stark derjenigen der Luft, die Sie atmen.

Ein weiterer Luftverschmutzer ist die Darmflora, das sind die Bakterien, die ständig in Ihrem Darm wohnen. Sie verdauen und vergären Kohlenhydrate, wie Ballaststoffe und die berüchtigten Bohnen, die in Mel Brooks' *Der wilde, wilde Westen* verewigt wurden. Nach dem Essen setzen diese Kerlchen Wasserstoff, Kohlendioxid und das anrüchige Methangas frei.

Sie können diese Gase loswerden, indem Sie aufstoßen, sie über die Lungen ausatmen, oder sie aus Ihrem Darm ausstoßen. Eine Studie zeigt, dass beim gesunden männlichen Erwachsenen die durchschnittliche Häufigkeit von Darmblähungen bei 13 bis 21 Mal pro Tag liegt.

Für die meisten sind Darmgase kein größeres Problem, doch einige werden von einer *übermäßigen* Menge an Darmgasen geplagt. Genau festzulegen, wie viel zu viel ist, ist allerdings ziemlich subjektiv. Was für den einen übermäßig viel Gas ist, ist für den anderen unter Umständen nur ein rascher Rülpser.

Wenn Ihre Darmblähungen zusammen mit Schmerzen, Gewichtsverlust und anderen Verdauungsbeschwerden auftreten, dann gehen Sie zum Arzt – nehmen Sie die Behandlung nicht selbst in die Hand.

Kloßgefühl im Hals (Globus pharyngis)

Stellen Sie sich einmal folgende Situationen vor: In wenigen Augenblicken werden Sie aufstehen, um einen Vortrag vor Ihrer Abteilung zu halten, der Film, den Sie sich anschauen, wird gerade extrem gruselig, Ihr bester Freund sagt Ihnen gerade, wie viel Sie ihm bedeuten. Und plötzlich steckt dieser Kloß in Ihrem Hals, dieses Gefühl von Enge.

Wenn Sie dieses Kloßgefühl schon häufig hatten, dann fragen Sie sich vielleicht langsam, ob etwas Ernstes dahinterstecken könnte. Nachdem Ihr Arzt solch üble Dinge wie Speiseröhrenkrämpfe, Reflux, Myasthenie (fortschreitende Muskelschwäche) oder einen Tumor ausgeschlossen hat, bleibt noch die Möglichkeit, dass Sie unter *Globus* leiden. Dies ist ein durch Stress verursachtes Kloßgefühl im Hals.

Globus kann medizinisch nicht behandelt werden. Doch wenn man den Zusammenhang mit Stress erkannt hat, helfen eventuell Entspannungsmethoden.

Hämorrhoiden

Auch wenn Hämorrhoiden am hintersten Ende des Darmes stationiert sind, sehen die Ärzte sie als Verdauungsproblem an.

Äußere Hämorrhoiden sind krampfaderartig erweiterte Venen außerhalb des Afterschließmuskels; innere Hämorrhoiden sind krampfaderartige Venen, die unter der Schleimhaut des Mastdarms liegen.

Sowohl äußere als auch innere Hämorrhoiden können beim Stuhlgang schmerzen. Warme Bäder lindern die Beschwerden ein wenig, und spezielle Präparate, die den Stuhl weicher machen, können den Stuhlgang etwas weniger unangenehm machen.

 Manchmal bluten Hämorrhoiden. Wenn bei Ihnen häufige Blutungen, starke Schmerzen oder stark geschwollene Hämorrhoiden auftreten, dann gehen Sie zum Arzt, um andere, unter Umständen ernstere Erkrankungen auszuschließen.

Schluckauf

Was ist Schluckauf? Na ja, stellen Sie sich vor, dass sich Ihr Zwerchfell (die Muskelplatte unterhalb Ihrer Lungen) ungewollt zusammenzieht (wie beim Einatmen). Gleichzeitig schließt sich Ihre Stimmritze (die Öffnung zwischen Mund und Kehle) unfreiwillig. Wenn die Stimmritze zuschnappt, kann keine Luft mehr in die Kehle strömen. Stattdessen wird sie wieder laut aus Ihrem Mund ausgestoßen – ein »Hickser« entsteht.

Schluckauf kann einfach eine Reaktion auf ungewohnt heißes oder würziges Essen sein oder aber durch eine Erkrankung verursacht werden. Eine Bauchoperation, ein Blaseninfekt, eine Lebererkrankung oder eine Entzündung der Bauchspeicheldrüse kann eine Reizung des Vagusnervs, der das Zwerchfell steuert, hervorrufen. Dadurch kommt es dann zum Schluckauf.

Meistens kann man mit dem bekannten Hausmittel, in eine Papiertüte zu atmen, den Schluckauf beenden. Dies bewirkt einen Anstieg des Kohlendioxidgehalts im Blut, wodurch ein bestimmtes Signal an das Gehirn gesendet wird. Das Gehirn gibt den Befehl an die Lungen, ganz tief einzuatmen. Auf diese Weise wird das Zwerchfell gedehnt und die Krämpfe hören auf. Falsch herum aus einem Glas zu trinken oder sich von jemandem erschrecken zu lassen kann auch funktionieren, da Sie bei beiden Methoden Ihren Atem eine oder zwei Sekunden anhalten. Dadurch wird die Bewegung des Zwerchfells gestoppt.

Manchmal will der Schluckauf aber einfach nicht aufhören. Der Weltrekord wird von Iowan Charles Osborne gehalten, der 1922 mit seinem Schluckauf loslegte und dann weitere 69 Jahre und fünf Monate lang hickste, ein Hickser alle 1,5 Sekunden. 1990 hörte es plötzlich ohne ersichtlichen Grund wieder auf.

Heutzutage können die Ärzte in solch schweren Fällen dazu raten, den Vagusnerv zu durchtrennen. Osborne verstarb jedoch 1991 mit unbeschädigtem Vagusnerv, der am Ende brav wie ein Lämmchen gewesen war.

Reizdarmsyndrom (RDS)

RDS, allgemein als *nervöser Magen* bekannt, ist eine motorische Störung des gesamten Verdauungstrakts. Übersetzung: Ihr Magen-Darm-System schaltet, vom Magen bis zum Dickdarm, in den Turbogang. Dadurch kommt es zu Bauchschmerzen und Blähungen, und zusätzlich zu Durchfall und/oder Verstopfung.

Niemand kennt die wirkliche Ursache von RDS. Einige machen Stress dafür verantwortlich. Andere schieben die Schuld auf eine Lebensmittelunverträglichkeit. Doch bei vielen Menschen mit RDS – die normalerweise ansonsten völlig gesund sind – treten diese Symptome mit oder ohne Gefühlschaos oder unabhängig von dem, was sie essen, auf.

Nichtsdestoweniger ist der Darm, so wie die Augen die Fenster zur Seele sind, der Spiegel der Psyche. Wirksame Entspannungsmethoden können dabei helfen, RDS zu lindern. Auch sollte man sich nicht durch die Sorge, eine andere Magen-Darm-Krankheit zu haben, zusätzlichen Stress machen.

Wenn das RDS in Verbindung mit Verstopfung auftritt, kann es sinnvoll sein, sich ballaststoffreicher zu ernähren; und umgekehrt, wenn das RDS mit Durchfall verbunden ist. In schlimmen RDS-Fällen kann der Arzt Antispasmodika (krampflösende Mittel) verschreiben, um nervöse Magenmuskeln zu beruhigen, oder Antidepressiva, die nicht nur die Psyche beruhigen, sondern auch Bauchschmerzen lindern können.

Chronisch entzündliche Darmerkrankungen (CED)

Chronisch entzündliche Darmerkrankungen ist ein Überbegriff für mehrere chronische Entzündungen des Magen-Darm-Trakts, hauptsächlich für Morbus Crohn und Colitis ulcerosa.

Obwohl beides entzündliche Erkrankungen sind, unterscheiden sie sich in mehreren Gesichtspunkten. Zum Beispiel:

- ✔ *Colitis ulcerosa* verursacht nur hin und wieder Schmerzen, spricht nicht auf Antibiotika an und tritt bei Nichtrauchern häufiger als bei Rauchern auf.
- ✔ *Morbus Crohn* ist häufig schmerzhaft, spricht auf Antibiotika an, kann jedoch nach einer chirurgischen Behandlung erneut ausbrechen. Außerdem kommt diese Krankheit bei Rauchern häufiger als bei Nichtrauchern vor.

Keiner weiß genau, was Colitis ulcerosa oder Morbus Crohn verursacht, doch es scheint so, dass die Gene dabei ihre Hand im Spiel haben. Beide Krankheiten treten oft gehäuft in Familien auf. Einer von sechs CED-Patienten hat einen engen Verwandten, der unter derselben Krankheit leidet. Wenn beide Elternteile an diesen Krankheiten leiden, liegt das Risiko für deren Kind, ebenfalls daran zu erkranken, bei eins zu drei. Auch die Volkszugehörigkeit kann einen Einfluss auf das Auftreten von CED haben. Am häufigsten kommt es in den USA, Großbritannien, Norwegen und Schweden vor, am seltensten in Südeuropa, Asien, Afrika und Südamerika. Deutschland liegt bei beiden Erkrankungen eher im oberen Mittelfeld. Tabelle 22.1 zeigt die geographische Verteilung von CED.

Geographische Zonen	Anzahl der Fälle pro 100.000 Personen	
	Colitis ulcerosa	Morbus Crohn
USA/Großbritannien	11	7
Deutschland	6	5,2
Südeuropa/Südafrika/Australien	2	6,3
Asien/Südamerika	0,5	0,1

Quellen: *Eugene Braunwald, et al., Harrison's Principles of Internal Medicine, 15th ed. (New York: McGraw Hill, 2001), Leitlinie der Deutschen Gesellschaft für Verdauungs- und Stoffwechselerkrankungen (DGVS)*

Tabelle 22.1: CED-Patienten finden

Über die Website der *Deutsche Morbus Crohn/Colitis ulcerosa Vereinigung DCCV e.V.* (www.dccv.de) können Sie Selbsthilfegruppen in Ihrer Nähe finden, wenn Sie die Postleitzahl Ihres Wohnorts in das Formular eingeben.

Glossar

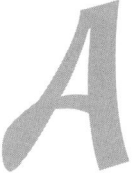

*O*ft ist es eine ziemliche Quälerei, sich durch medizinische Fachbücher durchzubeißen. Das Fachchinesisch kann einen ganz schön verwirren. Ich habe mich in echter ... *für Dummies*-Manier bemüht, Erklärungen zu verwenden, über die Sie sich nicht stundenlang den Kopf zerbrechen müssen. Wenn Sie Ihr Wissen über Sodbrennen eben mal auffrischen möchten, dient Ihnen dieser Anhang als kurzes, aber nützliches Wörterbuch. Ob Sie dabei dieses Buch oder ein anderes über Sodbrennen und Reflux lesen, ist völlig egal. Hier finden Sie die meisten medizinischen Fachbegriffe, die in *Sodbrennen und Reflux für Dummies* vorkommen, in Form eines kleinen, aber feinen, Glossars wieder. **Anmerkung:** Jeden *kursiv* gedruckten Begriff finden Sie an seinem eigenen Plätzchen (alphabetisch sortiert) in diesem Glossar und mit eigener Erklärung wieder.

Abdomen: Der Bereich zwischen Brust und Becken, der ungefähr von der Taille bis etwa fünf Zentimeter oberhalb des Bauchnabels reicht.

Achalasie: Schwäche der Speiseröhrenmuskulatur. Achalasie-Patienten können die Nahrung nur unter großen Schwierigkeiten hinunterschlucken.

Ambulante 24-Stunden-pH-Metrie: Ein Verfahren, bei dem der Säuregehalt der Flüssigkeit in der Speiseröhre einen ganzen Tag lang gemessen wird.

Antazida: Substanzen, die saure Lösungen neutralisieren können. Speichel ist ein natürliches Antazidum, Natron (Natriumhydrogencarbonat) ist ein chemisches Antazidum.

Antirefluxchirurgie: Siehe *Fundoplicatio*.

Bariumbreischluck: Eine Untersuchung, bei der der Patient eine dickflüssige Lösung trinkt, die das Element Barium enthält. Diese Lösung bildet eine gleichmäßige Schicht auf der Speiseröhrenschleimhaut. Dadurch werden Anomalien, wie zum Beispiel eine Speiseröhren*striktur*, auf dem Röntgenbild sichtbar gemacht.

Basisch: Der moderne Ausdruck für das Gegenteil von sauer. Base und basisch ersetzen die veralteten Begriffe Alkali und alkalisch.

Bernsteintest: Wird auch *Säureperfusionstest* genannt. Eine Reflux-Untersuchung, bei der die Empfindlichkeit, mit der die Speiseröhrenschleimhaut auf eine saure Lösung reagiert, ermittelt wird.

Blähung: Ein Völlegefühl, das entsteht, wenn Luft im *Verdauungssystem* eingeschlossen ist.

Body Mass Index (BMI): Ein Maß für das Verhältnis zwischen Gewicht und Körpergröße. Das Verhältnis wird als Zahl, zum Beispiel 24, ausgedrückt. Diese weist auf ein Risiko für Krankheiten hin, die durch Übergewicht hervorgerufen werden (zum Beispiel Reflux).

Bolus: Die leicht zu schluckende Masse, die entsteht, wenn die Nahrung zusammen mit dem Speichel im Mund zerkaut und verdichtet wird.

Bougie: Ein ärztliches Instrument, das zur Dehnung einer verengten *Speiseröhre* dient.

Chymus: Die dickflüssige Masse, die entsteht, wenn der Magen mit der Verdauung beginnt.

Dickdarm: Der untere Teil des Verdauungstrakts, der auch Colon genannt wird. Er entzieht dem unverdaulichen Rest die verbleibende Flüssigkeit und verdichtet ihn anschließend zu Kot. Dieser wird dann in den *Mastdarm* und danach durch den After hinausgeschoben.

Dilatation des Ösophagus: Ein Verfahren, bei dem eine Speiseröhre, die sich durch wiederholten Kontakt mit *Reflux* verengt hat, gedehnt wird.

Dünndarm: Ein ungefähr sechs Meter langer in Ihrem Bauch aufgewickelter Schlauch, in dem der Nahrung Eiweiße, Fette, Kohlenhydrate, Vitamine, Mineralstoffe und andere Nährstoffe entzogen werden. Anschließend werden diese Nährstoffe weitergeschickt, damit sie als Energiequelle oder Baumaterial für neues Gewebe verwendet werden können.

Duodenum: Der obere Teil des *Dünndarms*, an dem die Nahrung aus dem *Magen* in den Darm übertritt.

Dysphagie: Schluckbeschwerden.

Endoskop: Ein biegsames Instrument, mit dem der Arzt in den Körper oder in eine Röhre, wie die *Speiseröhre*, schauen kann.

Erosion des Ösophagus: Verletzung der Speiseröhrenschleimhaut durch langfristigen Kontakt mit saurem *Reflux*. Sie kann sich zu einem *Geschwür* weiterentwickeln.

Fundoplicatio: Ein chirurgisches Verfahren, bei dem der obere Teil des Magens wie eine Manschette um den unteren Teil der Speiseröhre gefaltet wird. Dadurch erreicht man eine Verengung des *unteren ösophagealen Sphinkters* und eine Verringerung des *Reflux*-Risikos.

Fundoplicatio nach Nissen: Siehe *Fundoplicatio*.

Gastroenterologe: Ein Facharzt, der sich auf Erkrankungen des Verdauungstrakts spezialisiert hat.

Gastrointestinaltrakt: Der Verdauungstrakt.

Gastroösophageale Refluxkrankheit (GERD): Eine Krankheit, bei der chronischer und häufiger *Reflux* auftritt.

Gastroösophagealer Übergang: Die Stelle des Verdauungstrakts, an der die Speiseröhre in den Magen übergeht.

GERD: Siehe *gastroösophageale Refluxkrankheit*.

Geschwür: Eine oberflächliche Verletzung der Haut oder Schleimhaut. Ein Magengeschwür ist eine Verletzung der Magenschleimhaut oder des *Duodenums*.

GI-Trakt: Abkürzung für *Gastrointestinaltrakt*.

A ▶ Glossar

Hiatushernie: Siehe *Zwerchfellbruch*.

Histamin-(H2)-Blocker: Verbindungen, deren Moleküle an bestimmte Stellen (Rezeptoren) auf den Zellen in der Wand des Magen-Darm-Trakts binden. Dadurch wird eine Substanz, die Histamin genannt wird, daran gehindert, die Produktion von Magensäure zu aktivieren.

Hypersalivation: Eine vermehrte Speichelproduktion, die den Mund füllt und die *Speiseröhre* hinunterfließt. Dies ist eine natürliche Reaktion auf die Anwesenheit sauren *Magensafts* bei *Reflux*.

Kardia: Mageneingang.

Kolik: Ein veralteter Begriff für Reflux-Symptome bei Säuglingen. Als Koliken werden stärkste, bewegungsunabhängige, meist wehenartige Schmerzen bezeichnet, die durch krampfartige Kontraktionen der glatten Muskulatur eines Hohlorgans im Bauchraum (etwa Gallenblase, Darm, Niere, Harnblase, Gebärmutter) verursacht werden. Bei Säuglingen gibt es eine Dreimonatskolik, die durch vermehrten Luftgehalt des Darms und die damit verbundene Dehnung des Organs entsteht.

Laparoskop: Ein starres Rohr, das eine winzige Fernsehkamera enthält. Laparoskope werden verwendet, um innere Körperbereiche, wie zum Beispiel die Bauchhöhle zu untersuchen. Laparoskope werden in Deutschland nicht zur Darstellung der Speiseröhre verwendet. Es erfolgt eine komplette Spiegelung der Speiseröhre, des Magen und des Zwölffingerdarms mit Hilfe eines Gastroskops.

Laparoskopische Chirurgie: Eine Operation, bei der der Operationsbereich durch ein Laparoskop betrachtet werden kann. Dazu wird das Laparoskop in ein schmales Röhrchen, den *Trokar*, geschoben. Durch zusätzliche Trokare werden spezielle kleine Instrumente eingeführt, mit denen der Eingriff vorgenommen wird. Für jeden Trokar wird ein Einschnitt von eineinhalb bis zweieinhalb Zentimetern angesetzt.

Larynx: Der Kehlkopf, das Organ, welches das Sprechen ermöglicht.

Magen: Eine Ausbeulung der Verdauungsröhre, die auf der linken Seite des Körpers, oberhalb der Taille, hinter den Rippen liegt. Die Muskeln der Magenwand zerlegen die Nahrung in immer kleinere Teilchen. Dabei werden sie von Drüsen in der Magenwand unterstützt. Diese produzieren »Magensaft«, eine reichhaltige, extrem saure Mischung aus Enzymen, Salzsäure (HCl) und Schleim. *Magensaft* leitet die Verdauung von Eiweißen und Fetten in ihre Grundbausteine – Aminosäuren und Fettsäuren – ein.

Magen-Darm-Passage (MDP): Röntgenuntersuchung des *Gastrointestinaltrakts* (*Magen* und *Dünndarm*).

Magensaft: Die saure Flüssigkeit, die vom Magen und anderen Organen, zum Beispiel der Bauchspeicheldrüse, hergestellt wird. Sie wird zur Verdauung der Nahrung benötigt. Die Produktion beginnt bereits im Mund durch Freisetzung von Speichel. Im Magen wird dem Nahrungsbrei der sehr saure Magensaft zugesetzt. Im Zwölffingerdarm wird der vorverdaute Nahrungsbrei mit Hilfe des Gallen- und Pankreassekrets alkalisiert und durch Enzyme weiter aufgespalten.

Manometrie: Siehe *Ösophagusmanometrie.*

Mastdarm (Rectum): Der hintere Bereich des *Dickdarms,* aus dem die unverdaulichen Reste durch den After ausgeschieden werden.

MDP: Siehe *Magen-Darm-Passage.*

Metabolismus: Stoffwechsel. Der Vorgang, bei dem der Körper der Nahrung Nährstoffe entzieht. Diese werden als Energiequelle oder Baumaterial für Gewebe und chemische Substanzen, wie zum Beispiel Enzyme, eingesetzt.

Nebenwirkungen: Unerwünschte Begleit- oder Folgewirkungen, die bei der Einnahme von Medikamenten auftreten können.

Nichtsteroidale Antirheumatika (NSAR): Medikamente, die Schmerzen lindern und gegen Entzündungen wirken. Dazu gehören beispielsweise Acetylsalicylsäure (Aspirin), Ibuprofen, Diclofenac und Naproxen.

Obere Magen-Darm-Passage (obere MDP): Eine Röntgenuntersuchung des oberen *Gastrointestinaltrakts,* einschließlich *Speiseröhre* und *Magen.*

Oberer ösophagealer Sphinkter: Ein Schließmuskel zwischen Mund und *Speiseröhre.*

Ösophagitis: Entzündung der *Speiseröhre.*

Ösophagus: Siehe *Speiseröhre.*

Ösophagusmanometrie: Eine Untersuchung, bei der die Kraft der Speiseröhrenmuskulatur ermittelt wird.

Ösophagusstriktur: Verengung der Speiseröhre durch Gewebevernarbung.

OTC: Die Abkürzung für das englische »Over The Counter« (über den Ladentisch), das so viel wie rezeptfrei bedeutet.

Peristaltik: Die Muskelkontraktionen der Magen-Darm-Wand. Diese ermöglichen die Beförderung der Nahrung durch die *Speiseröhre* in den *Magen* hinein und hinaus, durch den Darm hindurch und über den After nach draußen.

pH-Wert: Eine Zahl auf einer Skala, die den Säuregehalt einer wässrigen Lösung, wie zum Beispiel Putzlauge, schwarzen Kaffee und Magensaft, angibt. Je höher diese Zahl, desto *basischer* ist die Lösung. Je niedriger die Zahl, desto saurer ist die Lösung.

Pharynx: Der Rachen, die Öffnung zwischen Mund und *Speiseröhre.*

Protonenpumpeninhibitoren (PPIs): Medikamente, welche die Fähigkeit bestimmter Zellen in der Magenwand, Säure zu produzieren, hemmen. Anscheinend fördern PPIs auch die Ausheilung reflux-bedingter Schädigungen der *Speiseröhre.*

Pulmonologe: Ein Lungenfacharzt. Dieser ist spezialisiert auf Erkrankungen der Atemwege.

Pyrosis: Der medizinische Fachausdruck für Sodbrennen. Er leitet sich von *pyros,* dem griechischen Wort für Feuer, ab.

A ➤ Glossar

Radiologe: Ein Facharzt für bildgebende Diagnostik. Dieser hat sich unter anderem auf die Verwendung von Röntgenstrahlung zur Diagnose und Behandlung von Krankheiten spezialisiert.

Reflux: Der Rückfluss sauren Magensafts durch den *unteren ösophagealen Sphinkter* (UÖS) in die *Speiseröhre*.

Regurgitation: Der Rückfluss von Nahrungsbrei aus dem Magen in die *Speiseröhre*.

Säure: Das Gegenteil von Base (Substantiv) oder *basisch* (Adjektiv). Die Begriffe Säure und Base werden verwendet, um den *pH-Wert* zu beschreiben. Das ist eine Skala, die den Säuregehalt einer wässrigen Lösung angibt.

Säurehemmer: Medikamente, welche die normale Produktion von saurem Magensaft herabsetzen. Siehe auch *Histamin-(H2)-Blocker, Protonenpumpeninhibitoren*.

Säureperfusionstest: Siehe *Bernsteintest*.

Saurer Reflux: Ein anderer Begriff für *Reflux*.

Sodbrennen: Der Schmerz, der durch *Reflux* entsteht. Obwohl der Schmerz hinter dem Brustbein, da, wo das Herz normalerweise sitzt, empfunden wird, hat er nichts mit dem Herzen zu tun.

Speichel: Eine wässrige, von Natur aus *basische* Flüssigkeit, die von den Speicheldrüsen hergestellt wird.

Speiseröhre: Die etwa 25 Zentimeter lange Röhre, welche die Nahrung aus dem Rachen (*Pharynx*) in den *Magen* transportiert.

Speiseröhrenkrämpfe: Muskelkontraktionen, die vorübergehend die *Speiseröhre* verengen und das Schlucken verhindern.

Sphinkter: Ein Schließmuskel, zum Beispiel der *untere ösophageale Sphinkter*.

Striktur: Verengung einer Röhre, zum Beispiel der *Speiseröhre*.

Szintigraphie: Eine computergestützte Röntgenuntersuchung, um den Weg der Nahrung durch den *Magen* zu verfolgen. Dieses Verfahren wird manchmal bei kleinen Kindern eingesetzt, wenn sie für andere Untersuchungsmethoden zur Diagnose von *Reflux* zu jung sind.

Trachea: Die Luftröhre. Durch sie strömt der Atem in die Lunge.

Transiente UÖS-Relaxationen: Spontane UÖS-Erschlaffung. Unbeabsichtigtes Öffnen des *unteren ösophagealen Sphinkters*, wodurch das Aufstoßen ermöglicht wird. Dadurch kann überschüssige Luft aus dem *Magen* entweichen.

Trokar: Ein Röhrchen, durch das ein medizinisches Instrument, wie zum Beispiel ein *Laparoskop*, in den Körper eingeführt werden kann.

Untere Magen-Darm-Passage (untere MDP): Eine Röntgenuntersuchung des unteren *Gastrointestinaltrakt*s, einschließlich *Dickdarm* und *Mastdarm*. Auch als Bariumeinlauf bekannt.

Unterer ösophagealer Sphinkter (UÖS): Der Muskel, der den Durchgang zwischen *Speiseröhre* und *Magen* reguliert. Wenn der untere ösophageale Sphinkter nach dem Schlucken nicht richtig schließt, können Säure und Mageninhalt zurück in die Speiseröhre fließen (*Reflux*).

UÖS: Siehe *Unterer ösophagealer Sphinkter*.

Verdauung: Der Vorgang, bei dem die Nahrung in ihre Grundbausteine (zum Beispiel Eiweiß, Fett, Kohlenhydrate, Vitamine, Mineralien und andere Nährstoffe) aufgespalten wird.

Verdauungssystem: Die Organe und Drüsen, die bei der Nahrungsverdauung mitwirken: Mund, *Speiseröhre*, *Magen*, *Dünndarm*, *Dickdarm*, Leber, Bauchspeicheldrüse und Gallenblase.

Wechselwirkung: Die Reaktion, die zwischen zwei oder mehr chemischen Verbindungen, wie zwei Medikamenten, stattfindet.

Zwerchfell: Die lange Muskelplatte, die den Bauchraum vom Brustraum trennt.

Zwerchfellbruch: Eine kleine Vorwölbung des *Magens* durch eine Spalte im *Zwerchfell*, an der Stelle, an der die *Speiseröhre* hindurchtritt.

Zwerchfellhiatus: Der Spalt im Zwerchfell, durch den die *Speiseröhre* in den *Magen* übergeht.

Stichwortverzeichnis

24-Stunden-pH-Metrie 187

A

Abfall
 -entsorgung 40
 -produkt 40
Abkochung 121
Academy of Sciences 206
Acetylcholin 82
Acetylsalicylsäure 178
ACG 148, 291
Achalasie 181
Addison, Thomas 239
Addison-Krankheit 239
Adenokarzinom 57
Adequate intake *siehe* AI
Adrenalin 238, 239
 -stoß 237
Adrenorezeptor
 Beta- 174
After 36
AGA 231
Agency for Healthcare Research and Quality *siehe* AHRQ
AHRQ 243, 244
AI 74, 90
Akne 241
Akupunktur 118, 119, 125
Aldosteron 238
Alendronsäure 179
Alginat 157
Alginsäure 155
Alkali *siehe* Base
Alkalose 115
Alkohol 57, 99, 101, 125, 142, 144, 228
Allergen 162
Allergie 64, 70, 162, 249
 Lebensmittel- 274, 279
Allergiker 251
Aloe 123
alpha-Tocopherol 75, 80
Aluminium 283
Aluminiumhydroxid 154, 266

Aluminiumverbindung 267
American Cancer Society 57, 229
American College of Gastroenterology *siehe* ACG
American Heart Association 208, 220
American Journal of Gastroenterology 286
American Society of Bariatric Physicians 214
Ammoniak 125
Amylase 41
Anabolismus 37
Analgetikum 155, 178
Anästhesist 190
Andorn 123
Androgen 238
Angelika 123
 -blätter 121
 -samen 121
 -wurzel 121
Angina pectoris 52, 174, 177, 241
Angststörung 293
Anion 84
Anis 123
Antazida 48, 301
Antazidum 50, 152, 197, 217, 266, 267, 280, 282, 283, 293, 302
 Wechselwirkung 301
Antibiotikum 70, 117, 170, 179, 188, 316
Anticholinergikum 173, 177
Antidepressivum 142, 144, 315
 trizyklisches 173
Antiemetikum 122
Antihistaminikum 142, 144, 173, 188
Antioxidans 80, 85, 88, 230
Antirefluxchirurgie 185, 198, 295
Antiseptikum 55
Antispasmodikum 122, 142, 144, 315
AOK 190
Appendizitis 311
Appetitanreger 122
Arbeiter-Samariter-Bund 54
Arbeitsgemeinschaft der Wissenschaftlichen Medizinischen Fachgesellschaften *siehe* AWMF
Archives of Pediatrics & Adolescent Medicine 273
Arnold, Rudolf 56
Arsen 88, 251, 312

Arthritis 203, 204, 239, 290, 293
Arzneimittel
　homöopathisches 119
Ascorbinsäure *siehe* Vitamin C
Aspirin 54, 89
Asthma 61, 64, 70, 172, 188, 241, 274, 276
　-medikament 172
Atem, schlechter 50
Atemgeräusch, pfeifendes 51
Atemproblem 295
Atemwegserkrankung 64
Atkins, Robert 213
Atkins-Diät 77
Atmungssystem 42
ATPase 163
Aufguss 121
Autogenes Training 245
Autoimmunerkrankung 65
AWMF 282
Azithromycin 179

B

Baby 50
Backpulver 116
Bakterien 41
Ballaststoff 41, 212, 313
　Kaloriengehalt 78
Bariumbreischluck 131, 145, 146, 188, 263
Barrett-Ösophagus 178, 179, 286, 300
Barrett-Speiseröhre 56
Base 47, 152, 153
Basistherapie 172
Bauchspeicheldrüse 41
Bäuerchen 45
Beckenbodenmuskulatur 66
Bernstein, Lionel 141
Berufsverband Deutscher Internisten e.V. 133
Berufsverbände, ärztliche 133
Berufsverband Niedergelassener Gastroenterologen Deutschlands e.V. 133
Beruhigungsmittel 177
Betablocker 173
Betäubungsmittel 176, 177
BfArM 119
Bindegewebe 65
Biofeedback 119, 125, 242, 243, 244, 245
Biopsie 132, 148, 149, 188
Biotin 74, 82, 93, 94

Biphosphonat 180
Blähungskolik 273
Blasenschwäche 66
Blinddarmentzündung 311
Bluthochdruck 66, 204, 215, 241, 290, 293, 295
Blutkörperchen
　rote 76
　weiße 84
Blutplasma 76, 80
Blutplättchen 223
Blutzuckerspiegel 77, 238
BMELV 204, 249
BMI 66, 70, 204
　ältere Mitbürger 205
　Kinder 205
　Schwangere oder Stillende 205
　Sportler 205
Body Mass Index *siehe* BMI
Bolus 38
Bor 88, 95
Bronchospasmus 172
Bundesanzeiger 121
Bundesärztekammer 133
Bundesgerichtshof 136
Bundesinstitut für Arzneimittel und Medizinprodukte *siehe* BfArM
Bundesministerium für Ernährung, Landwirtschaft und Verbraucherschutz *siehe* BMELV
Bundesverband Gastroenterologie Deutschland e.V. 133, 309
Bundeszentrale für gesundheitliche Aufklärung *siehe* BZGH
Bundsärztekammer 132
Bupropion *siehe* Zyban
BZGH 207

C

Calciferol 79
Camellia sinensis 121
Canadian Family Physician 267
Carotinoide 75
Catharanthus roseus *siehe* Madagaskar-Immergrün
CED 316
Chagall, Marc 191
Chambers, Thomas King 249
Charité Krankenhaus, Berlin 125, 191

Stichwortverzeichnis

Chinidin 180
Chiropraktik 118
Chirurgie
 chirurgischer Eingriff 144
Chlorid 83, 84
Cholecalciferol 79
Cholesterin 76, 86
 Kaloriengehalt 78
Cholin 74, 82, 94, 95
Chrom 74, 94, 95
 dreiwertiges 85
Chromosom 85
Chronisch entzündliche Darmerkrankungen (CED) 316
Chymus 36, 39, 41
Cilie 223
Cimetidin 158, 166, 267, 268, 282, 283, 293
Clarithromycin 179
Coenzym 81
Cola 113
Colitis ulcerosa 309, 316
Colon *siehe* Dickdarm
Computertomographie 131
Corticosteroid 238, 239
 -Medikament 239
Corticotropin-Releasing-Factor (CRF) 238
Cortisol 238, 239
Cumming, Alexander 40
Cushing, Harvey 239
Cushing-Syndrom 239
Cyanocobalamin *siehe* Vitamin B12

D

Darm
 -flora 36, 77, 313
 -motilität 312
 -verschluss 313
Dekret, Kaiserliches 1901, 120
Demulgans 122
Depression 293
Deutsche Ärztegesellschaft
 für Akupunktur e.V. 125
Deutsche Gesellschaft
 für Ernährung e.V. (DGE) 310
Deutsche Gesellschaft für Verdauungs- und Stoffwechselkrankheiten (DGVS) 308
Deutsche Gesellschaft zur Bekämpfung der Krankheiten von Magen, Darm, Leber und Stoffwechsel sowie von Störungen der Ernährung (GASTRO-LIGA) e.V. 307
Deutsche Gesellschaft zur Bekämpfung der Krankheiten von Magen, Darm und Leber sowie von Störungen des Stoffwechsels und der Ernährung e.V. 133
Deutscher Tierschutzbund 250
Deutsches Rotes Kreuz 54
DGE 97, 99, 100, 231
Diabetes 60, 61, 64, 66, 70, 145, 203, 204, 293, 312
Diät
 Abnehmen mit Vernunft 207
 Atkins- 209
 Eliminations- 279
 fettkontrollierte Kohlenhydrat- 208, 214
 kohlenhydratarme Eiweiß- 209, 214
 Ornish- 208
 Pritkin- 208
 South Beach 209, 212
Diazepam 177
Dickdarm 36, 41, 262, 311
Diclofenac 178
Dietary reference intake *siehe* DRI
Differenzialdiagnose 53
Digestive Disease Week 117
Digitalis 123
Dill 123
Disaccharid 212
Diuretikum 89, 173
DNS 76
Down-Syndrom 274
Drachme 125
DRI 73, 74
Duke University 210
Dünndarm 36, 41, 262
Dysphagie 197
Dysplasie 56

E

EAR 74
Eibisch 122, 123
Eigenblutspende 198
Einstein, Albert 191
Eisen 86, 89, 91, 95, 180
 -präparat 87
 Häm- 86
 Nicht-Häm- 86

325

Eiweiß 75, 99, 287
-quelle 76
Kaloriengehalt 78
Eizelle 262
EKG 52, 140
Belastungs- 52
Elektrokardiogramm *siehe* EKG
Elektrolyt 83, 84
Embryotoxisch 265
Emulgator 41
EndoCinch-Verfahren 199
Endorphine 215
Endoskop 149, 263
Endoskopie 130, 132, 263, 278, 309
Energie
elektromagnetische 111
thermische 111
Entspannungsmethode 314, 315
Enzian 123
Enzianwurzel 122
Enzym 35, 75, 163, 302
Bauchspeicheldrüsen- 41
Speichel- 36, 38
Verdauungs- 36
Epinephrin *siehe* Adrenalin
Erbrechen 42, 259
Erektile Dysfunktion 293
Ergocalciferol 79
Ernährung 97
-umstellung 140
fettreiche 60
Umstellung in der Schwangerschaft 269
veganische 89
Ernst, Max 191
Erste-Hilfe-Kurs 54
Erythromycin 179
Esomeprazol 164, 234, 268, 293
Estimated average requirement *siehe* EAR

F

Facharzt 132
Familie 61
Famotidin 158, 267, 268, 282, 293
FDA 199, 226, 250
Fenchel 123
Fett 75, 76, 99, 111, 112
Kaloriengehalt 78
Fettleibigkeit 205

Fettsäuren
gesättigte 77, 208
ungesättigte 77, 208
Fetus 266
fetotoxisches Risiko 266
Schädigung 267
Flavonoid 230
Flohsamenkraut 123
Fluorid 74, 86, 93, 95
-tabletten 86
Fluoroskop 146
Folsäure 81, 89, 91, 95, 211
Food and Drug Administration, FDA 120
Food and Nutrition Board of the National Academy of Medicine 73
Fötus 262, 264
Freie Radikale 80
Fruktose 212
Fundoplicatio 185, 192, 194
nach Belsey-Mark 195
nach Nissen 192
Todesrisiko 198
Varianten 195
Furosemid 118

G

Galaktose 212
Galle 41, 76
-(n)blasenerkrankung 66, 204
-(n)steine 66
Gallup 232
Garmethode 111
Gastrin 65
-spiegel 66
Gastroenterologe 130, 132, 186, 189, 277
Gastroenterologie 132
Gastroskopie 188
Gebärmutter 260
-wand 262
Gelenkrheumatismus 65
Gen 85
Generikum 169
Genetischer Code 76, 85
GERD 32, 49, 140, 143, 158, 181, 189, 190, 192, 273, 283, 304
-Gen 275
Symptome 49
Geriatrie 292

Stichwortverzeichnis

Geschwür 70, 188
Gesellschaft für Pädiatrische Gastroenterologie und Ernährung e.V. (GPGE) 309
Gesellschaft für pädiatrische Gastroenterologie und Ernährung e.V. *siehe* GPGE
Gestagen 63, 174
Gewicht
 -(s)kontrolle 120
 -(s)verlust 140
 Normal- 205
 Über- 205
 Unter- 205
Gewürze 104, 119
Gicht 66
Ginger Ale 113
Globus pharyngis 314
Glucocorticoid 238
Glukose 77, 211, 212, 238
Glycyrrhizin 122
GPGE 278, 281, 283
Gürtelrose 241

H

H2-Blocker 157, 163, 217, 267, 268, 283, 293
H2-Rezeptor 157
Halsschmerzen 51
Hämoglobin 76, 82, 86, 287
Hämorrhoiden 314
Harnsäure 66
Harrington, John 40
Hausmittel 269
HCl 302
HDL 210, 215
Health Canada 205
Heilpraktiker 117
Heiserkeit 51
Herz-Lungen-Wiederbelebung *siehe* HLW
Herzanfall 52
Herzinfarkt 32, 210, 291
 -risiko 223
Herzkrankheit 66, 203, 204, 293, 295
HET 63, 174
Hiatus 261
Hiatushernie *siehe* Zwerchfellbruch
Hill-Operation 195
Hirnanhangdrüse 238, 239, 241
Histamin 157, 229

Histamin-2-Rezeptor-Antagonist *siehe* H2-Blocker
HLW 54
Hormon 76, 88, 262
 -präparat 63
 Androgen 266
 Geschlechts- 62, 261, 266
 Produktion in der Schwangerschaft 260
 Progestagen 266
 Schilddrüsen- 86, 88
Hormone
 weibliche 174
Hormonersatztherapie *siehe* HET
Humboldt Universität, Berlin 191
Husten 64
 chronischer 51
Hydrogencarbonat 153
Hydrotalcit 157
Hypersalivation 50
Hypnose 243, 244, 245
Hypoallergen 251
Hypochlorit 84
Hypophyse *siehe* Hirnanhangdrüse

I

Ibuprofen 178, 290
IE 75
Imagination 242, 243, 244
Indometacin 178
Infusion 121
Ingwer 122, 123
 -tinktur 125
Inkontinenz *siehe* Blasenschwäche
Institute of Medicine *siehe* IOM
Internationale Einheiten *siehe* IE
Internetadressen 305
IOM 82
Isosorbidmononitrat 177

J

Jod 86, 92, 95
Joggen 218, 220
Journal of the American Medical Association 275, 300

K

Kaffee 101, 270, 303
Kalium 83, 84, 180, 211
   -mangel 211
Kalorie 78, 206
Kalzium 77, 79, 83, 84, 87, 91, 95, 123, 211, 301
   -aufnahme 89
   -kanal 174
   -molekül 174
Kalziumantagonist 173
Kalziumcarbonat 154, 293
Kalziumphosphat 116
Kamille 119, 123
Kanzerogen 223
Karies 116
Karminativum 122
Karolinska Institut, Stockholm 63, 67, 174
Karotin 79
Karpaltunnelsyndrom 241
Karzinogen 266
Katabolismus 37
Kation 84
Kaugummi 116
Kehlkopfentzündung
   chronische 51
Kernspintomographie 131
Kineradiographie 147
King's College, London 116
Kleinkind 50, 276
Knochen
   -stärkung 179
Kochsalz 84
Koffein 172, 303
Kohlendioxid 100, 114, 313
Kohlenhydrat 75, 77, 99, 212, 313
   einfaches 212
   Kaloriengehalt 78
   komplexes 212
Kohlenmonoxid 224
Kohlensäure 100, 114
Koka-Pflanze 113
Kollagen 65
Koloskopie 132
Kommission E 120, 122, 124
Konditionierung 243
Königin Elizabeth I. 40
Königin Victoria 40
Konservierungsstoff 252

Koriander 123
Koronarangiographie 52
Körpergewicht 60
Kosmetik 249, 253
   -Ausschuss der EU-Kommission 251
   Natur- 251
   Positivliste 250
Kot 41
Krankenhaus 189, 196
Krebs
   Blasen- 224
   Lungen- 224
   Nieren- 224
   Pankreas- 224
   Speiseröhren- 224, 229, 232
Krebszellen 148
Kreislaufproblem 295
Kümmel 123
Kupfer 74, 85, 93, 95
   -verwertung 87

L

Lancet 256
Landesärztekammer 133
Langstreckenlauf 215
Lanolin 251
Lansoprazol 164, 234, 268, 293
Laparoskop 193
Laparoskopie 193, 196, 197, 295
Laryngitis *siehe* Kehlkopfentzündung
Laxans 122
LDL 215
Lebensmittel 97
   -unverträglichkeit 315
   -vergiftung 313
Lebensmittel- und Futtergesetzbuch (LFGB) 120
Leberbiopsie 132
Lebererkrankung 293
Leinsamen 123
Lipid *siehe* Fett
Lipoprotein 76
Long Island College of Medicine 191
Löwenzahn 118, 123
Luftröhre 42
Lupus erythematodes 65

M

Madagaskar-Immergrün 118
Magaldrat 157, 267, 268, 282
Magen 36, 39, 262
 -drüsen 39
 -enzym 274
 -funktionsszintigraphie 145
 -geschwür 46
 -knurren 38
 -saft 36, 39
 -schleimhaut 46
 -wand 39
Magen-Darm-Passage *siehe* MDP
Magengeschwür 158
Magnesium 83, 84, 85, 91, 95, 293, 301
Magnesiumhydroxid 154, 266, 283
Magnesiumtrisilikat 154
Magnesiumverbindung 268
Malteser Hilfsdienst 54
Mangan 74, 86, 93, 95
Mastdarm 36, 41
Mayo-Klinik 198
McNeil Consumer Products 176
MDP 147
 obere 278
MDR 148
Meditation 119, 242, 243
Medizin
 allopathische 117
 alternative 117, 118
 komplementäre 119
MEDLine 243
Mengenelement 83
Metabolismus *siehe* Stoffwechsel
Metaplasie 56
Methan 313
Mies van der Rohe, Ludwig 155, 191
Mikrowelle 111
Mineralocorticoid 238
Mineralstoff 83, 153
Minze 123
Mittelohrentzündung 274
Mode 248
Molybdän 74, 87, 88, 92, 95
Monosaccharid 212
Morbidität 66
Morbus Crohn 309, 316
Mortalität 66

Motherisk-Programm 267
Mucus 46
Mukoviszidose 274
Mund 35, 36
Muscadine 230
Muskel
 -tonus 153
Muskelrelaxans 62, 100, 142, 144
Muskulatur
 glatte 153, 174
 quergestreifte 153
Mutagen 264, 266
Myasthenie 314
Myelin 82, 85
Myocardinfarkt *siehe* Herzanfall
Myoglobin 76, 86
Myosin 76

N

Nährstoff
 Makro- 74
 Mikro- 74
Nahrungsergänzungsmittel 120
Nahrungsmittel 97
Nahrungsmittelallergen 279
Naproxen 178
Narbengewebe 55
Narkose 189, 196
 -unverträglichkeit 198
National Academy of Medicine's Food and Nutrition Board 94
National Academy of Sciences 73
Nationale Kontakt- und Informationsstelle zur Anregung und Unterstützung von Selbsthilfegruppen (NAKOS) 306
National Heart, Lung and Blood Institute 66
National Heartburn Alliance *siehe* NHBA
National Institute of Diabetes and Digestive and Kidney Diseases (NIDDK) 301
National Institutes of Health *siehe* NIH
Natrium 83, 84, 114, 293
Natrium-Aluminiumsulfat 116
Natrium/Kaliumpumpe 84
Natriumalginat 155
Natriumchlorid *siehe* Kochsalz
Natriumhaushalt 238
Natriumhydrogencarbonat 114, 115, 154, 266, 268, 283

Natriumsulfit 125
Natron 114, 115, 125, 154
Nebennieren 238, 239, 241
   -hormon 240
   -mark 238
   -rinde 238
Nebenwirkung 187, 290
Nebenwirkungen 118
Nelke 123
NERD 55
Nervensystem
   autonomes 173
Nesselsucht 241
NET 227
Neurotransmitter 76, 238
NHBA 59, 62, 101, 224, 231, 237, 241, 286, 303
Niacin 81, 91, 95
Nichterosive Refluxkrankheit siehe NERD
Nichtsteroidale Antirheumatika siehe NSAR
Nickel 88, 95
Nicotinamid 81
NIH 205, 286
Nikotin 175, 223
   -pflaster 175
Nikotinersatztherapie siehe NET
Nikotinsäure 81
Nissen, Rudolf 191, 193
Nitrat 176
Nitroglycerin 177
Nizatidin 158, 268, 282, 293
Noradrenalin 238
Nordic Walking 218
Norepinephrin siehe Noradrenalin
North American Society of Pediatric Gastroenterology, Hematology and Nutrition siehe NASPGHAN
NSAR 178, 179, 290, 307

O

Oberer ösophagealer Sphinkter siehe OÖS
Omeprazol 151, 164, 166, 167, 234, 267, 268, 282, 283, 293
OÖS 39
Ornish, Dean 208
Orthopäde 256
Osborne, Iowan Charles 315
Ösophagoskopie 146, 148

Ösophagus
   -manometrie 143
   Dilatation 132
Ösophagusmanometrie 188
Ösophagus siehe Speiseröhre
Ösophagusstriktur 181
Osteoarthritis 66
Osteoblast 179
Osteoklast 179
Osteoporose 179, 215, 287
Östradiol 263
Östriol 263
Östrogen 62, 67, 70, 174, 261, 263
Östron 263
OTC (over the counter) 158, 170
Otitis media siehe Mittelohrentzündung

P

Panthothensäure 74, 82, 93, 94
Pantoprazol 234, 268, 294
Paracetamol 179
Parkinson 142, 144, 174
Patientenverfügung 136
Pektine 114
Pepsin 153
Peristaltik 39, 56, 143, 177, 241, 280, 287
Pflanzenheilkunde 118
Pflanzenstoff, sekundärer 208
pH-Wert 47, 84, 115, 141, 152
Phentermin 120
Philadelphia VA Medical Center 210
Philipps-Universität Marburg 56
Phosphat 154
Phosphor 83, 84, 85, 91, 95
Phytotherapie siehe Pflanzenheilkunde
Pilates 220
Pingpong 218
Piroxicam 178
Plattenepithel 46
Plattenepithelkarzinom 57
Plattenepithelzelle 56
Plazenta 264, 267
Plötzlicher Kindstod siehe SIDS
Polypektomie 132
Polysaccharid 212
PPI 159, 162, 217, 234, 267, 268, 283, 293
Präkanzerös 55
Pritkin, Nathan 208

Stichwortverzeichnis

Progesteron 62, 261, 263
Progestine 263
Progestogene 263
Proktoskopie 132
Prostaglandin 153
Prostata-Erkrankung 293
Protein *siehe* Eiweiß
Protonenpumpeninhibitor *siehe* PPI
Psychoanalyse 245
Psyllium *siehe* Flohsamenkraut
Pyridoxin *siehe* Vitamin B6

Q

Quassia 125

R

RÄ 75
Rabeprazol 164, 234, 268, 294
Radfahren 218
Radiologe 131, 147
Radsport 215
Raffinose 212
Ranitidin 158, 162, 267, 268, 282, 283, 293
Raucher 59, 89
Räuspern 51
RDA 74, 90
RDS 315
Recommended dietary allowance *siehe* RDA
Reflux 31, 42
　häufiger 31
Regurgitation 42
Reizdarmsyndrom (RDS) 241, 315
Resveratrol 230
Retinol 75
Retinol-Äquivalent *siehe* RÄ
Riboflavin 81
Riboflavin *siehe* Vitamin B2
Riechsalz 125
Risedronsäure 179
Risikofaktoren 59
RNS 76
Robert-Koch-Institut (Berlin) 57
Röntgen
　-aufnahme 147, 148
　-kamera 148
　-mediziner 147
Röntgenuntersuchung 146, 188

Rosmarin 123
Rülpsen 45

S

Saccharose 212, 213
Sal volatile 125
Salzsäure 39, 47, 84, 142
Samenzelle 262
Säure 47, 152
　-blocker 114, 144
　-gehalt 140
　-perfusionstest 141
　-überproduktion 125
　-werte, hohe 143
Schaumbildner 155
Schlaf 215, 270
Schlafapnoe 66
Schlaganfall 66, 204, 215
Schleim 153
Schließmuskel 43
Schluckauf 274
Schluckbeschwerden 140
Schlucken 39
Schmerzmittel 196
Schreibaby 273
Schuppenflechte 241
Schuster, Marvin Dr. 245
Schwangerschaft 62, 70, 86, 160, 166, 248, 259, 262, 271, 303
　-maske 261
　Kleidung 271
　körperliche Veränderungen 269
　Morgenübelkeit 259
　Reaktion auf Medikamente 269
　Risikogruppe 264
　Sport 271
　Veränderungen 261
Schwefel 83
Selbsthilfegruppe 306
Selen 87, 88, 92, 95
　-vergiftung 87
Semifundoplicatio nach Toupet 195
Senioren 57
Sennes 124
Shaker 253
SIDS 282
Sigmoidoskopie 132
Silizium 88

331

Simeticon 155
Sklerodermie 65
Sørensen, Søren Peter Lauritz 47, 141
Speichel 42, 225, 280, 289
　-fluss 122
Speicheldrüse 42, 45, 48, 288, 289
Speiseröhre 36, 39, 262
　-krampf 125
　-schleimhaut 46
　Blutungen 55, 140
　Dilatation 197
　Erosion 55
　Geschwür 147, 148
　Krampf 181, 314
　Tumor 147, 148
　Verengung 55, 188
　Vernarbung 55
Speiseröhrengewebe 148
Speiseröhrenkrebs 55, 57, 178, 179, 187, 286, 300
Speiseröhrenmuskulatur 42
Speiseröhrenstriktur 147, 148
Speisesalz, jodiertes *siehe* Kochsalz
Sphinkter *siehe* Schließmuskel
Sport 214
Spurenelement 83, 85
Stachyose 212
Stärke 212
Statistisches Bundesamt 294
Sternanis 124
Steroid 142, 144, 239
Stillzeit 160, 166
Stoffwechsel 37, 215
Strahlung, ionisierende 147
Stress 117, 314, 315
　-abbaumethode 125
Stretching 220
Stretta-Verfahren 199
Striktur 55
Substanz, radioaktive 145
Sulfit 231
Süßholzwurzel 119, 122, 124
Synapse 238
Szintigraphie 278

T

Tannin 114
Tee, schwarzer 114, 121
Teer 223

Teratogen 264, 265
Testosteron 88, 238
Tetrazyklin 179, 180, 301
Theophyllin 172
Therapie
　Kognitive 243, 244
　Multimodale 243, 244
　Verhaltens- 243, 244, 245
Therapieverfahren
　psychosomatisches 242, 244
Thiamin *siehe* Vitamin B1
Tocopherole 75, 80
Tocotrienole 75, 80
Toilette 40
Tolerable Upper Limit *siehe* UL
Trachea *siehe* Luftröhre
Transiente UÖS-Relaxation *siehe* UÖS, spontane Erschlaffung
Triglycerid 210, 215
Trimenon 266, 267
Trinkwasser 86
Trokar 193
Tumor 314

U

Übelkeit 259
Übergewicht 66
UL 74, 94
Universitätskrankenhaus, Uppsala (Schweden) 87
University of Louisville 175
Unterer ösophagealer Sphinkter *siehe* UÖS
Unterer Speiseröhrenschließmuskel *siehe* UÖS
Unze 125
UÖS 31, 39, 42, 44, 61, 98, 99, 143, 191, 193, 198, 203, 247, 254, 261, 262, 270, 274, 279, 280, 283, 287, 290, 301
　spontane Erschlaffung 45

V

Vanadium 88, 95
Veganer 89
Vegetarismus 89
Vena cava 261
Verdauung 35
　chemische 35
　mechanische 35
Vereinte Nationen (UN) 295

Stichwortverzeichnis

Verhaltenstherapie 228, 242
Verstopfung 215, 293
Vinblastin 118
Vitamin
   fettlösliches 78
   wasserlösliches 78
Vitamin A 75, 79, 87, 90, 95
Vitamin B1 81, 91, 94
Vitamin B2 91, 94
Vitamin B6 81, 91, 95
Vitamin B12 82, 91, 94
Vitamin C 73, 74, 80, 89, 90, 95, 180, 230
Vitamin D 76, 79, 87, 89, 90, 95
Vitamin E 75, 80, 90, 95, 230
Vitamin K 80, 90, 94
Vorschulkinder 276

W

Wandern 218
Wasserstoff 313
WC *siehe* Toilette
Web-Adressen 305
Wechseljahre 62, 70
Wechselwirkung 290, 293
Weinsäure 155
Weiterbildungsordnung 132
Weltgesundheitsorganisation *siehe* WHO
WHO 67, 125, 205

Wucherung 149
Wurmfortsatz 311

Y

Yoga 119, 220

Z

Zahnschädigung 286
Zigarettenrauch 57
Zimt 124
Zink 87, 88, 89, 91, 95
   -vergiftung 88
Zitronensäure 155
Zitrusfrüchte 101
Zollinger-Ellison-Syndrom 66
Zwerchfell 260, 314
Zwerchfellbruch 70, 147, 148, 155, 188, 193, 261, 274, 288
Zyban 226
   Gewichtsreduktion 226
   Nebenwirkung 226
Zylinderepithel 46
   -zelle 56
Zylinderepithelzelle 46
Zystische Fibrose
   siehe Mukoviszidose

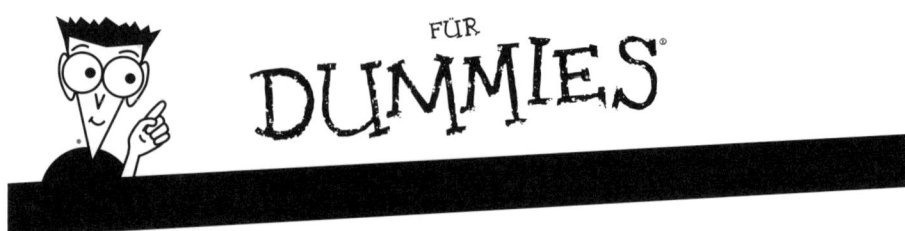

Nur kein Stress mit den »Pocketbüchern für Dummies«

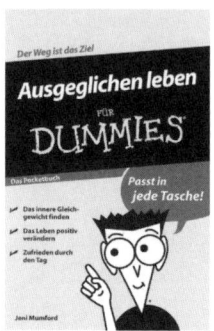

ISBN 978-3-527-70559-7

Dieses Pocketbuch hilft Ihnen, auch in der Hektik des Alltags ausgeglichen zu leben. Sie erfahren, wie Sie rundum zufrieden werden.

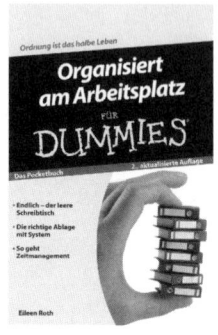

ISBN 978-3-527-71164-2

Eileen Roth erklärt, wie man Akten und Daten mit System ordnet, auf dem Schreibtisch die Übersicht bewahrt und Papiere und Informationen effektiv verwaltet.

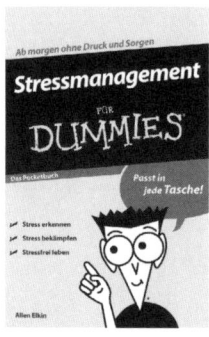

ISBN 978-3-527-70467-5

Dieses Buch zeigt, wie man Stressauslöser erkennt und die Folgen von Stress gezielt bekämpft.

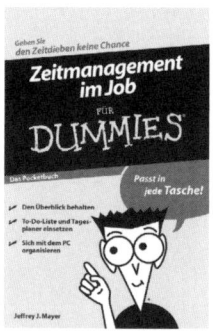

ISBN 978-3-527-70454-5

Sie erfahren in diesem Buch, wie Sie mit der richtigen Organisation Ihre Termine, Meetings und Projekte ordnen und planen.

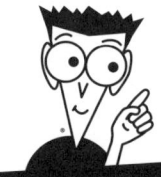

RAUS AUS DER VORLESUNG – REIN INS VERGNÜGEN

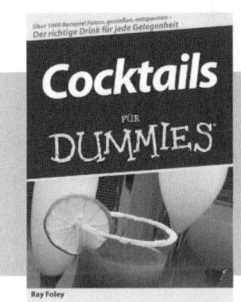
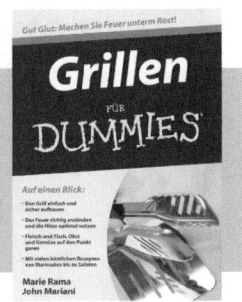

Cocktails für Dummies
ISBN 978-3-527-70394-4

Digitale Spiegelreflex-Fotografie
für Dummies
ISBN 978-3-527-71019-5

Flirten für Dummies
ISBN 978-3-527-71078-2

Gärtnern für Dummies
ISBN 978-3-527-71062-1

Grillen für Dummies
ISBN 978-3-527-70587-0

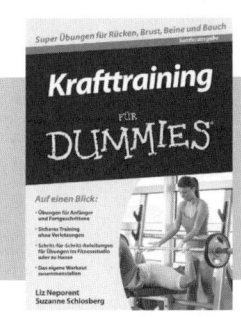
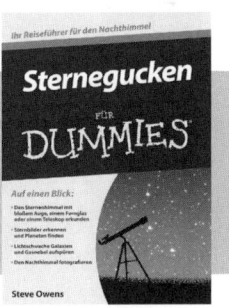

Krafttraining für Dummies
ISBN 978-3-527-71046-1

Songwriting für Dummies
ISBN 978-3-527-70977-9

Sternegucken für Dummies
ISBN 978-3-527-71080-5

Stricken für Dummies
ISBN 978-3-527-70988-5

Texas Hold'em für Dummies
ISBN 978-3-527-70338-8

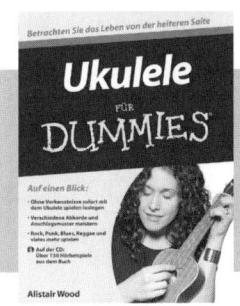
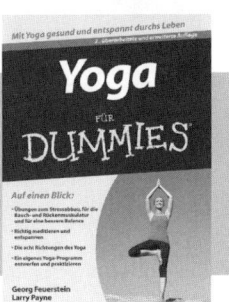

Ukulele für Dummies
ISBN 978-3-527-70905-2

Whiskey, Whisky & Co. für Dummies
ISBN 978-3-527-70488-0

Yoga für Dummies
ISBN 978-3-527-70706-5

So leicht geht...

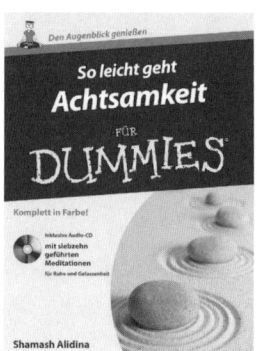

ISBN 978-3-527-71040-9

Einfach zu erlernende Achtsamkeitsübungen helfen Ihnen, positive Gedanken zu verstärken, und Stress besser zu bewältigen. Folgen Sie den geführten Meditationen auf der Begleit-CD und genießen Sie Ruhe und Gelassenheit.

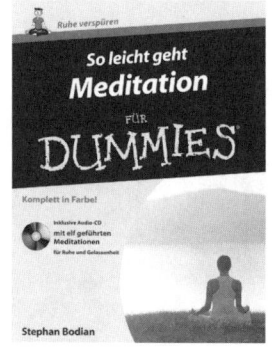

ISBN 978-3-527-71042-3

Wer Ruhe und Ausgeglichenheit sucht und vom stressigen Alltag abschalten möchte, kann dies mit Meditation erreichen. Holen Sie sich mit Hilfe den geführten Meditationen auf der Begleit-CD Kraft und Energie für mehr Lebensfreude.

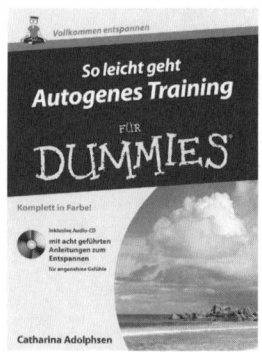

ISBN 978-3-527-71084-3

Möchten Sie, Ruhe, Entspannung und Gelassenheit in Ihrem Alltag? Dann versuchen Sie es doch einfach einmal mit dem Autogenen Training. Catharina Adolphsen zeigt Ihnen, wie Sie die Übungen in Ihren Alltag integrieren und so Kraft und Energie für mehr Ausgeglichenheit und Lebensfreude tanken können.

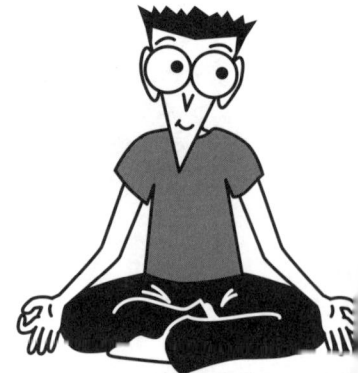